*Susanne Thielen*

# SELWA®

Ergotherapeutisches Konzept zur Behandlung psychisch/psychosomatisch Erkrankter

*Für Michael, Philipp, Alexander und Wolfgang*

*Susanne Thielen*

# SELWA®

## Ergotherapeutisches Konzept zur Behandlung psychisch/psychosomatisch Erkrankter

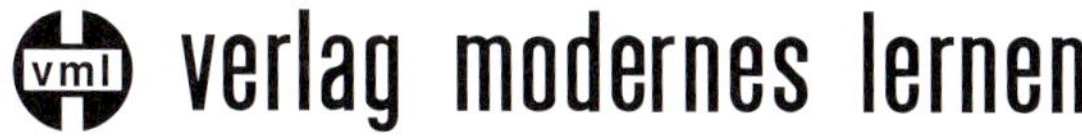

SELWA® ist eine eingetragene Wortmarke (Marke-Nr. 30 2014 019 755)

**Zum Titelbild:**
„Taking a Stand"von Adam Isailovic (Auftragsarbeit für die Autorin).
Der Künstler sagt dazu: Taking a stand, in the eyes of your own history ... you overcome, you evolve, you are. (Stellung beziehen, in den Augen deiner eigenen Geschichte ... du überwindest dich, du entwickelst dich, du bist.)

Die Autorin bietet auf ihrer Homepage Zusatzmaterialien zum Download an (zu den Buch-Seiten 59, 115, 121, 128, 145, 215, 245).

Dies ist im Buch mit dem Symbol gekennzeichnet:

http://download.selwa.care

---



**Veröffentlicht in der Edition:**
**verlag modernes lernen Borgmann GmbH & Co. KG**
**Schleefstraße 14 • D-44287 Dortmund**

Gesamtherstellung in Deutschland: Löer Druck GmbH, Dortmund

Titelillustration: Adam Isailovic (Illustrator/Concept Artist)

Bestell-Nr. 1310 ISBN 978-3-8080-0853-9



---

# Inhalt

**Vorwort** 11

**Danksagung** 15

**1. SELWA im Überblick** 17

1.1 Entstehung und Ziele von SELWA 17

1.2 Anwendungsbereiche 20

**2. Vom Problem zur (Heilmittel-)Verordnung** 23

2.1 Klientengruppen 23

2.2 Störungsbilder / Problematiken 24

2.2.1 Störungsbilder allgemein 24

2.2.2 Vier Hauptproblemstellungen 28

2.2.2.1 Innere Unruhe 28

2.2.2.2 Abgrenzungsfähigkeit 28

2.2.2.3 Umgang mit starken Emotionen und Impulskontrolle 31

2.2.2.4 Gefühl mangelnder Anwesenheit (Verbleiben im „Hier-und-Jetzt") 32

2.3 Verordnungsmodalitäten 32

2.3.1 Krankheitsbilder (Diagnosegruppen) nach HMR 33

2.3.2 Ergotherapeutische Maßnahmen nach HMR 34

2.3.3 Ausgefüllte Verordnung 38

**3. Grundlagen** 41

3.1 Neurobiologische Grundlagen 42

3.2 Wahrnehmung 44

3.2.1 Was ist Wahrnehmung? 44

3.2.2 Selbstwahrnehmung 46

3.2.2.1 Erkennen von Automatismen 47

3.2.3 Fremdwahrnehmung 48

3.3 Achtsamkeit 48

3.3.1 Achtsamkeitslehre des Buddhismus 50

3.3.2 Ziel der Achtsamkeit in der Ergotherapie ..... 52
3.4 Sensorische Integration (SI) ..... 53

**4. Das Vorgehen bei einer Behandlung I ..... 57**
4.1 **Modul 1:** Anamnese ..... 57
4.1.1 Soziale Anamnese ..... 57
4.1.2 Medizinische Anamnese ..... 58
4.2 **Modul 2:** Befund ..... 60
4.2.1 Befunderhebung ..... 60
4.2.2 Befundsysteme ..... 63
4.2.3 Ergänzende Befundsysteme ..... 64
4.2.4 Wahrnehmung während der Befundung ..... 65
4.3 **Modul 3:** Behandlungsplan ..... 66
4.3.1 Behandlungsziele ..... 66
4.3.2 Besondere Erfahrungen ..... 68
4.3.3 Überprüfung des Behandlungsziels ..... 70
4.3.4 Ressourcen des Klienten ..... 70

**5. Methoden und Mittel ..... 72**
5.1 Wahrnehmungszentrierte Methoden ..... 72
5.1.1 Wahrnehmung und Achtsamkeit ..... 73
5.1.2 Nutzung der SI-Erkenntnisse bei Erwachsenen ..... 74
5.1.3 Sensorische Reize gezielt nutzen ..... 75
5.1.4 Angebote Sensorische Integration ..... 79
5.1.4.1 Vestibulär wirkende Angebote ..... 79
5.1.4.2 Taktile und/oder propriozeptive Angebote ..... 85
5.1.4.3 Aggressionsabbauende Angebote ..... 94
5.1.5 Verknüpfung SI und Achtsamkeit ..... 102
5.1.6 Erfahrungen, Klientenberichte ..... 104

**6. Das Vorgehen bei einer Behandlung II ..... 105**
6.1 **Modul 4:** Wahrnehmungstraining ..... 105

6.1.1 Ablauf 105

6.1.2 Bevor es losgeht 105

6.1.3 Wahrnehmung der Sinne 108

6.1.3.1 Das Sehen 111

6.1.3.2 Das Tasten 111

6.1.3.3 Das Hören 112

6.1.3.4 Das Riechen 113

6.1.3.5 Das Schmecken 113

6.1.3.6 Übungen zur Sinnesschulung 114

6.1.4 Handlungsunterbrechung und detailliertes Abfragen 126

6.1.5 Wahrnehmen von Körperreaktionen 129

6.1.6 Wahrnehmen von Gefühlen 130

6.1.7 Wahrnehmen von Gedanken 131

6.1.7.1 Mögliche auftauchende Probleme 132

6.1.7.2 Die Bedeutung von inneren Regeln (Glaubenssätzen) 132

6.1.7.3 Wahrnehmung von inneren Bildern 137

6.1.8 Handlungsimpulse 137

6.1.9 Wahrnehmung von KGG bei gezielt gesetzten SI-Reizen 138

6.1.9.1 Wahrnehmung von KGG unter Anwendung von Handbädern 138

6.1.9.2 Wahrnehmung von KGG unter Anwendung anderer SI-Angebote 140

6.1.10 Wahrnehmung von KGG bei alltagspraktischen Tätigkeiten 143

6.1.11 Wahrnehmung von KGG bei handwerklich-gestalterischen Tätigkeiten 144

6.1.12 Situationsüberprüfung / Realitätsüberprüfung 144

6.1.12.1 Überprüfung der aktuellen Situation 145

6.1.12.2 Überprüfung der Umweltfaktoren 145

6.1.13 Mögliche auftretende Schwierigkeiten 147

6.1.13.1 Verhalten des Therapeuten bei Unwohlsein des Klienten 149

6.1.13.2 Trigger 150

6.1.13.3 Dissoziation 151

6.1.14 Sortieren von Körperreaktionen, Gefühlen und Gedanken ... 152
6.1.14.1 Trennen von störenden und nicht störenden Körperreaktionen ... 154
6.1.14.2 Trennen von alten und aktuellen Gefühlen ... 155
6.1.14.3 Trennen von störenden und nicht störenden Gefühlen ... 156
6.1.14.4 Trennen von alten und aktuellen Gedanken ... 157
6.1.14.5 Trennen von störenden und nicht störenden Gedanken ... 158
6.1.15 Weitere praktische Übungen zur Wahrnehmung ... 159
6.1.15.1 Wahrnehmungsübung im Sitzen ... 159
6.1.15.2 Wahrnehmungsspaziergang ... 161

**7. Modul 5: Selbststeuerungstechniken (SST) ... 167**
7.1 Was sind Selbststeuerungstechniken? ... 167
7.2 Einsatz von Selbststeuerungstechniken ... 168
7.3 Welche Selbststeuerungstechniken gibt es? ... 169
7.3.1 Gezielt gesetzte SI-Reize als Selbststeuerungstechniken ... 169
7.3.2 Stocktechnik ... 171
7.3.3 Handwerkliche und gestalterische Techniken ... 175
7.3.3.1 Handwerklich kreative Techniken ... 175
7.3.3.2 Kreativ-gestalterische Techniken ... 177
7.3.4 Imaginationen ... 182
7.3.4.1 Imaginierte Unterstützung ... 183
7.3.4.2 Fernbedienung ... 190
7.3.4.3 Fantasiereisen ... 190
7.3.4.4 Containertechnik ... 197
7.3.5 Symbole ... 200
7.3.6 Rollenspiel ... 202
7.3.7 Konzentrationstraining ... 202
7.3.8 Gleichgewichtstraining ... 203
7.3.9 Selbststeuerungstechniken aus anderen Bereichen ... 204
7.4 Wirkungsweise von Selbststeuerungstechniken ... 212
7.5 Selbststeuerungstechniken bei verschiedenen Störungsbildern ... 216

7.5.1 Selbststeuerungstechniken bei innerer Unruhe ... 217
7.5.2 Selbststeuerungstechniken zur Verbesserung der Abgrenzungsfähigkeit ... 219
7.5.3 Selbststeuerungstechniken im Umgang mit starken Emotionen und zur Verbesserung der Impulskontrolle ... 238
7.5.4 Selbststeuerungstechniken zur Verbesserung des Gefühls der Anwesenheit ... 240

**8. Modul 6: Alltagsstruktur-Entwicklung ... 242**

8.1 Wochenplan ... 243
8.2 Planung der Arbeitsstruktur ... 247
8.3 Pausen ... 247
8.4 Selbstversorgung: Morgenroutine ... 248
8.5 Weitere Ritualketten ... 249

**9. Beispiele aus der Praxis ... 250**

9.1 Grundlegendes Beispiel ... 250
9.2 Weitere Beispiele ... 253

**10. Special: Traumafolgeerkrankungen ... 270**

10.1 Was ist ein Trauma und wie entstehen Traumafolgestörungen? ... 270
10.2 Wie äußern sich Traumafolgestörungen? ... 272
10.2.1 PTBS ... 272
10.2.2 Komplexe posttraumatische Belastungsstörung ... 274
10.2.3 Dissoziative Beschwerden ... 274
10.3 SELWA bei Trauma-Folgeerkrankungen ... 274
10.3.1 Vorbemerkungen ... 274
10.3.2 SELWA bei „Wiedererleben“ ... 276
10.3.3 SELWA bei „Vermeidung“ ... 283
10.3.4 SELWA bei „Übererregung“ ... 285

**11. Haltung, Kompetenz und Rolle des Therapeuten ... 291**

11.1 Die Rolle des Therapeuten ... 292
11.2 Gesprächsführung ... 295

11.3 Raumgestaltung ... 297
11.4 Psychohygiene ... 298

**12. Erfahrungswerte mit SELWA ... 299**

**13. Die SELWA App ... 300**

**Literatur ... 301**

**Disclaimer/Externe Links ... 310**

**Stichwortverzeichnis ... 311**

**Information**

Die gelb unterlegten Flächen enthalten Beispiele, die braun unterlegten Anleitungen.

## Hinweis

Die weibliche und die männliche Form (z. B. bei Therapeut/Therapeutin oder Klient/Klientin) wird alternierend verwendet. Es sind stets alle Geschlechter (m/w/x) gemeint.
Bei sämtlichen Beispielen sind die Namenskürzel und personenbezogene Daten der Klienten geändert worden.

# Vorwort

Dieses Buch entstand im Rahmen der Entwicklung des SELWA®[1] Konzeptes während meiner langjährigen Berufstätigkeit als angestellte und später selbstständige Ergotherapeutin sowie den zahlreichen von mir durchgeführten Fortbildungen für KollegInnen.

Es ist als Handbuch gedacht, das sich sowohl für erfahrene Ergotherapeuten und Berufsanfänger für den praktischen Einsatz in Praxis, Klinik und Einrichtung, als auch als Unterrichtsmaterial für Studium und Ausbildung eignet.

Es soll neben den „neuen Aspekten" ErgotherapieschülerInnen und Berufsanfängern auch die notwendigen Grundlagen-Informationen an die Hand geben. Erfahrene ErgotherapeutInnen können dieses Grundwissen leicht überspringen. Ebenso soll das Buch angrenzenden Berufsgruppen einen Einblick in die ergotherapeutische Behandlung psychisch/psychosomatisch Erkrankter ermöglichen.

Der Theorieteil wird ergänzt durch praktische Umsetzungsmöglichkeiten, sofort anwendbare Anleitungen und viele reale Beispiele aus meiner Praxis.

Das Buch soll aufzeigen, wie ein besonderer wahrnehmungs- und achtsamkeitsorientierter Ansatz – quasi wie ein Katalysator – mit bekannten ergotherapeutischen Mitteln und Verfahren kombiniert und in eine spezielle Struktur gebracht wird, die erfahrungsgemäß den Therapieerfolg erstaunlich positiv beeinflussen kann.

Insofern soll das Buch eine Ergänzungsmöglichkeit vorstellen, da sich das Konzept in die meisten Behandlungsmethoden integrieren lässt und dem Leser Anregungen und Möglichkeiten an die Hand gibt, um die praktische Versorgung der Klienten zu verbessern. Dabei sollen durchaus weitere Ideen aus dem eigenen Erfahrungsschatz einfließen, um so die Behandlung auch für den Therapeuten zufriedenstellender gestalten zu können.

## Am Anfang war die Linsenkiste

Bei meiner Arbeit traf ich auf viele psychisch/psychosomatisch erkrankte Menschen. Die meisten wirkten sehr unsicher, hilflos, wenn nicht gar verzweifelt. Sie hatten oft Schwierigkeiten oder waren nicht mehr in der Lage, die für sie wichtigen Handlungen in ihren individuellen Lebensräumen auszuführen.

Etliche dieser Klienten hatten vor der Erkrankung bzw. Arbeitsunfähigkeit Hilfe – vielfach unterschiedlichster Art – gesucht. Dabei machten viele die Erfahrung, dass

---

1 SELWA® ist eine eingetragene Wortmarke der Autorin (**Sel**bststeuerung durch **wa**hrnehmungsbasierte Methoden)

es schwierig bis unmöglich war, ausreichend Hilfe zu finden, um eine auf Dauer befriedigende Lösung herbeizuführen.

Diese Erfahrung der Nicht-Hilfe trug vielfach zur Verstärkung von Symptomen bei und verschärfte insgesamt oft die Stress-Situation in Familie, Schule oder Beruf.

Das Gefühl der Unzufriedenheit und/oder Hilflosigkeit verstärkte häufig andere vorhandene spezifische Ängste, beispielsweise vor einem Schulverweis, dem Zerbrechen der Ehe oder Partnerschaft, dem Verlust des Arbeitsplatzes, oder ähnlichem, nicht selten bis hin zur Existenznot.

Solche existenziellen Nöte waren (und sind) dann letztendlich oft ausschlaggebende Momente, um ärztliche Hilfe zu suchen.

Viele solcher Klienten kamen dann schließlich auch zu uns.

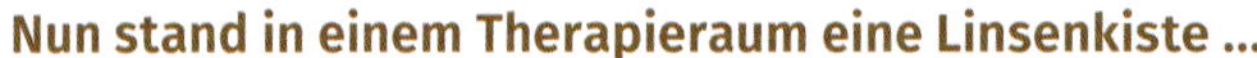

**Nun stand in einem Therapieraum eine Linsenkiste ...**

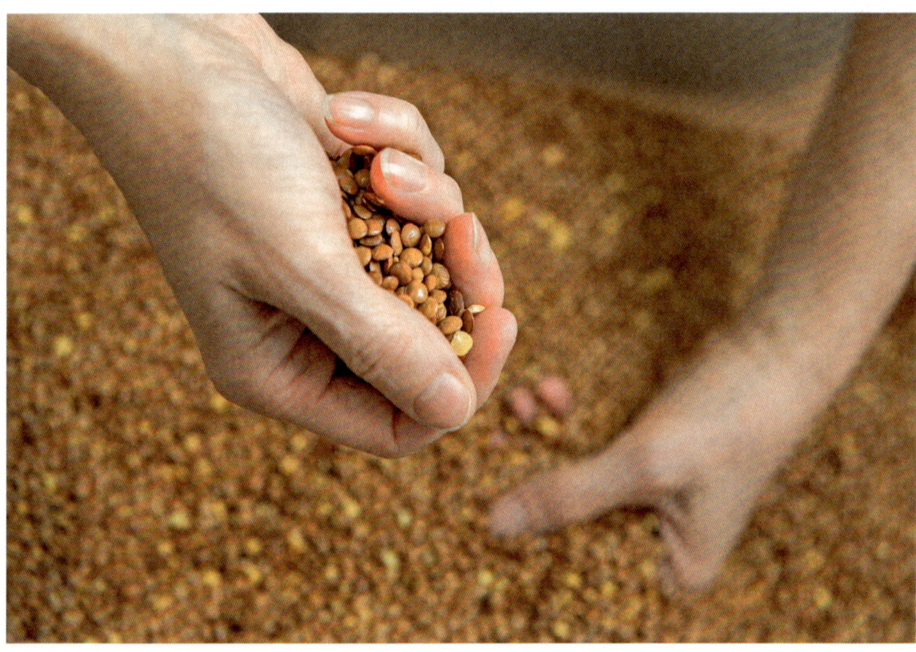

Ich beobachtete, dass einzelne Klienten in die Linsenkiste griffen, darin herumspielten –und ruhiger wurden. Diese Beobachtung verfolgte ich weiter und baute sie aus. So begann die Entwicklung von SELWA.

Ich wollte verstehen, was da mit den Klienten passierte.

So zog ich Parallelen zu neurologischen Klienten, die ich bei Zuständen nach Apoplex behandelt hatte. Bei diesen Klienten wurden Handbäder mit Linsen, Erbsen o.ä. eingesetzt, um die Sensibilität in den betroffenen Gliedmaßen zu stimulieren. Dabei war festzustellen, dass die Reize, die durch die Linsen ausgeübt wurden, sowohl eine Tonusänderung bewirkten als auch die Sensibilität förderten.

War das auf psychisch erkrankte Klienten zu übertragen?

Interessant war, dass viele dieser Klienten beim Wühlen in den Linsen ruhiger wurden. Sie konnten sich spontan besser auf sich selbst konzentrieren und darauf, wie es sich anfühlt, mit den Linsen herumzuspielen. Sie entdeckten, dass sie „sich selbst spüren" konnten.

Nun war diese Erkenntnis nicht grundsätzlich neu. Dazu aber mehr im Buch.

Bei der Arbeit mit psychisch belasteten Menschen wurde mir so schnell klar, wie wichtig der Aspekt der Selbstwahrnehmung ist.

Das Konzept SELWA bietet Ergotherapeuten eine Möglichkeit, diese Klienten anzuleiten, sich selbst besser kennenzulernen und das eigene Handeln zu beeinflussen.

Dazu sind bestimmte Fähigkeiten erforderlich, die auf der Grundlage einer geschulten Selbstwahrnehmung differenziert ergotherapeutisch gefördert werden können. Im Rahmen des SELWA Konzeptes werden diese Fähigkeiten besonders effektiv unterstützt, wobei mit dem Klienten individuell erarbeitete Selbststeuerungs-Techniken eingeübt werden.

Dies wird in diesem Buch ausführlich erläutert.

## Danksagung

Ich möchte an dieser Stelle den vielen Menschen danken, die mich bei der Entwicklung des SELWA-Konzeptes und in der Folge bei der Entstehung dieses Buches unterstützt haben.

Dazu gehört mein Team, das sich von der SELWA-Idee infizieren ließ und ganz wunderbar das Prinzip und das Flair von SELWA übernommen hat.

Auch möchte ich den zahlreichen Klienten danken, die sich so vertrauensvoll auf die Behandlung eingelassen haben, für ihr Dazutun und ihr ehrliches Feedback.

Ich danke auch den unterschiedlichen Lehrerinnen und Lehrern meiner eigenen Achtsamkeit. Das sind zum einen diejenigen, die mir einen Einblick in die Sichtweise fernöstlicher Kulturen gaben, die es erlaubt, den Menschen noch einmal ganz anders zu sehen. Zum anderen sind es die, die mich darin bestärkt haben, die liebevolle, fürsorgliche Perspektive, die aus meiner eigenen christlich geprägten Grundeinstellung resultiert, nicht aus den Augen zu verlieren. Hierdurch wurden meine Möglichkeiten, die Entwicklung der Klienten zu fördern, deutlich erweitert.

Hinzu kommen zahlreiche weitere Fachleute, die zu einem – auch berufsübergreifenden – Austausch bereit waren und wertvolle Impulse gegeben haben. Dazu gehört auch die freundliche Stellungnahme auf Seite 16.

Für die kritische Durchsicht des Manuskriptes danke ich den Therapeutinnen, die sich dazu viel Zeit genommen haben.

Nicht vergessen möchte ich meine Brüder und meine Freunde in verschiedenen Gruppierungen, sowie meine Söhne mit ihrem Humor und ihrer Gelassenheit, die allesamt nie aufgehört haben, mich zu unterstützen und anzuspornen und mir geholfen haben, eine gewisse Leichtigkeit beizubehalten.

Besonders möchte ich hier meinen Mann Michael herausheben, ohne den dies alles nicht möglich gewesen wäre.

Nicht zuletzt gilt mein Dank auch Christina Wingerath, Philipp und Alexander Thielen, die sich als Modelle für Fotos zur Verfügung gestellt haben.

Und schließlich danke ich den MitarbeiterInnen des Verlages.

*Mönchengladbach im Mai 2019*
*Susanne Thielen*

*Alle Fotos aus meiner Praxis wurden von Philipp und Michael Thielen aufgenommen.*

## SELWA als hilfreiche Methode zur Unterstützung der Stabilisierungsarbeit bei Traumafolgestörungen

Das Erleben von Präsenz in der Gegenwart „mit allen Sinnen" zu erreichen, ist ein wichtiges Teilziel in der Behandlung traumatisierter Menschen, die immer wieder überflutet werden von traumaassoziierten Gefühlen, Gedanken und als bedrohlich erlebten Außenreizen. Sich rasch in der Gegenwart reorientieren zu können, zu differenzieren, was aktuelles und was vergangenheitsbezogenes Erleben ist, schafft mehr „innere Ordnung" und ist oft die Voraussetzung für das Gelingen von „Selbstregulation", d. h. Selbstberuhigung, Gefühlsdifferenzierung und situationsangemessenem Handeln. Techniken der achtsamen Selbstwahrnehmung und Wahrnehmung der „sicheren Gegenwart" zu vermitteln, bildet einen Schwerpunkt der Stabilisierungsphase in der traumaspezifischen Behandlung.

Die Methode SELWA greift wesentliche Aspekte dieser Strategien auf und erweist sich unserer Einschätzung nach als sehr geeignet, Menschen, die an Traumafolgeerkrankungen leiden, zu einer besseren Selbstregulierung zu verhelfen. In einem strukturierten, angstmindernden Rahmen zu lernen, oft als bedrohlich interpretierte „Innenreize" wahrzunehmen und diese durch konkrete Handlungen zu beeinflussen, dabei die unmittelbaren Auswirkungen zu beobachten und zu beschreiben, kann ein Erleben von Handlungsfähigkeit und Kontrolle schaffen, das sich in der Regel als beruhigend und haltgebend auswirkt.

SELWA kann in Ergänzung zu einer traumaspezifischen Psychotherapie gut genutzt werden, um die Fähigkeit zur Selbstwahrnehmung und Selbstregulierung zu schulen und die phobische Vermeidung der Wahrnehmung des eigenen Körpers zu vermindern und kann somit auch antidissoziativ wirken. Dies bestätigen auch Rückmeldungen traumaorientiert arbeitender Psychotherapeuten, deren Klienten begleitend zur Psychotherapie Erfahrungen mit SELWA machten.

*Bad Honnef im Juni 2014*

*Priv.-Doz. Dr. Wolfgang Wöller* *Dr. Wiebke Pape*

*Rhein-Klinik, Krankenhaus für Psychosomatische Medizin und Psychotherapie*

# 1. SELWA im Überblick

## 1.1 Entstehung und Ziele von SELWA

In der Behandlung psychisch/psychosomatisch Erkrankter ist zur gezielten Verbesserung der Alltagsbewältigung neben psychotherapeutischen oder medikamentösen Interventionen eine *dritte Säule* sinnvoll und wichtig. Zudem zögert sich der Beginn einer psychotherapeutischen Behandlung oft hinaus, so dass Ergotherapie hier eine wertvolle Überbrückung leisten kann. In beiden Fällen, als „dritte Säule" sowie in Wartezeiten, kann das ergotherapeutische Konzept SELWA vielfältig eingesetzt werden.

Menschen mit psychischen oder psychosomatischen Erkrankungen fällt es oft schwer, Tätigkeiten im Alltag auszuführen, die für sie wichtig sind. Nicht selten kommen Schwierigkeiten in der Kommunikation mit der Umwelt erschwerend hinzu. Die Folge sind oft Abhängigkeiten oder sozialer Rückzug. Entsprechend hoch ist der Bedarf an gezielter alltagspraktischer und nachhaltiger therapeutischer Unterstützung.

Um es den Betroffenen zu ermöglichen, ihre selbstständige Lebensführung zu erhalten bzw. wieder zu erreichen, entwickelte die Autorin diesen ergotherapeutischen Ansatz. Sein Ziel ist es, Klienten durch Wahrnehmung und Selbststeuerung des eigenen körperlichen und psychischen Zustandes selbstbestimmtes Handeln zu ermöglichen.

Das Konzept ist speziell auf Jugendliche und Erwachsene ausgelegt und verknüpft das Ausführen konkreter Betätigungen als *klassisches* Mittel der Ergotherapie mit der besonderen Art eines *tätigkeitsbezogenen Wahrnehmungstrainings.* Dieses Wahrnehmungstraining bezieht Erkenntnisse der Sensorischen Integrationstherapie (SI) nach (Ayres 2002) und der Achtsamkeitslehre des Buddhismus sowie weitere etablierte und bekannte ergotherapeutische Methoden, Mittel und Verfahren ein. Durch die spezifische Auswahl bestimmter Elemente und eine entsprechende Anleitung lernt der Klient, sich selbst strukturiert und detailliert in seiner persönlichen Lebenswelt wahrzunehmen und sich schließlich auf dieser Grundlage selbst zu steuern. Daher rührt auch der Name des Konzeptes: SELWA: **Sel**bststeuerung durch **wa**hrnehmungsbasierte Methoden.

Die Ursachen und einzelne inhaltliche Aspekte des aktuellen Zustandes eines psychisch erkrankten Klienten sind dabei nur bedingt relevant und nicht Gegenstand der ergotherapeutischen Behandlung. Dies gehört in die Psychotherapie[2]. Ergotherapeutisch ist nur von Bedeutung, *dass* z. B. eine starke Emotion existiert,

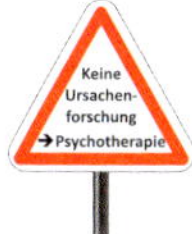


[2] Da dieser Hinweis an vielen Stellen angebracht ist, soll er nicht immer ausführlich wiederholt werden. Es wird stattdessen künftig oft nur noch dieses Warnschild gezeigt.

die, unabhängig vom Wissen über deren Herkunft, in diesem Moment bearbeitet werden soll. In der Ergotherapie geht es darum, mit dem Klienten Möglichkeiten der Intervention (hier Selbststeuerungstechniken – SST) zu erarbeiten, zu erproben und einzuüben. Dies geschieht bei SELWA auf der Basis von Wahrnehmung, wozu es gehören kann, inhaltliche Aspekte des eigenen Zustandes reflektiert beschreiben zu können.

Ein weiterer wichtiger Aspekt ist, wie in der Ergotherapie üblich, den *ganzen* Menschen zu sehen: nicht nur den spastischen Arm oder das betroffene Bein oder die Konzentrationsschwierigkeit. Für eine ganzheitliche Betrachtung des Klienten sollte der Therapeut in der Lage sein, den Klienten wertfrei *wahrzunehmen*, zu erfassen. Dies erfordert eine besondere Kompetenz. Dabei ist ein wichtiger Schritt, den Klienten zuzuhören, um dann in der Intervention deren *Nerv* zu treffen. Ein weiterer wichtiger Aspekt ist, den Klienten Zeit zu geben, sich entwickeln zu dürfen. Und das fällt oft besonders schwer. Es ist wichtig, die Klienten *wachsen zu lassen* und nicht *großziehen* zu wollen, Geduld zu haben, zuzuschauen, wie sie sich in kleinen Schritten entwickeln. Dabei spielt dann die persönliche Beziehung eine besondere Rolle – natürlich mit entsprechender Grenze (vgl. Kap. 11.1).

Ganz praktisch gilt es zu erkennen, was im Alltag für den Klienten schwierig oder problematisch ist. Wichtig ist aber auch, zu beachten, dass im ergotherapeutischen Kontext nicht mitgeholfen werden kann und muss, für *alle* Probleme des Klienten Lösungen zu finden oder Veränderungen einzuleiten. Von Bedeutung ist vielmehr, dass die ergotherapeutische Arbeit immer nur stückweise unterstützend wirken kann. So können durch die Veränderung und/oder Förderung einzelner Fähigkeiten die Kompetenzen des Klienten kontinuierlich erweitert werden.

### Wahrnehmung innerer und äußerer Vorgänge

Dies geschieht bei SELWA, indem die Wahrnehmungsfähigkeit im Blick auf innere Vorgänge (Körperreaktionen, Gedanken und Gefühle – im Folgenden gelegentlich mit KGG abgekürzt) trainiert wird. Dabei geht es häufig darum, Zustände innerer Unordnung (vgl. Kap. 2.2, S. 24) zu entwirren und zu sortieren oder auch als bedrohlich interpretierte Innenreize wahrzunehmen und konkrete, strukturierte Handlungsweisen zu entwickeln. Ziel ist die Erkenntnis des Klienten, dass er selbst in der Lage ist, seine Situation (unter Berücksichtigung der Kontextfaktoren) zu beeinflussen und zu verändern, so dass er sich seinen inneren Vorgängen nicht hilflos ausgeliefert fühlt. So kann er beispielsweise lernen, sich durch innere Beruhigung in die Lage zu versetzen, kontinuierlich und zielorientiert eine Aufgabe zu bearbeiten, ohne sich z. B. durch ein hohes Arbeitspensum stressen zu lassen.

Darüber hinaus wird die Wahrnehmungsfähigkeit aber auch auf die Vorgänge außerhalb, im Kontakt zu anderen Personen und Gegebenheiten der Situation, geübt. Es wird so leichter möglich, *sich seiner selbst bewusst* zu werden.

Der Klient lernt zu erkennen, wann es sich um *eigene* Wünsche, Bedürfnisse und Fähigkeiten handelt. Es gilt abzugrenzen, was gelernte Verhaltensweisen oder Reaktionen, übernommene Haltungen oder Gewohnheiten sind. So erhält der Klient die Gelegenheit, zu erkennen, was zu ihm passt und was er so belassen möchte (Wöller 2006). Es entsteht aber auch die Option, störende, ungewollte oder schadende Gegebenheiten zu verändern.

SELWA unterstützt die Erkenntnis, dass jeder Mensch die Wahl hat, so zu handeln und zu entscheiden wie es nötig ist, damit ein zufriedenes Leben möglich werden kann. So kann die ggf. verlorengegangene oder unterentwickelte Fähigkeit, Verantwortung für sein Leben zu übernehmen und selbstbestimmt zu handeln, langsam reifen. Die Klienten werden immer wieder gefördert, die eigene Aufmerksamkeit auf sich selbst zu lenken, damit selbstverantwortliche Handlungsweisen entwickelt werden können. Das hilft dann auch, (wieder) mehr Kontrolle über sich zu erlangen.

## Sofortige Umsetzung im Alltag

Ein wesentlicher Aspekt, der zum Erfolg von SELWA beiträgt, ist, dass die erarbeiteten Selbststeuerungstechniken direkt umgesetzt, also sofort praktisch in Alltagshandlungen integriert werden können, denn oft führt beispielsweise eine unmittelbar erlebte Steigerung der Konzentrationsfähigkeit zu einer deutlichen Besserung des Selbstwertgefühls. Dies wiederum fördert die Erfahrung der eigenen Handlungsfähigkeit, an die der Klient im weiteren Behandlungs- bzw. Lernprozess anknüpfen kann (Thielen 2013).

Damit der Klient seine größtmögliche Selbstständigkeit erreicht, wird bei SELWA überwiegend stabilisierend gearbeitet. Stabilisierend bedeutet hier aber nicht, dass der Zustand von Erlebnis- und Handlungsmöglichkeit quasi eingefroren werden soll. Vielmehr lernt der Klient, mit seinen vorhandenen bzw. eingeschränkten Möglichkeiten und Ressourcen so umzugehen, dass Letztere ihm nicht schaden oder ihn einschränken. So wird mittels SELWA z. B. der Umgang mit Angst, Wut, Aggression oder mit sich immer wieder aufdrängenden Gedanken geübt.

Darüber hinaus werden durch SELWA – wenn erforderlich – bestimmte Fähigkeiten gefördert und erweitert, wodurch dem Klienten eine persönliche Weiterentwicklung ermöglicht wird, so dass er zunehmend selbstbestimmter handeln kann.

Während der Entstehung des SELWA Behandlungskonzeptes zeigte die Praxiserfahrung, dass es für viele Klienten unter Umständen zunächst leichter ist, die Unterstützung eines Ergotherapeuten anzunehmen, als die eines Psychotherapeuten. Hat ein Klient einmal begonnen, sich auf diese Weise mit den eigenen inneren Prozessen zu beschäftigen, fällt es ihm in der Regel leichter, sich auch auf eine tiefere und ursachenspezifische Arbeit in der Psychotherapie einzulassen. So kann für den Klienten eine konstruktive Zusammenarbeit mit dem Psychotherapeuten zu einem für ihn akzeptablen Zeitpunkt entstehen.

Dies alles kann allerdings nur funktionieren, wenn im Klienten ein echter, tiefer Veränderungswunsch vorhanden ist. Gegebenenfalls müssen hierfür beim Klienten die Voraussetzungen erst geschaffen werden. Dazu benötigt der Klient Mut und das Vertrauen, dass ihm jemand dabei hilft.

## 1.2 Anwendungsbereiche

SELWA beruht im Wesentlichen auf etablierten und bekannten ergotherapeutischen Mitteln und Verfahren und kann ergänzend als Methode in folgende ergotherapeutische Behandlungsverfahren integriert werden:

- Neurophysiologische und neuropsychologische Behandlungsverfahren
- Psychosoziale Behandlungsverfahren
- Arbeitstherapeutische Verfahren
- Adaptive Verfahren

Vor allem im Rahmen der psychosozialen Behandlungsverfahren versuchen Ergotherapeuten, durch verschiedene Medien, Angebote und Leistungen Selbsthilfepotenziale der Klienten zu unterstützen, die eine Betätigung einleiten können. Sie greifen unter anderem zu handwerklichen und gestalterischen Medien, kognitiven und lebenspraktischen Angeboten sowie zu kommunikativen bzw. wahrnehmungsfördernden Maßnahmen. In der Ergotherapie wird der Klient als Partner in das therapeutische Geschehen miteinbezogen. Seine Erwartungen und Ziele haben Priorität. Nicht zu unterschätzen ist die Beziehung zwischen Therapeut und Klient (s.a. Kap. 11), die ein tragendes Element in der Therapie darstellt (Oschwald 2015, Scheepers 2001a).

Die Vorgehensweisen der psychosozialen Behandlungsverfahren werden nach der Handlungs- bzw. Zielstruktur der Behandlung geordnet in (Oschwald 2015):

- Symptombezogen-regulierende Methoden
- Kompetenzzentrierte, lebenspraktische, alltagsorientierte Methoden
- Subjektbezogen-ausdruckszentrierte Methoden
- Soziozentriert-interaktionelle Methoden
- Wahrnehmungsbezogene, handlungsorientierte Methoden
- Einbeziehung von angrenzenden psycho- und körpertherapeutisch orientierten Methoden

SELWA gehört wohl am ehesten zu den wahrnehmungsbezogenen, handlungsorientierten Methoden. Eine achtsame Beobachtung der Denk- und Handlungsabläufe ist aber sicher auch in andere Methoden integrierbar, da dem Klienten dadurch das Verstehen des jeweiligen Prozesses erleichtert werden kann.

### *Setting*

SELWA ist grundsätzlich sowohl in der ambulanten Praxis als auch im stationären Bereich anwendbar.

Für die Arbeit in Kliniken oder Einrichtungen sind jedoch andere Voraussetzungen und Randbedingungen zu beachten als in ambulanten Praxen. So schaffen in Kliniken verschiedene Professionen unter einem Dach die Möglichkeit einer schnellen und unkomplizierten Zusammenarbeit. Therapeutische Prozesse können von unterschiedlichen ineinandergreifenden therapeutischen Möglichkeiten profitieren. Außerdem bietet der *geschützte Raum* einer Kliniksituation dem Klienten die Möglichkeit, sich leichter auf sich selbst konzentrieren zu können. So kann es ihm leichter fallen, neue Verhaltensweisen auszuprobieren und sich so eine relative Grundstabilität zu erarbeiten.

Im ambulanten Bereich haben Klienten häufig mehr Schwierigkeiten, sich auf sich selbst zu konzentrieren. Die Ablenkbarkeit ist weit höher. Das Üben im gewohnten Umfeld bietet jedoch die Chance eines schnelleren Transfers des Geübten in den persönlichen Alltag. Dabei ist zu bedenken, dass jedwedes Einüben neuer Verhaltensweisen Energie erfordert. Besonders Klienten mit psychischen Problemen benötigen allein schon mehr Energie, um die notwendigen Tätigkeiten zur Bewältigung ihres persönlichen Alltags zu verrichten, beispielsweise um sich selbst – und vielleicht Familienmitglieder zu versorgen. Um nun möglichst diese Alltagsfähigkeit zu erhalten oder wiederherzustellen, wird gerade bei Interventionen mit SELWA darauf geachtet, dass Belastungsgrenzen vom Klienten wahrgenommen und möglichst auch eingehalten werden können.

Auch die Kontakte zu allen Personen, die mit dem Klienten zu tun haben, beeinflussen den Heilungsprozess. Dies betrifft zum Beispiel Ärzte und Pflegepersonal bis hin zu der Person, die das Essen ausgibt, oder die Familie zu Hause.

Deshalb sollte abhängig vom Ausmaß des Störungsbildes und der damit verbundenen Schwierigkeiten im Alltag überlegt werden, in welchem Umfang eine Zusammenarbeit mit anderen Berufsgruppen ggf. sinnvoll und notwendig ist.

Reicht z. B. eine alleinige ergotherapeutische Unterstützung neben der medizinischen Betreuung durch den verordnenden niedergelassenen Arzt (in der Regel ein Psychiater) aus, oder erfordert der Zustand des Klienten die Zusammenarbeit mit einem Psychotherapeuten?

In bestimmten Fällen kann auch eine Kooperation mit einem Integrationsfachdienst, mit sozialen Diensten, Beratungsstellen (Sucht, Ernährung, Familie), Schulsozialarbeitern, Gesundheitsamt und/oder Arbeitsamt sinnvoll sein.

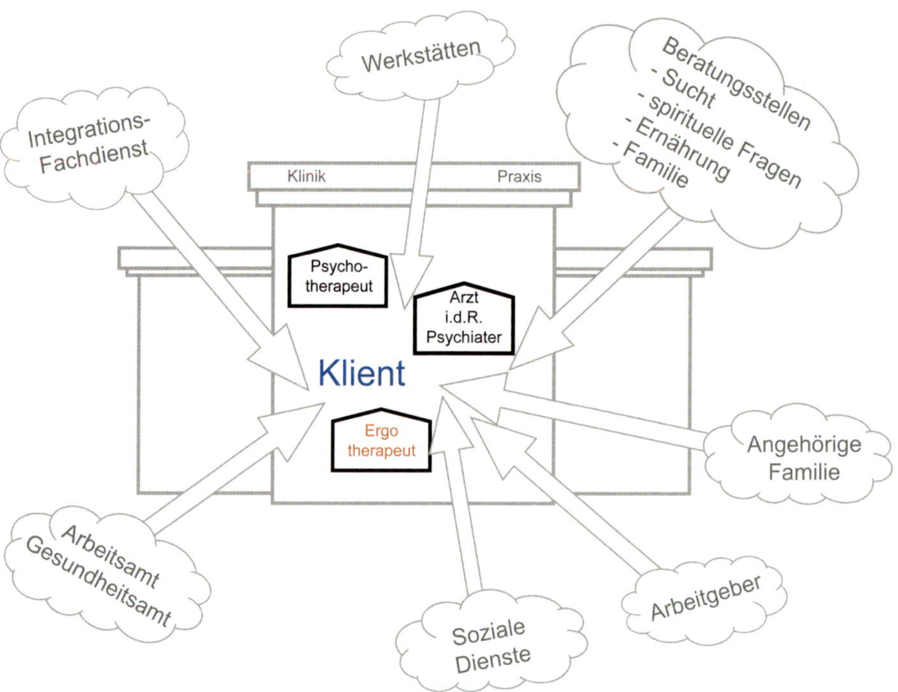

# 2. Vom Problem zur (Heilmittel-)Verordnung

## 2.1 Klientengruppen

Mit SELWA können Menschen mit ganz unterschiedlichen psychisch-psychosomatischen Diagnosen behandelt werden. Zunächst sind das die Menschen mit einem relativ akuten Krankheitszustand, wie z. B. Erschöpfungs- und Überforderungszuständen, Depression und Ängsten. Darüber hinaus Klienten mit schon lange anhaltenden Störungsbildern, wie etwa Süchten, Psychosen und Trauma-Folgestörungen (vgl. Kubny-Lüke 2009, S. 164). Die Symptome sind zahlreich und ebenso vielfältig. Was aber bei allen Klienten ähnlich beschrieben wird, sind innere Unruhe, Konzentrationsprobleme, unsortierte Gedanken und/oder ungeklärte Verhaltensweisen (Kubny-Lüke 2009). Häufig kommen Schwierigkeiten mit anderen Personen, Institutionen oder der Umwelt erschwerend hinzu.

Hier besteht nun die therapeutische Aufgabe darin, die Klienten dabei zu unterstützen, zu lernen selber (wieder) eine innere Ordnung herzustellen. Sie sollen ermutigt werden, durch eine bewusstere Selbst- und Fremdwahrnehmung die Grundlage zu schaffen, um die Notwendigkeit von Veränderungen zu erkennen. Dabei werden die Klienten auch unterstützt, bereits vorhandene Fähigkeiten und Ressourcen wahrzunehmen und auf der praktischen Handlungsebene zu nutzen.

Die Indikation für SELWA orientiert sich an der Lebenssituation des Klienten und den aktuellen Versorgungsmöglichkeiten im Rahmen des Gesundheitssystems. Erfahrungsgemäß können vier Gruppen in der ambulanten Versorgung psychiatrischer Klienten unterschieden werden:

a) Der niedergelassene Arzt verordnet dem Klienten Ergotherapie bei einer akuten Problematik. Hier soll die Ergotherapie stabilisierend wirken. Ziel ist es, die Alltagstauglichkeit zu fördern und die Wartezeit bis zu einer beginnenden Psychotherapie unterstützend zu nutzen.

b) Befindet sich der Klient bereits in ärztlicher und psychotherapeutischer Behandlung, stellt die Ergotherapie die *dritte Säule* in der Behandlung dar. Ziel ist es, die praktische Bewältigung des Alltags zu verbessern bzw. zu ermöglichen.

c) Im Anschluss an einen längeren stationären Aufenthalt im Krankenhaus, einer Tages- oder Rehaklinik stabilisiert die ambulante ergotherapeutische Behandlung die erzielten Erfolge. Der Klient kann damit die erreichten Verhaltensänderungen leichter in den Alltag integrieren und bei Bedarf weiter ausbauen.

d) Im Anschluss an oder während Umschulungs-, Berufsfindungs-, Wiedereingliederungsmaßnahmen o.ä. hilft die ambulante Ergotherapie bei der praktischen Umsetzung (Thielen 2013).

## 2.2 Störungsbilder / Problematiken

### 2.2.1 Störungsbilder allgemein

Viele Klienten mit psychischen Erkrankungen erleben ein „Durcheinander im Kopf" oder „in sich selbst", das sie in ihrer Handlungsfähigkeit beeinträchtigt. Sie berichten von unterschiedlichen Gedanken zur gleichen Zeit, beschreiben unangenehme körperliche Symptome oder kommen mit ihren momentanen Gefühlen nicht zurecht (vgl. Tab. 1). Dies kann als Ausdruck von „verunsichernden Informationsverarbeitungsstörungen" gedeutet werden, die im Zuge psychischer Erkrankungen entstehen können (vgl. Kubny-Lüke 2009, S. 164).

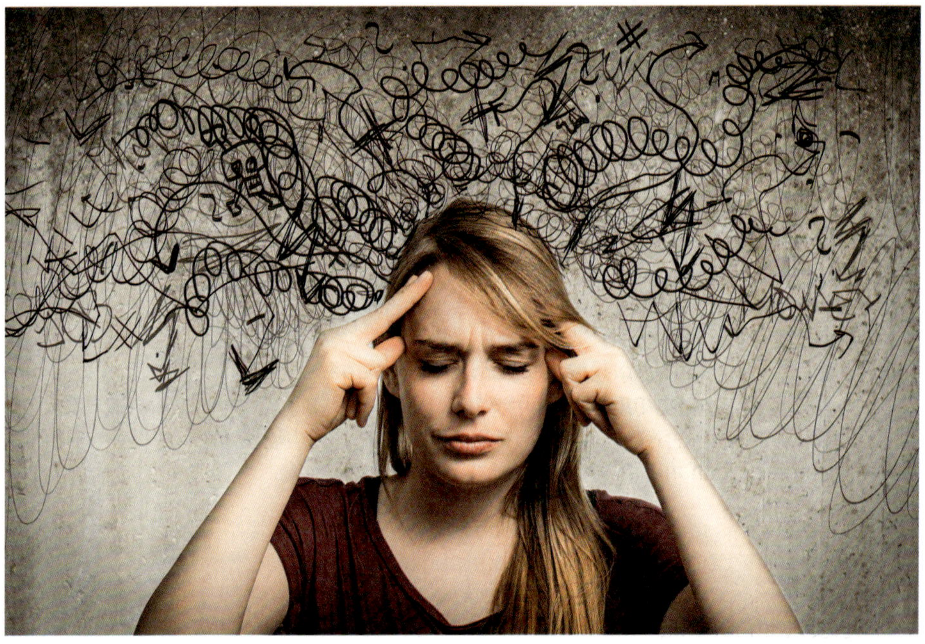

Foto: © DDRockstar – stock.adobe.com

**Durcheinander im Kopf**

*Gedankenchaos:* Mehrere Gedanken, die nichts miteinander und/oder nichts mit der augenblicklichen Situation zu tun haben. Sie gehen gewissermaßen gleichzeitig „im Kopf umher“ und machen strukturiertes Denken unmöglich. Der Klient denkt z. B. während seiner Arbeit am PC an Dinge wie „Warum hat mich die Frau so böse angeschaut?“, „Habe ich die Parkgebühr bezahlt?“, etc.

*Stressgedanken:* Dies sind Gedanken, die Druck auslösen oder bestimmte Denkrichtungen verstärken, z. B. „Ich muss meine Arbeit schneller/besser schaffen!“, „Ich bin bei dieser Arbeit schon immer schlecht gewesen!“, „Alle anderen sind besser als ich!“ etc.

*Gedankenblockaden:* Klienten sprechen hier z. B. von „Nebel“ oder „wolkenartigem Gefühl im Kopf“, „Denkblockade bis zur Handlungsunfähigkeit“, „verschiedene Stimmen, die nicht real existieren“.

**Durcheinander in Körperwahrnehmungen und Gefühlen**

*Körpersymptome:* Ohne ersichtliche Gründe kommt es zu Herzrasen, Schweißausbrüchen, panikartigen Reaktionen wie schnellem Atem etc. Der Körper wird teilweise nicht gespürt, es kommt zu Schwindelgefühlen.

*Körpersensationen:* Die Klienten beschreiben z. B. „ein stacheliges Etwas“, das sie „erdrückt“ oder in ihnen „herumboxt“.

*Störungen der Wahrnehmung:* Die Klienten berichten z. B. „die Buchstaben vor meinen Augen am PC fangen an zu tanzen“, „gleichgroße Elemente auf dem PC Bildschirm erscheinen unterschiedlich groß“. Neben derartigen visuellen Störungen kommen auch auditive Wahrnehmungsstörungen vor.

*Gefühlschaos:* Es sind zur gleichen Zeit unterschiedliche Gefühle bemerkbar, wie z. B. Wut, Angst, Verzweiflung, Unsicherheit, aber auch Vorfreude und Neugier.

*Gefühlsschwemme:* Der Klient fühlt sich von „zu viel von einem Gefühl“ quasi „überschwemmt“. Das Gefühl beherrscht scheinbar alles und kann bis zur Bewegungs- und Handlungsunfähigkeit führen, beispielsweise „bei zu viel Angst bewegungsstarr werden“.

*Gefühlsexplosion:* Hier steigt „zu viel Gefühl“ quasi explosionsartig im Klienten auf. Dabei kann beispielsweise Wut Handlungen auslösen, die der Situation nicht angemessen sind. In einem Beispiel hat der Klient vor Wut dem Chef den Locher hinterhergeworfen.

*Gefühllosigkeit:* Dem gegenüber steht ein „zu wenig an Gefühl“ bis hin zu dem Eindruck, dass scheinbar kein Gefühl wahrnehmbar ist.

*Tab. 1: Beispiele für das Durcheinander in Körperwahrnehmungen, Gedanken und Gefühlen („im Kopf“ und „in sich selbst“)*

Klienten schildern ihre Problematik oft wie folgt:

- Ich kriege nichts mehr auf die Reihe, es wird mir alles zu viel
- Ich fühle mich unterdrückt
- Ich schaffe meine Arbeit nicht mehr
- Es gibt Probleme mit Arbeit und Familie
- Ich kann nicht klar denken
- Ich habe mich stark verändert
- Ich komme mit mir selbst nicht mehr klar
- Ich kann nicht mehr genießen oder mich freuen

Sie klagen über

- Gedankenkreisen, Grübeleien
- Antriebslosigkeit und Erschöpfung
- Kraftlosigkeit
- Schwierigkeiten bei Aufmerksamkeit und Konzentration
- Kommunikationsschwierigkeiten
- Sozialen Rückzug
- Dissoziationen (z.B. Gefühle von „nicht da sein“, „wie im Nebel“, „neben sich stehen“, „Zeitverlust“, s.a. Kap. 6.1.13.3)
- Schwierigkeiten im Umgang mit Aggressionen, Gewalt
- Niedergeschlagenheit, Traurigkeit, Perspektivlosigkeit, Angst
- Innere Unruhe, Getriebensein
- Inneres und äußeres Chaos
- Essstörungen
- Unterschiedliche körperliche Symptomatik, wie z.B. Rücken-, Kopfschmerzen, Schlafstörungen

Derartig Betroffene fühlen sich in der Folge häufig daran gehindert, alltagsrelevante Tätigkeiten so auszuführen, dass sie zufrieden sind und sich wohlfühlen. Die Schwierigkeiten können sehr vielfältig sein.

Die oben genannten Probleme bzw. Störungen können gemäß „Indikationskatalog „Maßnahmen der Ergotherapie“ (vgl. DVE 2017, Buchner 2017) im Rahmen der HMR in folgende mit Ergotherapie behandelbare funktionelle /strukturelle Schädigungen eingeteilt werden:

Schädigungen/Störungen

- der Körperhaltung, Körperbewegung und Koordination
- der Grob- und Feinmotorik
- in der Koordination und aktiven Körperbewegung bei Paraparese/Paraplegie, Tetraparese/Tetraplegie
- der Wahrnehmung und Wahrnehmungsverarbeitung
- der Sensibilität und der Körperwahrnehmung
- des Gesichtsfeldes in Verbindung mit und ohne Neglect

- der kognitionsstützenden und höheren kognitiven Funktionen wie: Aufmerksamkeit, Konzentration, Ausdauer, psychomotorisches Tempo und Qualität, Handlungsfähigkeit und Problemlösung einschließlich der Praxie
- der Merkfähigkeit und des Kurzzeitgedächtnisses
- der emotionalen und der Willensfunktionen
- der geistigen und psychischen Funktionen / Stimmungen
- der Anpassungs- und Verhaltensmuster
- des Denkens / der Denkinhalte
- der Verhaltensmuster
- des Antriebs und des Willens
- des psychomotorischen Tempos und der Qualität
- im Realitätsbewusstsein und in der Selbsteinschätzung

Derartige Schädigungen können zu Beeinträchtigungen von Aktivität und Teilhabe führen. Es kommt zu Einschränkungen der Alltagsbewältigung in individuell wichtigen Lebensbereichen, wie (in Anlehnung an N.N. 2017)

- im Bereich Lernen und Wissensanwendung, etwa
  - des Zuschauens, Zuhörens und anderer bewusster sinnlicher Wahrnehmung
  - der Konzentration im Alltag (z. B. Aufmerksamkeit fokussieren)
  - des Merkens von Dingen im Alltag
  - des Denkens im Alltag
  - des elementaren Lernens (Kognition), wie z. B. sich Fertigkeiten aneignen
  - beim Lösen von Problemen und Treffen von Entscheidungen
- im Bereich der Allgemeinen Aufgaben und Anforderungen, etwa
  - der Übernahme von Einzel- oder Mehrfachaufgaben
  - der Durchführung der täglichen Routine
  - des Umgangs mit Stress und anderen psychischen Anforderungen
- in anderen individuell wichtigen Lebensbereichen, z. B.
  - der Mobilität/ im Alltag, z. B. sich fortbewegen (mit/ohne Hilfs-/Verkehrsmittel),
  - Dinge transportieren, Autofahren, Nutzung öffentlicher Verkehrsmittel
  - Dinge greifen, heben, tragen, Hand- und Armgebrauch, feinmotorischer Handgebrauch
  - der Interaktion und Kommunikation (etwa Konversation, Diskussion, Anwendung von Kommunikationshilfen)
  - der Selbstversorgung
  - des häuslichen Lebens
  - Interpersoneller Interaktionen und Beziehungen (etwa Umgang mit Kollegen, sozialen Regeln gemäß interagieren)
- im Bereich des Verhaltens

### 2.2.2 Vier Hauptproblemstellungen

Bei der Arbeit mit den Klienten der Autorin hat sich gezeigt, dass die meisten der genannten Probleme mit vier Hauptproblemstellungen einhergehen, die im Rahmen einer Therapie nach SELWA durch Selbststeuerungstechniken beeinflusst werden können (s. Kap. 7.5). Diese sind:

- Innere Unruhe (vgl. Kap. 2.2.2.1, 7.5.1)
- Abgrenzungsfähigkeit (vgl. Kap. 2.2.2.2, 7.5.2)
- Umgang mit starken Emotionen und Impulskontrolle (vgl. Kap. 2.2.2.3, 7.5.3)
- Gefühl mangelnder Anwesenheit (Verbleiben im „Hier-und-Jetzt“) (vgl. Kap.2.2.2.4, 7.5.3)

#### 2.2.2.1 Innere Unruhe

***Was bedeutet „innere Unruhe“?***

Klienten mit Problemen, wie sie oben genannt werden, fühlen sich oft unsicher, wie getrieben, rast- und ruhelos. Unterschiedliche Gedanken und Gefühle *jagen* durch den Kopf. Der ganze Körper ist *in ständigem Aufruhr.*

Innere Unruhe wird oft mit einem Übermaß an *innerer Energie* verglichen, die kein Ziel hat und nicht richtig abfließen kann.

In der Folge sind Klienten dann oft nicht oder nur sehr eingeschränkt in der Lage, überhaupt Entscheidungen zu treffen, bestimmte Handlungsabläufe und -ziele zu planen, diese dann zu verfolgen, an EINER Sache „dranzubleiben“, oder auch nur sich auf die gerade ausgeführte Tätigkeit zu konzentrieren. Oft führt innere Unruhe auch zu Schlafproblemen.

#### 2.2.2.2 Abgrenzungsfähigkeit

Die „Abgrenzungsfähigkeit“ wird im Folgenden ausführlicher behandelt, da diese Fähigkeit(en) erfahrungsgemäß häufig die Handlungskompetenz (negativ) beeinflussen.

Unter Abgrenzungsfähigkeit versteht man die Fähigkeit, persönliche Grenzen wahren und schützen zu können. Bei vielen Klienten ist die intuitive Fähigkeit dies zu tun wenig entwickelt oder gänzlich verlorengegangen (vgl. Wöller 2006, S. 319ff.). Abgrenzungsfähigkeit im hier dargestellten Zusammenhang umfasst sowohl körperliche als auch gedankliche, emotionale und psychische Grenzen. Dies betrifft insbesondere die Abgrenzung zu ungewollten, unerwünschten, störenden oder gar schädigenden Faktoren.

Die Fähigkeit eigene Grenzen zu schützen, betrifft zum einen jene, die man seinen Mitmenschen und seinen Lebensbedingungen setzt, um sich im Leben *draußen* durchzusetzen und zu schützen. Hierbei spielt der Umgang mit Nähe und Distanz eine wichtige Rolle. Zum anderen gehören auch eigene innere Grenzen, wie die der eigenen Leistungsfähigkeit (s.u.) oder die Beachtung eigener Wünsche und Bedürfnisse dazu.

Grenzüberschreitungen von außen können sowohl ungewollte körperliche Berührungen bis hin zu Misshandlungen und sexuellen Übergriffen als auch verbale Zudringlichkeiten oder demütigende Bemerkungen (s.u.) sein.

Derartige *grenzüberschreitende* Handlungen führen zu einer *Verletzung der Grenzen,* wenn die Betroffenen sich nicht gegen die Grenzüberschreitung wehren können (vgl. Wöller 2006, S. 319).

Um nun aber die eigene Grenze schützen zu können, also dafür sorgen zu können, dass sie nicht überschritten wird, ist es erforderlich, dass diese dem jeweiligen Menschen bekannt ist. Dazu gehört, dass er sie wahrnehmen kann. Wenn die Fähigkeit, die eigenen Grenzen wahrnehmen zu können, fehlt oder nicht ausreicht, ist es nur schwer möglich, diese zu schützen und ggf. zu verteidigen. Es kann eine wesentliche Aufgabe in der ergotherapeutischen Arbeit sein, diese Fähigkeit zu fördern.

Damit die Abgrenzungsfähigkeit in diesem Zusammenhang trainiert werden kann, ist zu dem Bewusstwerden der jeweiligen Grenzen auch die bewusste Entscheidung zur Einhaltung bzw. Verteidigung der persönlichen Grenzen erforderlich.

### Abgrenzungsfähigkeit in Bezug auf körperliche Grenzen

Zur Einhaltung körperlicher Grenzen ist es zunächst erforderlich, individuell zu ermitteln, wie viel körperlicher Abstand während der Alltagshandlungen (beim Einkauf, im Büro, während der Ausübung eines Hobbys, in Gesellschaft mit Freunden und Familie) zu einer anderen Person benötigt wird. Das schließt auch ein, in welchem Maß Körperkontakt als angenehm empfunden wird. Dazu gehört natürlich auch jegliche Art von Berührungen, von Händeschütteln und Umarmung bei der Begrüßung über das Auflegen einer Hand auf Arm, Schulter oder Bein bis hin zu Streicheln usw. (vgl. Wöller 2006 S. 321).

### Abgrenzungsschwierigkeiten in Bezug auf gedanklich-emotionale (psychische) Grenzen

Wöller (2006, S. 319) beschreibt, dass traumatisierte Menschen oft kein klares Gefühl mehr dafür haben, was zu ihnen gehört und was nicht. Im Hinblick auf die Einhaltung bzw. Verteidigung von gedanklich-emotionalen (psychischen) Grenzen ist in diesem Zusammenhang wichtig, unterscheiden zu lernen, *was zu einem gehört und was nicht* oder wie Wöller es beschreibt: *was Innen und was Außen ist.* Hier bedeutet *Innen*: eigene Gedanke, Gefühle, Wünsche, Bedürfnisse usw. und *Außen:* außerhalb von mir, Wünsche, Bedürfnisse, Meinungen, Gefühle anderer Personen, Mitgefühl mit anderen Personen, usw.

In der ergotherapeutischen Praxis ist zu beobachten, dass bei einer Vielzahl unterschiedlicher psychischer Störungsbilder die Grenzen eben dieser Wahrnehmung verwischt oder unklar sind.

### Abgrenzungsschwierigkeiten gegenüber Ansprüchen von außen

In der alltäglichen Praxis zeigt sich, dass Klienten mit Abgrenzungsschwierigkeiten gegenüber Ansprüchen anderer (Kollegen, Partner, Eltern) oft so umgehen, als wären dies die eigenen Ansprüche. Es fällt diesen Klienten schwer, zu unterscheiden, welches ein eigenes Bedürfnis ist und welches nicht. Warum dies so ist, wird in der Ergotherapie nicht thematisiert.

Aufgrund dieser Schwierigkeiten können jedoch Handlungsfolgen entstehen, die nicht aufgrund eigener Bedürfnisse entstanden sind, oder sich an eigenen Bedürfnissen orientieren. So kann es dann sein, dass Handlungen zu wenig oder nichts dazu beitragen, den eigenen persönlichen Alltag für sich zufriedenstellend zu bewältigen. Sie führen im Gegenteil zu Unzufriedenheit, Verstimmungen bis hin zu Erschöpfung, Überlastung oder Nicht-Bewältigung der für sie notwendigen Alltagshandlungen. In dem Bestreben, den (fremden) Ansprüchen gerecht zu werden, entsteht nicht selten ein Aktionismus bei dem, fast schon automatisiert, Alltagshandlungen aneinandergereiht werden.

### Abgrenzungsschwierigkeit gegenüber verbalen Zudringlichkeiten oder demütigenden Äußerungen

Menschen, mit solchen Abgrenzungsschwierigkeiten beschreiben oft, dass Worte sie bis *ins Mark* treffen. Es ist ihnen nicht möglich, mit *Verbalangriffen* so umzugehen, dass sie ihre selbstbestimmte Handlungsweise aufrechterhalten können. Diese Klienten fühlen sich psychisch/seelisch verletzt, was ihre Handlungsfähigkeit beeinflussen und bis zur völligen Handlungsunfähigkeit führen kann. Ein sozialer Rückzug ist nicht selten die Folge.

### *Abgrenzungsschwierigkeit gegenüber mehreren unterschiedlichen äußeren Wahrnehmungen*

Oft wird berichtet, dass die Menge von Wahrnehmungen unabhängig von deren Inhalt als *zu viel* empfunden wird. Dies können Geräusche (z. B. massiver Redefluss anderer), Gerüche oder visuelle Wahrnehmungen sein. Man könnte dies auch als ein Problem der Reizfilterung bezeichnen, bei dem es darum geht, augenblicklich wichtige von unwichtigen Wahrnehmungen zu unterscheiden und die Aufmerksamkeit auf den *gewünschten* Reiz lenken zu können.

### *Abgrenzungsschwierigkeiten in Bezug auf eigene Leistungsgrenzen*

Die Abgrenzungsfähigkeit kann auch die eigene Leistungsfähigkeit betreffen. Betroffene Klienten spüren nicht, was sie tatsächlich zu leisten imstande sind und wann sie ihre Grenzen überschreiten. Es ist durchaus möglich, dass Klienten ihre Grenzen grundsätzlich zwar kennen, in einer konkreten Situation jedoch nicht merken, wann sie beginnen, ihre Belastungsgrenze zu überschreiten (vgl. Wöller 2006, S. 319 f.).

### *Abgrenzungsschwierigkeiten zu Personen oder Situationen, ohne dass eine reale Bedrohung vorhanden ist*

Im ergotherapeutischen Alltag ist zu beobachten, dass Klienten Ängste oder Unsicherheiten entwickeln oder irritiert auf Personen oder Situationen reagieren, ohne dass eine reale Bedrohung vorhanden ist. Handlungsschwierigkeiten bis zur völligen Handlungsunfähigkeit oder gar aggressive Reaktionen (vgl. Wöller 2006, S. 321) können die Folge sein. Dies kann sowohl bereits begonnene Tätigkeiten als auch geplante Aktivitäten betreffen. Eine Beeinträchtigung im vom Klienten gewollten Ablauf der Betätigung führt in diesen Fällen oft zu erheblichen Schwierigkeiten bei der Bewältigung des Alltags.

## 2.2.2.3 Umgang mit starken Emotionen und Impulskontrolle

Jeder gesunde Mensch kennt Gefühle. Gefühle (oder Emotionen) sind momentane subjektive Empfindungen wie beispielsweise Wut, Ärger, Angst, Traurigkeit, Verachtung, Ekel, Überraschung oder Neugier, Freude. Diese können angenehm oder unangenehm sein und in ihrer Stärke und Dauer variieren (vgl. Wolf 2018). In der Regel wissen die Menschen auch intuitiv, wie sie mit diesen Emotionen umgehen. Viele Klienten berichten jedoch von Problemen mit Gefühlen, von denen sie überwältigt werden, bzw. mit denen sie nicht adäquat umgehen können, so dass sie in der Ausführung ihrer Alltagstätigkeiten beeinträchtigt sind.

Als Störung der Impulskontrolle wird ein Verhaltensablauf bezeichnet, bei dem ein als unangenehm erlebter Anspannungszustand durch ein bestimmtes impulsiv ausgeübtes Verhalten aufgelöst wird. Nach der Beschreibung des ICD-10 (F63.-) ist es „durch wiederholte Handlungen ohne vernünftige Motivation gekennzeichnet, die nicht kontrolliert werden können und die meist die Interessen des betroffenen Klienten oder anderer Menschen schädigen" (N.N. 2018g). Dies kann vom lauten Ausrufen von Kraftausdrücken über Faustschläge gegen Möbelstücke bis hin zum Werfen des erstbesten Gegenstandes durch den Raum reichen. Eine solche Verhaltensweise ist mitunter bei Klienten mit ADHS zu beobachten.

#### 2.2.2.4 Gefühl mangelnder Anwesenheit (Verbleiben im „Hier-und-Jetzt")

Menschen mit psychischen Problemstellungen (z. B. nach traumatischen Erfahrungen) schildern oft das Gefühl, „nicht ganz da zu sein", „irgendwie wegzudriften" oder ein Gefühl zu haben „wie hinter einer Wolken- oder Nebelwand" zu sein.

Derartige Gefühle mangelnder, unzureichender oder fehlender *Anwesenheit* können sowohl unterschiedlich intensiv sein als auch unterschiedlich lange andauern. So sind einige Klienten oft nur *leicht abwesend,* bleiben dabei aber mehr oder weniger handlungsfähig, mitunter zeitlich etwas verzögert. Dies kann wenige Sekunden, Minuten oder Stunden andauern, kann aber auch durchaus mehrere Wochen oder gar Monate anhalten.

Stärkere *Abwesenheitsphänomene* können bis zur Handlungsunfähigkeit führen (vgl. Kap. 6.1.13.3 zu Dissoziation).

## 2.3 Verordnungsmodalitäten

Entsprechend der vorgenannten Beeinträchtigungen der Aktivitäten ergibt sich nach HMR, für die Verordnung eine Leitsymptomatik (Fähigkeitsstörungen) (vgl. DVE 2017, Buchner 2017):

Einschränkungen

- der Beweglichkeit und Geschicklichkeit
- der Selbstversorgung und Alltagsbewältigung
- in der zwischenmenschlichen Interaktion
- im Verhalten
- in der Kommunikation

Folgende Ziele, die mithilfe des Konzeptes SELWA erreicht werden können, können nach der HMR in die Verordnung eingetragen werden (vgl. DVE 2017, Buchner 2017):

- Selbstständigkeit in der altersentsprechenden Selbstversorgung
- Verbesserung der körperlichen Beweglichkeit und Geschicklichkeit

- Wiederherstellung/Verbesserung der Belastungsfähigkeit und der Ausdauer
- Verbesserung im Verhalten und in zwischenmenschlichen Beziehungen
- Erlernen von Kompensationsmechanismen
- Verbesserung des situationsgerechten Verhaltens, auch der sozio-emotionalen Kompetenzen und der Interaktionsfähigkeit
- Verbesserung der Tagesstrukturierung
- Verbesserung der Beziehungsfähigkeit

### 2.3.1 Krankheitsbilder (Diagnosegruppen) nach HMR

Als ergotherapeutische Behandlungsmaßnahme kann SELWA laut Heilmittelrichtlinien (HMR) bei folgenden Indikationsschlüsseln indiziert sein (vgl. DVE 2017, Buchner 2017):

**Erkrankungen des Nervensystems:**

- Diagnosegruppe EN1: ZNS-Erkrankungen und / oder Entwicklungsstörungen längstens bis zur Vollendung des 18. Lebensjahres
- Diagnosegruppe EN2: ZNS-Erkrankungen nach Vollendung des 18. Lebensjahres
- Diagnosegruppe EN3: Rückenmarkserkrankungen
- Diagnosegruppe EN4: periphere Nervenläsionen

**Psychische Störungen**

- Diagnosegruppe PS1: Geistige und psychische Störungen im Kindes- und Jugendalter Entwicklungsstörungen, z. B. frühkindlicher Autismus. Verhaltens- und emotionale Störungen mit Beginn in Kindesalter und Jugend, z. B. Störungen des Sozialverhaltens, depressive Störung / Angststörung, Essstörung
- Diagnosegruppe PS2: Neurotische, Persönlichkeits- und Verhaltensstörungen, z. B. Angststörung. Verhaltensauffälligkeiten mit körperlichen Störungen und Faktoren, z. B. Essstörung. Persönlichkeits- und Verhaltensstörungen, z. B. Borderline-Störung
- Diagnosegruppe PS3: Schizophrenie, schizotype und wahnhafte Störung, z. B. postschizophrene Depression, affektive Störungen, z. B. depressive Episode
- Diagnosegruppe PS4: Psychische und Verhaltensstörung durch psychotrope Substanzen, z. B. Abhängigkeitssyndrom

### 2.3.2 Ergotherapeutische Maßnahmen nach HMR

Je nach Funktions- und Fähigkeitsstörung des Klienten bzw. je nach Behandlungsschwerpunkt, kann SELWA im Rahmen folgender ergotherapeutischer Maßnahmen angewendet werden:

#### Psychisch-funktionelle Behandlung

Eine psychisch-funktionelle Behandlung dient der gezielten Therapie krankheitsbedingter Schädigungen mentaler Funktionen, insbesondere psychosozialer, emotionaler, psychomotorischer Funktionen und Funktionen der Wahrnehmung und der daraus und vor dem Hintergrund der individuellen Kontextfaktoren resultierenden Beeinträchtigungen von Aktivitäten und ggf. Teilhabe (vgl. DVE 2017, Buchner 2017).

Zu den ergotherapeutischen Leistungen gehören gemäß (DVE 2017) insbesondere

1. handlungsorientiertes Training, Beratung und Schulung zur Durchführung von Aktivitäten individuell wichtiger Lebensbereiche (z. B. Lernen- und Wissensanwendung, Allgemeine Aufgaben und Anforderungen, Selbstversorgung, häusliches Leben)
2. handlungsorientiertes Training von Aktivitäten und Fertigkeiten in alltagsnahen Situationen mit Programmen der virtuellen Realität
3. Methoden zum Aufbau von Bewusstsein, bewussten Wahrnehmungen und der Orientierung sowie basaler kognitiver Leistungen (z. B. Basale Stimulation, Handlungsorientierte Diagnostik und Therapie [HoDT]) (*)
4. Methoden zur Durchführung komplexer Bewegungshandlungen (Praxie)
5. Training, Beratung und Schulung der Tagesstrukturierung (z. B. physiologischer Schlaf-/Wachrhythmus), ggf. unter Einbeziehung von Angehörigen, Betreuungs- und Pflegepersonen
6. Training, Beratung und Schulung kommunikativen Verhaltens
7. Methoden zur Entwicklung/Verbesserung von Selbstsicherheit und Bewältigungsstrategien
8. Achtsamkeitstraining, Entspannungstechniken
9. Rollenspiel, Ausdruckstechniken
10. Bewegungstherapeutische Angebote
11. kognitive Trainingsprogramme
12. verhaltenstherapeutische Techniken
13. handwerkliche, gestalterische und spielerische Methoden
14. Erlernen von Kompensationsstrategien und des Umgangs mit externen Hilfen
15. Adaptionen des Lebensumfelds
16. Abstimmung der Therapieziele und -leistungen mit anderen Behandlern bzw. relevanten Dritten

17. Beratung zur Auswahl, Nutzung von und Training mit Hilfsmitteln, inkl. Alltagshilfen (*)
18. Training der Grundarbeitsfähigkeiten

## Ergotherapeutisches Hirnleistungstraining / neuropsychologisch orientierte Behandlung

Ein ergotherapeutisches Hirnleistungstraining / eine neuropsychologisch orientierte ergotherapeutische Behandlung dient der gezielten Therapie krankheitsbedingter Schädigungen der mentalen Funktionen, insbesondere der kognitiven Schädigungen und der daraus und vor dem Hintergrund der individuellen Kontextfaktoren resultierenden Beeinträchtigungen von Aktivitäten und ggf. Teilhabe (vgl. DVE 2017, Buchner 2017).

Zu den ergotherapeutischen Leistungen gehören gemäß (DVE 2017) insbesondere

1. Hirnleistungstraining mit Realitäts- und Biografiebezug, individuell adaptierten Therapieprogrammen am PC (*)
2. neuropsychologisch orientiertes Hirnleistungstraining (*), einschließlich spezifischem und selektivem Training einzelner beeinträchtigter Funktionen (z. B. Gesichtsfeldtraining)
3. handlungsorientiertes Training von Aktivitäten und Fertigkeiten in alltagsnahen Situationen (z. B. Straßenverkehr, Sach- und Geldgeschäfte), mit Programmen der virtuellen Realität oder durch alltagsbezogene Übungen (z. B. Rollenspiele, Ausfüllen von Formularen)
4. AOT (Alltagsorientiertes Training)
5. handwerkliche, gestalterische und spielerische Methoden
6. handlungsorientiertes Training der kommunikativen Fähigkeiten, auch am PC
7. Projektgruppen, Rollen- und Regelspiele
8. Training zur Verbesserung des Lernverhaltens und der Grundarbeitsfähigkeiten
9. Training, Beratung und Schulung im alltagsbezogenen Umgang mit bestehenden Beeinträchtigungen, ggf. unter Einbeziehung von Angehörigen, Betreuungs- und Pflegepersonen
10. Erlernen von Kompensationsstrategien und des Umgangs mit externen Hilfen
11. Beratung zur Auswahl, Nutzung von und Training mit Hilfsmitteln, inkl. Alltagshilfen (*)
12. Adaptionen des Lebensumfelds
13. Abstimmung der Therapieziele und -leistungen mit anderen Behandlern bzw. relevanten Dritten

## Sensomotorisch-perzeptive Behandlung

Eine sensomotorisch-perzeptive Behandlung dient der gezielten Therapie krankheitsbedingter Schädigungen der sensomotorischen und/oder perzeptiven Funktionen und den daraus und vor dem Hintergrund der individuellen Kontextfaktoren resultierenden Beeinträchtigungen von Aktivitäten und ggf. der Teilhabe. Sie ist ein komplexes Therapieverfahren mit häufig mehreren Therapiezielen.

Zu den ergotherapeutischen Leistungen gehören gemäß (DVE 2017) insbesondere

1. handlungsorientiertes Training der Aktivitäten des täglichen Lebens (ATL-/Selbsthilfetraining) sowie der dazu benötigten Fertigkeiten und Körperfunktionen – je nach Bedarf in therapeutischen, alltagsnahen oder Alltagssituationen oder mit Verfahren der virtuellen Realität (*)
2. Feinmotoriktraining, Grafomotorisches Training
3. Mund- und Esstherapie (*)
4. Interventionen zur Restitution/Verbesserung alltagsrelevanter Körperfunktionen und Fertigkeiten, z. B. Sensibilitätstraining, Explorationstraining, wahrnehmungsfördernde Behandlungsmethoden (*), Sensorische Integrationstherapie, Therapie auf neurophysiologischer Grundlage (z. B. nach Bobath [*]), funktionelle Behandlungstechniken, Spiegeltherapie (*), isoliertes sensomotorisches Üben, repetitives (aufgabenorientiertes) Üben, Bewegungsvorstellung/Imagination, Bewegungsbeobachtung, handwerkliche, spielerische oder gestalterische Behandlungstechniken
5. Stimulation, Stabilisierung und Differenzierung der basalen, sensomotorischen Fähigkeiten (*)
6. Erlernen von Kompensationsstrategien und des Umgangs mit externen Hilfen (z. B. zum Ausgleich von Sensibilitätsstörungen, Gesichtsfeldeinschränkungen/Neglect, von Wahrnehmungsstörungen, von Hemiparese usw.) (*)
7. Achtsamkeitstraining, Entspannungstechniken
8. Verhaltenstherapeutische Techniken
9. Training, Beratung und Schulung im alltagsbezogenen Umgang mit bestehenden Beeinträchtigungen und Umstellung von Handlungsroutinen, ggf. unter Einbeziehung von Angehörigen, Betreuungs- und Pflegepersonen (*)
10. Beratung zur Auswahl, Nutzung von und Training mit Hilfsmitteln, inkl. Alltagshilfen (*)
11. Adaptionen des Lebensumfelds (*)
12. Abstimmung der Therapieziele und -leistungen mit anderen Behandlern bzw. relevanten Dritten

Die Behandlung kann als Einzel- oder auch als Gruppentherapie verordnet werden. Oder eine Einzelbehandlung und gleichzeitige Anwesenheit von zwei Personen. Die mit (*) gekennzeichneten Leistungen können nur als Einzelbehandlung abgegeben werden.

Die Behandlung kann in der ergotherapeutischen Praxis oder auch im häuslichen Umfeld des Klienten stattfinden. Eine Behandlung im stationären Bereich, in Wohnheimen, Berufstrainingszentren, sozial-psychiatrischen Diensten, Einrichtungen der sozialen, medizinischen und beruflichen Rehabilitation ist ebenfalls möglich (Kubny-Lüke 2009).

Zusätzlich können folgende ergänzende Leistungen zum Einsatz kommen:

- Beratung zur Integration in das häusliche Umfeld (nur einmal pro Gesamtverordnungsmenge)
- Hausbesuch

## 2.3.3 Ausgefüllte Verordnung

Verordnungsformulare sind den Ergotherapeuten in aller Regel bestens bekannt und sie sind in der Lage, dem verordnenden Arzt professionelles Feedback zur Regress-Sicherheit zu geben.

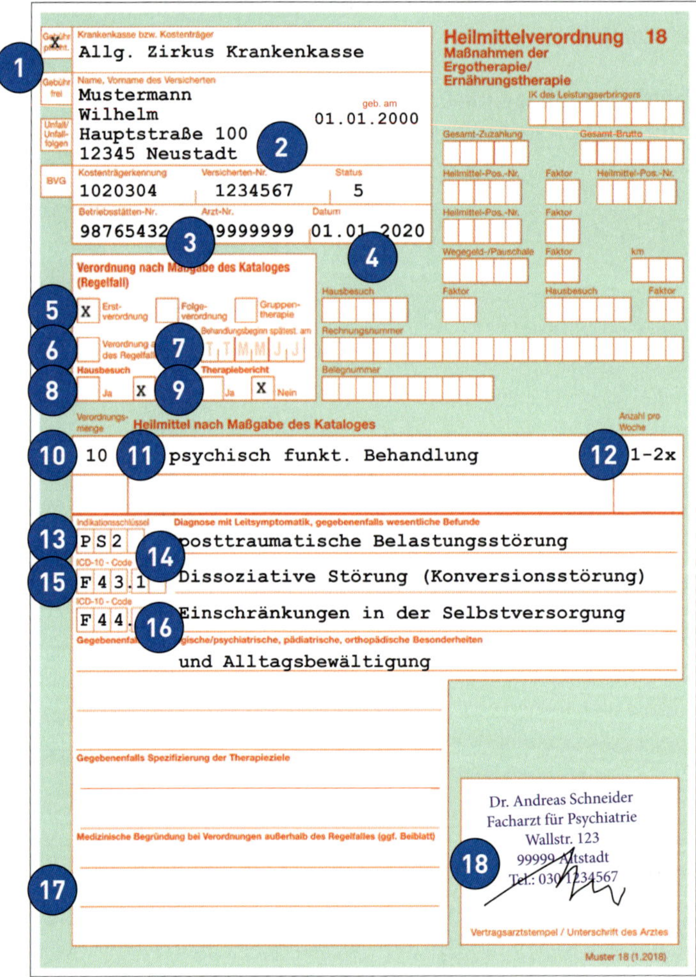

Heilmittelverordnung 18
Maßnahmen der Ergotherapie/ Ernährungstherapie

Gebühr pflicht. X | Gebühr frei | Unfall/ Unfall-folgen | BVG

Krankenkasse bzw. Kostenträger: Allg. Zirkus Krankenkasse

Name, Vorname des Versicherten: Mustermann Wilhelm, Hauptstraße 100, 12345 Neustadt — geb. am 01.01.2000

Kostenträgerkennung: 1020304 | Versicherten-Nr.: 1234567 | Status: 5

Betriebsstätten-Nr.: 98765432 | Arzt-Nr.: 999999999 | Datum: 01.01.2020

IK des Leistungserbringers | Gesamt-Zuzahlung | Gesamt-Brutto | Heilmittel-Pos.-Nr. | Faktor | Heilmittel-Pos.-Nr. | Heilmittel-Pos.-Nr. | Faktor | Wegegeld-/Pauschale | Faktor | km | Faktor | Hausbesuch | Faktor

Verordnung nach Maßgabe des Kataloges (Regelfall): X Erst-verordnung | Folge-verordnung | Gruppen-therapie

Verordnung außerhalb des Regelfalls | Behandlungsbeginn spätest. am T T M M J J

Hausbesuch: Ja | X Nein — Therapiebericht: Ja | X Nein

Hausbesuch | Rechnungsnummer | Belegnummer

Verordnungs-menge: 10 | Heilmittel nach Maßgabe des Kataloges: psychisch funkt. Behandlung | Anzahl pro Woche: 1-2x

Indikationsschlüssel: PS2 | Diagnose mit Leitsymptomatik, gegebenenfalls wesentliche Befunde: posttraumatische Belastungsstörung

ICD-10 - Code: F43.1 | Dissoziative Störung (Konversionsstörung)

ICD-10 - Code: F44. | Einschränkungen in der Selbstversorgung

Gegebenenfalls ...gische/psychiatrische, pädiatrische, orthopädische Besonderheiten: und Alltagsbewältigung

Gegebenenfalls Spezifizierung der Therapieziele

Medizinische Begründung bei Verordnungen außerhalb des Regelfalles (ggf. Beiblatt)

Dr. Andreas Schneider
Facharzt für Psychiatrie
Wallstr. 123
99999 Altstadt
Tel.: 030 1234567

Vertragsarztstempel / Unterschrift des Arztes

Muster 18 (1.2018)



1. Hier ist angekreuzt, ob der Patient zuzahlungspflichtig (Gebühr Pflicht) oder befreit (Gebühr frei). Ggf. gültigen Befreiungsausweis für Heilmittel vorlegen lassen. Wichtig: Patienten, die angeben, von der Zuzahlung befreit zu sein, obwohl der Arzt den Patienten als pflichtig kennzeichnet, sollten unbedingt zur Vorlage des gültigen Befreiungsausweises für Heilmittel aufgefordert werden. Auf die Rückseite der Verordnung „Befreit lt. Bescheinigung vom ...“ schreiben.

2. Sollten nicht alle Angaben vorliegen, genügen entweder die komplette Anschrift oder die korrekte Versichertennummer sowie das Geburtsdatum des Versicherten (Ersatzverfahren).

3. Betriebsstätten- und Arztnummer

4. Ausstellungsdatum

5. Verordnungsart

6. Verordnung außerhalb des Regelfalls
Wichtig: Pro Regelfall ist eine Gesamtverordnungsmenge festgelegt. Bei „Verordnungen außerhalb des Regelfalles“ muss der Arzt eine medizinische Begründung angeben (s. Nr. 17).

7. Hier kann spätester Behandlungsbeginn eingetragen sein. Die Behandlung muss innerhalb von 14 Tagen nach Ausstellungsdatum der Verordnung begonnen werden. Ausnahme: Wurde vom Arzt ein späterer oder früherer Behandlungsbeginn eingetragen, muss dieser eingehalten werden.

8. Hausbesuch ja oder nein, falls erforderlich

9. Therapiebericht ja oder nein, falls vom Arzt angefordert

10. Verordnungsmenge

11. Die Heilmittel-Therapie nach Maßgabe des Kataloges
Die zulässigen Heilmittel ergeben sich aus der Diagnose und der Indikation. Der Heilmittelkatalog sieht zur indikationsbezogenen Behandlung der Patienten bei der Auswahl der Heilmittel eine Rangfolge vor, die zwischen vorrangigen, optionalen und ergänzenden Heilmitteln unterscheidet.

12. Therapiefrequenz
Bei Verordnungen „außerhalb des Regelfalles“ legt der Arzt die Verordnungsmenge abweichend vom Regelfall fest. Es ist wichtig, dass der Patient innerhalb von 12 Wochen wieder zum Arzt geht. Ansonsten dürfen keine weiteren Behandlungen durchgeführt werden, auch wenn weitere verordnet sind.

13. Der vollständige Indikationsschlüssel

14. Diagnose

15. ICD-10 Code
Wichtig: Es muss der ICD-10 Code oder die Diagnose im Klartext vorhanden sein

16. Leitsymptomatik
Die Leitsymptomatik muss angegeben werden. Die Therapieziele können angegeben werden, wenn sie sich nicht aus der Angabe der Diagnose und Leitsymptomatik ergeben.

17. Medizinische Begründung bei „Verordnungen außerhalb des Regelfalles“

18. Arztstempel sowie die Arztunterschrift. Ohne diese ist die Verordnung ungültig (vgl. N.N. 2019h)

# 3. Grundlagen

Bei SELWA werden verschiedene ergotherapeutische Methoden und Verfahren mit anderen Ansätzen, die nicht ausschließlich von Ergotherapeuten angewendet werden, verknüpft. Ziel ist es, den Klienten in noch effektiverem Maß Handlungsstrategien an die Hand zu geben.

Bei Wahrnehmung im Zusammenhang mit SELWA hat das Training von Achtsamkeit eine besondere Bedeutung. Mit Hilfe des Achtsamkeitstrainings kann das Wahrnehmen innerer Prozesse des eigenen Körpers und Körperreaktionen, der Gefühle und Gedanken (KGG) usw. gelernt werden. Es geht darum, die Abläufe in der konkreten Alltagssituation auf die jeweils spezifischen KGG hin zu beobachten und vor allem wertfrei wahrzunehmen, denn immer wieder stellen sich Interpretationen und Assoziationen ein, die wiederum die Handlungsfähigkeit einschränken können.

Um zu sehen, wie sich die Fakten tatsächlich darstellen, ist es jedoch unbedingt notwendig zu üben, zunächst auf die Wertungen zu verzichten, denn Fakten als solche zu erkennen, ist wesentlich, um das eigene Handeln zu verstehen.

Andere Methoden der Wahrnehmung können ergänzend hinzukommen.

Im Rahmen der ergotherapeutischen Arbeit nach SELWA kommen nun *gezielt gesetzte* sensorische Reize (im Sinne einer SI) als Mittel der Therapie hinzu (vgl. Kap. 3.4 und 5.1.2ff.). Dabei ist es die Aufgabe des Therapeuten, durch gezielte Hinweise die achtsame Wahrnehmung der Klienten unter Einwirkung der sensorischen Reize zu fördern.

Die Kombination sensorischer Reize mit einer wiederholten achtsamen Wahrnehmung der KGG soll den Klienten die Fähigkeit vermitteln, ihre eigenen KGG nach und nach immer bewusster wahrzunehmen und schließlich auch zu beeinflussen.

Auf diese Weise wird sukzessive ein Prozess der Selbststeuerung eingeleitet.

So lernen die Klienten beispielsweise, bedrohliche Innenreize wahrzunehmen, die ihrerseits durch konkrete Handlungen oder Aktionen seitens der Klienten beeinflusst werden können. Gleichzeitig lernen die Klienten durch entsprechende Anleitungen seitens des Ergotherapeuten, unmittelbare Auswirkungen auf Körperreaktionen, Gedanken und Gefühle zu beobachten und zu beschreiben (vgl. S. 16).

Auf diese Weise gewinnen die Klienten ein Gefühl von Handlungsfähigkeit und Kontrolle, was sich in der Regel als beruhigend und Halt gebend erweist (vgl. S. 16).

Wesentlich ist hier, dass es in der Ergotherapie nicht darum geht, dass der Therapeut den Auftrag hat, den Klienten eine bestimmte Tätigkeit ausführen zu lassen. Er versucht vielmehr, den Klienten durch entsprechende Anleitungen zu befähigen, mit Hilfe der eigenen Achtsamkeit die richtigen Schritte durchzuführen. Dabei gilt: so viel Unterstützung wie nötig, so wenig wie möglich.

Das bedeutet, dass es sich bei dieser Arbeit um einen Lernprozess für den Klienten handelt, bei dem vorhandene Wahrnehmungspfade ggf. „überschrieben" werden. Hierzu ist ein (ständiges) Üben unumgänglich. Die Klienten werden dabei unterstützt, ihren eigenen Lernstil zu entwickeln oder zu verbessern. Auf diese Weise kann dann die Erfahrung wachsen, sich selbst zu spüren und einen hilfreichen Zugang zu inneren Vorgängen zu finden. So können dann Möglichkeiten der aktiven Einflussnahme erarbeitet werden.

Diese Aussagen erscheinen zunächst banal, die tägliche Arbeit zeigt aber sehr deutlich, dass eine solche Selbstwahrnehmung der Klienten durchaus nicht selbstverständlich ist. Denn gerade diese Fähigkeit, sich selbst wahrzunehmen und zu spüren, geht in der Hektik des Alltags allzu häufig verloren.

## 3.1 Neurobiologische Grundlagen

Ein paar neurobiologische Grundlagen sollen helfen, die später erläuterten Achtsamkeitsübungen und deren Integration in das ergotherapeutische Konzept besser zu verstehen und einzuordnen.

Neurobiologie und Achtsamkeit werden von Hesslinger et al. (2004) leicht verständlich erklärt:

Demnach werden Erleben und Verhalten durch zwei Anteile geprägt: Denken und Fühlen. Dabei findet das Denken vorwiegend in der Gehirnrinde (z.B. frontaler Kortex) statt. Hierzu gehören beispielsweise Handlungsplanung, Handlungshemmung, Rationalität, Logik, Sorgfalt oder Analyse. Demgegenüber hat das Gefühl seinen Ursprung vorwiegend in den subkortalen Regionen des Gehirns (z.B. dem limbischen System) und beinhaltet beispielsweise Stimmungsschwankungen, Glück (z.B. wenn man verliebt ist), Wut etc. (Hesslinger et al. 2004). Dem gegenüber ist der Hirnstamm, der evolutionär älteste Bereich im Gehirn, für die Steuerung des Zusammenspiels der sensorischen und motorischen Funktionen verantwortlich (Ayres 2002) und somit auch für die Körperwahrnehmung.

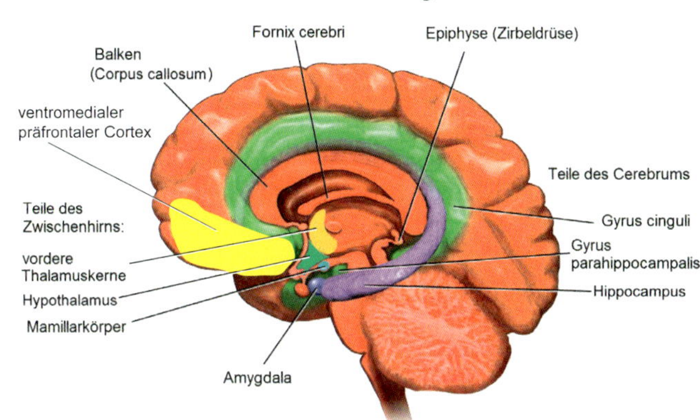




Nicht selten werden Gefühle von Körperreaktionen (Gänsehaut, veränderter Puls) und/oder Handlungsimpulsen (Zuschlagen wollen, oder etwas „in die Ecke schmeißen" bei Wut) begleitet.

Wenn Denken und Fühlen Hand in Hand gehen, sind wir uns unserer Sache sicher. Wir beherrschen eine Situation und haben die Kontrolle. Dieses Wissen, das zwischen Gefühl und Verstand vermittelt, bezeichnet man auch als *intuitives Wissen* oder *Wise Mind*. Wenn es funktioniert, ist man sich sicher: „Etwas fühlt sich richtig an." Wenn nicht, kann es zu Eindrücken kommen wie: „Im Kopf weiß ich ja, aber ..." oder „Diese Gefühle sind doch nicht logisch ...") (in Anlehnung an Hesslinger et al. 2004).

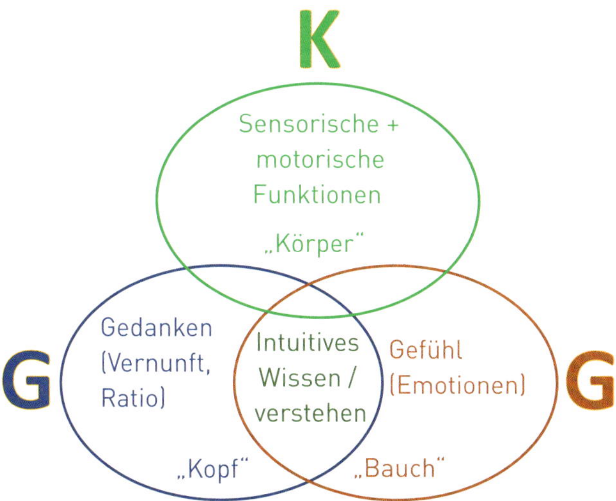


*Kopf – Intuition – Bauch (in Anlehnung an Linehan 1996, Kast 2007) und Körper*

Hesslinger et al. (2004) gehen davon aus, dass durch regelmäßige und langfristige Anwendung von Achtsamkeitsübungen die Verbindungen der verschiedenen Hirnregionen gestärkt werden. Mit der Zeit wächst so ein *innerer Beobachter* heran, der dann z. B. wichtige Kontrollfunktionen übernehmen kann. Dieser innere Beobachter wird von Klienten häufig auch als weise erlebt (s.o. Wise Mind). Er ist es, der Erfahrungen aufgrund von Beobachtungen abgespeichert hat, auf die man später zugreifen kann. Damit bekommt er auch die Funktion eines Beschützers.

Das Gehirn kann wie ein Muskel trainiert werden. Auch wenn es in Kindheit und Jugend leichter lernt, ist bekannt, dass es in jedem Alter lernen kann, indem es sich neu organisiert, neue synaptische Verbindungen knüpft, Fehlinterpretationen „überschreibt", etc. (Stichwort *Neuronale Plastizität* [Hesslinger et al. 2004, Heimsoeth 2019]).

So kann auch intuitives Wissen in jedem Alter erfolgreich eingeübt werden (wie z. B. laufen lernen, Musikinstrument spielen, Tanzen, Autofahren). Normalerweise werden diese Vorgänge als Ganzes betrachtet. Um aber bewusst Kontrolle über die eigenen Gedanken, Gefühle und Handlungen erleben und ausüben zu können, sowie über körperliche Vorgänge und damit auch über die Situation, in der wir uns jeweils befinden (vgl. Hesslinger et al. 2004), müssen wir die einzelnen Faktoren, also unsere KGG zuerst isoliert und wertfrei wahrnehmen können. Später, im Rahmen einer Behandlung nach SELWA sollen diese dann selektiv und zielgerichtet beeinflusst werden. Um also Körper, Gefühl und Verstand besser wahrnehmen zu können, brauchen wir die Achtsamkeit (vgl. Kap. 3.3).

## 3.2 Wahrnehmung

### 3.2.1 Was ist Wahrnehmung?

Die Online-Enzyklopädie für Psychologie und Pädagogik gibt folgende Kurzdefinition:

> *Wahrnehmung ist das Produkt zweier nacheinander ablaufender Prozesse, dem Prozess der Informationsaufnahme und dem Prozess der Informationsverarbeitung. In der Psychologie bedeutet Wahrnehmung die Aufnahme, Interpretation, Auswahl und Organisation von Informationen, die zur Anpassung an die Umwelt durch z. B. Kommunikation notwendig ist. Wahrnehmung ist damit eine sehr allgemeine Bezeichnung für den Informationsgewinn durch Umwelt- und Körperreize, wobei in der Psychologie zwischen der inneren und der äußeren Wahrnehmung unterschieden werden kann. Die innere Wahrnehmung meint die Körperwahrnehmung wie Gefühle oder Schmerzen, die äußere Wahrnehmung bezieht sich auf die Umweltwahrnehmung von vorwiegend Mitmenschen und Gegenständen. Die Wahrnehmung ist ein psychophysischer Prozess, bei dem der Organismus eine mehr oder minder anschauliche Repräsentation seiner*

*Umwelt und des eigenen Körpers erhält, indem er äußere und innere Reize aufnimmt und verarbeitet (N.N. 2017a).*

Das Ergotherapiezentrum Berlin ergänzt (N.N. 2016a):

*Wahrnehmung ist ein dauernder Prozess, der dem Menschen Orientierung und Auskunft über seine Umwelt und sich selber gibt.*

*Noch vor der Geburt werden Informationen überwiegend aus den Basissinnen erfahren und gespeichert. Im ersten Lebensjahr werden durch die verschiedenen Entwicklungsphasen (stabile Bauch-, Rücken-, Seitenlage, Robben, Krabbeln, Sitzen, Stehen) unendlich viele Informationen des Körpers und der Umwelt erfahren. Diese Informationen werden verknüpft, sowie in Bewegungs- und Handlungsketten gespeichert. Es entsteht die Grundlage für höhere kognitive Funktionen (Aufmerksamkeit, Sprache, soziales Verhalten, Lesen, Schreiben, Rechnen, etc.). Der Vorgang, sinnliche Wahrnehmungen zu sortieren (wichtig – unwichtig), zu verbinden (verschiedene Reize zu einem Bild), vergleichen (Gedächtnisinhalte) und eine sinnvolle Bewegungs- oder Handlungsantwort zu reproduzieren, wird als Sensorische Integration bezeichnet (N.N. 2016a).*

Mit Blick auf SELWA soll hier Stevens (1983) zitiert werden, der noch detaillierter beschreibt:

*Die äußere Wahrnehmung betrifft aktuelle sensorische Kontakte mit Gegenständen und Abläufen des gegenwärtigen Augenblicks (die fünf Sinne: Sehen, Hören, Riechen, Schmecken und Tasten).*

*Mit der inneren Wahrnehmung sind aktuelle sensorische Kontakte mit gegenwärtigen inneren Vorgängen gemeint: das, was im Augenblick inseits der Haut gefühlt wird: Stechen, Muskelanspannungen und Bewegungen, körperliche Manifestationen von Gefühlen und Emotionen, Unbehagen, Wohlgefühl usw.*

*Die dritte Art von Wahrnehmung betrifft die Wahrnehmung der Bilder von Dingen und Ereignissen, die nicht in der gegenwärtig sich abspielenden Realität existieren. Die Wahrnehmung, die sich auf die Aktivität der Phantasie gründet. Hierzu gehört jede mentale Aktivität jenseits der Wahrnehmung gegenwärtiger Erlebnisse: alles Erklären, sich Vorstellen, Interpretieren, Vermuten, Denken, Vergleichen, Planen, jedwede Erinnerung an Vergangenes, jedes Vorausnehmen der Zukunft usw.*

Diese drei Punkte sind wichtig im Rahmen einer Therapie nach SELWA.

Für viele psychisch/psychosomatisch Erkrankte ist bereits die Fähigkeit der Beobachtung des eigenen Verhaltens schwierig. Somit sind alle folgenden Schritte wie Überprüfen, Bewerten und Maßnahmen Einleiten nur schwer möglich. Daher wird bei SELWA zunächst die Wahrnehmung der eigenen inneren Gegebenheiten (Körperreaktionen, Gedanken und Gefühle = *innere Reize*) und die damit verbundenen Prozesse geübt. Außerdem wird die Wahrnehmung der sozialen Bezüge in der aktuellen, persönlichen Lebenssituation *(äußere Reize)* trainiert.

### 3.2.2 Selbstwahrnehmung

Ein Ziel der Ergotherapie ist es, den Klienten in die Lage zu versetzen, seine eigenen Anteile in der Gestaltung des Alltags für sich erkennen und überprüfen zu können und die Alltagssituationen für sich zum Positiven zu verändern (Kubny-Lüke 2009).

Das bedeutet, ein Klient sollte sich selbst, um die eigenen Handlungs-Anteile in Alltagssituationen überprüfen zu können, als Person möglichst gut wahrnehmen können (Selbstwahrnehmung). Er sollte also erkennen können, wie die einzelnen Wahrnehmungs-Anteile aussehen und wie er sich in der jeweiligen Situation verhält. Er sollte die eigenen Reaktionen und Handlungsweisen, also sein Verhalten kennen. Dazu gehört u.a. das Wahrnehmen des Körpers, der Gedanken und Gefühle während einer bestimmten Handlung oder auch Nicht-Handlung. Hierdurch kann der Klient zu Erkenntnissen gelangen, die ihm die Filterung von gewollten, gewünschten, gesunden Anteilen und ungewollten, unerwünschten, störenden, schadenden oder gar gänzlich fehlenden Anteilen möglich macht.

So wird es ihm möglich zu überprüfen, welche Wahrnehmungs-Anteile ihm die Ausführung seiner geplanten Handlung ermöglichen und welche sie erschweren oder gar verhindern.

Im Rahmen einer Behandlung nach dem SELWA-Konzept wird der Klient angeleitet, seinen Körper und den eigenen psychischen Zustand strukturiert und detailliert wahrzunehmen. Dabei ist es von besonderer Bedeutung, dass diese Selbstwahrnehmung unmittelbar im Zusammenhang mit dem praktischen Tun geschieht. In welchen Alltagssituationen, bei welchen Handlungen stellen sich beispielsweise Verkrampfungen der Muskulatur ein, ein unangenehmes Gefühl (etwa Hilflosigkeit) oder störende Gedanken (die z. B. Druck auslösen)?

Hier ist es sinnvoll, von Seiten des Therapeuten eine möglichst detaillierte, strukturierte fast schon automatisierte Anleitung zur Selbstwahrnehmung zu geben, da es so für den Klienten einfacher ist, sein *inneres Durcheinander* zu entwirren.

Auf der Basis der verbesserten (Selbst-)Wahrnehmung ist er dann in der Lage, individuell und selbstbestimmt die für ihn günstigen Selbststeuerungstechniken zu entwickeln.

### 3.2.2.1 Erkennen von Automatismen

Eine bewusste Selbstwahrnehmung ermöglicht auch eine Analyse der eigenen Handlung. Der Klient wird in die Lage versetzt, seine eigenen Handlungskriterien zu überprüfen. So schafft er die Möglichkeit, Voraussetzungen und Anforderungen, Optionen und Schwierigkeiten einer konkreten Handlung zu erkennen und seine Handlungsfähigkeit einzuschätzen. Dies ist wesentlich, da alltägliche Handlungen oder fachspezifische Tätigkeiten sich beim Klienten oft so automatisiert haben und fester Bestandteil seiner Handlungsroutine geworden sind, dass er oft nicht mehr einschätzen kann, ob er den Anforderungen gewachsen ist, oder ob sie für ihn eine Überforderung darstellen oder gar schädigend sind (vgl. Kubny-Lüke 2009, S. 243–250).

Das Wahrnehmen und Erkennen von Automatismen kann ausschlaggebend sein, wenn es darum geht, die Handlungsfähigkeit zu verbessern oder die Leistungsfähigkeit zu steigern. Durch die gezielte Beobachtung der Wahrnehmungen wird dem Klienten klar, welche automatisierten Abläufe die eigene Handlung steuern.

Er erkennt, wann welche Körperreaktionen automatisch, ohne ersichtlichen Grund, einsetzen oder welche Denk- und Handlungsabläufe automatisch ablaufen. In einem Beispiel stellt sich, sobald der Chef hereinkommt, Herzklopfen ein, gepaart mit der Sorge, etwas falsch gemacht zu haben.

Im gleichen Zusammenhang können automatisch Emotionen auftreten, hier z. B. Angst oder Wut, die empfunden wird, sobald der Chef hereinkommt, obwohl er aktuell noch keinen Anlass gegeben hat.

Oder der Klient erkennt routinemäßig ablaufende Handlungsschritte und -abläufe, die in der Form jedoch nicht sinnvoll sind: Wenn er beispielsweise jede eingehende E-Mail (die sich womöglich durch ein akustisches Signal ankündigt) sofort beantwortet. Es wäre günstiger, dies nur zu bestimmten Zeiten gesammelt zu tun. Ein anderes Beispiel wäre, jede eingehende Rechnung sofort zu bezahlen, statt diese zu sammeln und an einem bestimmten Wochentag zu überweisen. In beiden Beispielen hilft das Aufgeben eines Automatismus dabei, an einer anderen, gerade wichtigeren Aufgabe „dranzubleiben“. Der Klient erkennt, welche Arbeitsabläufe er, ohne nachzudenken, ausführt, weil er es irgendwann einmal so gelernt hat, unabhängig davon, ob diese Abläufe aktuell noch sinnvoll sind.

Auf dieser Grundlage kann dann gelernt werden, aus sich selbst heraus Einfluss auf die eigene Handlungsfähigkeit zu nehmen. Die Erfahrung zeigt, dass selbst Klienten mit schweren Einschränkungen in der Lage sind, eigene Wahrnehmungen zu beobachten und zu analysieren. Dieses „Selbsttun“ erleben sie meist als deutlich selbstwertsteigernd.

### 3.2.3 Fremdwahrnehmung

Bei der Fremdwahrnehmung hingegen geht es um die Wahrnehmung einer Person durch andere. Und zwar in beiden Richtungen: „Wie nehmen mich andere wahr?" und „Wie nehme ich die anderen wahr?". Der Klient wird also angeleitet, die ihn umgebende Situation und die sozialen Bezüge, in denen er sich befindet, wahrzunehmen. Dies dient dazu, klar zu erkennen, wie die aktuelle Situation tatsächlich aussieht und was hingegen eigene Interpretation ist. So kann auch der Unterschied leichter klar werden, was *in mir geschieht* und *was außerhalb von mir geschieht* (vgl. Wöller 2006). Und schließlich kann unterschieden werden, wie andere die Situation wahrnehmen und wie der Klient sich selbst in dieser Situation wahrnimmt. Erkenntnisse einer bewussten Fremdwahrnehmung spielen auch bei der Handlungsplanung und -ausführung nicht selten eine Rolle.

Eine solch differenzierte Selbst- und Fremdwahrnehmung erfordert, dass die Aufmerksamkeit in verschiedene Richtungen gelenkt werden kann. Dies kann durch bestimmte Anleitungen gelernt werden. Hierbei wird die Aufmerksamkeit ganz gezielt auf bestimmte Wahrnehmungen gelenkt. Dies kann sowohl innere als auch äußere Reize betreffen. Es wird sich also ganz bewusst auf eine Gegebenheit konzentriert. So wird die fokussierte Aufmerksamkeit trainiert und die Wahrnehmungsfähigkeit gefördert.

Ein ausgewogenes Verhältnis von Selbst- und Fremdwahrnehmung ist wichtig, da eine reine Selbstwahrnehmung – ohne Wahrnehmung der äußeren Gegebenheiten – die Gefahr eines Festhängens oder Versackens in Gefühlen oder Gedanken bewirken kann. Deshalb ist der Bezug zur Außenwelt wichtig, da so ein Realitätsbezug – ein Bezug zum Hier-und-Jetzt – hergestellt wird.

## 3.3 Achtsamkeit

Historisch gesehen stammt der Begriff der Achtsamkeit aus den buddhistischen Lehren und der Meditationspraxis. Eine der häufig zitierten Definitionen von Achtsamkeit stammt von Jon Kabat-Zinn, dem ein bedeutender Beitrag zur Verbreitung von Achtsamkeit in Medizin und Psychotherapie zugeschrieben wird (Oschwald 2015). Er bezeichnet Achtsamkeit als eine absichtsvolle, nicht wertende Form der Aufmerksamkeit, die sich auf den gegenwärtigen Moment bezieht, und nicht auf die Vergangenheit oder die Zukunft (Wikipedia 2019a). Insofern spielt sie auch unter ergotherapeutischen Gesichtspunkten eine wichtige Rolle.

Marion Oschwald hat in ihrer Bachelorarbeit (Oschwald 2015) umfassend dargestellt, dass Achtsamkeit in die ergotherapeutische Arbeit, insbesondere in die Arbeit mit psychisch Erkrankten, integrierbar ist. Sie berichtet über Nachweise, dass verschiedene (ergotherapeutische) Konzepte und Methoden, die Achtsamkeit beinhalten, sehr hilfreich für die Bewältigung verschiedener psychischer Störungen sein können.

Laut Hesslinger et al. bedeutet *Achtsamsein*, die einzelnen Gehirnregionen (vgl. Kap. 3.1) gemeinsam an einer Aufgabe arbeiten zu lassen (Hesslinger et al. 2004). Das bedeutet auch, dass die Konzentrationsfähigkeit besser ist, wenn bei Übungen oder Tätigkeiten das Denken und Fühlen zusammenpassen. So ist beispielsweise die Konzentration bei Aufgaben, zu denen man Lust hat, besser, als wenn man „keinen Bock" hat, die Aufgabe zu erledigen. Ein anderes Beispiel ist Wut, die sich einstellt, wenn etwas immer wieder schiefgeht, beispielsweise eine Klebeverbindung partout nicht halten will.

Achtsam sein bedeutet bei Hesslinger et al. (2004) im Weiteren einen Zustand anzustreben, in dem es gelingt, Denken und Fühlen in Übereinstimmung zu bringen, also „intuitiv zu wissen".

Dazu gehört auch, die Kontrolle in einer bestimmten Situation zu erlangen, aber auch das Loslassen zu erlernen, wo dies erforderlich oder hilfreich ist (Hesslinger et al. 2004). So müssen beispielsweise Klienten mit Überforderungssymptomatik oft lernen, ein Stück Sicherheit loszulassen. Dies kann etwa bei einem Arbeitsplatzwechsel nötig sein.

### 3.3.1 Achtsamkeitslehre des Buddhismus

Gedanken und Übungen zur inneren Achtsamkeit sind seit über tausend Jahren aus praktisch allen Kulturen überliefert. Am deutlichsten wird die Bedeutung der inneren Achtsamkeit in verschiedenen indischen Religionen, dem chinesischen Taoismus und fast in reiner Form dem japanischen Zen-Buddhismus sichtbar (vgl. Hesslinger et al. 2004). Und *Achtsam sein* kann gelernt werden.

In der Lehrrede des Buddha, der sogenannten Satipatthana Sutta (Nyanaponika 1984 und 2017) gibt es „vier Grundlagen der Achtsamkeit":

- **Die Achtsamkeit auf den Körper**
- **Die Achtsamkeit auf die Gefühle/Empfindungen**
- **Die Achtsamkeit auf den Geist** dessen aktuellen Zustand bzw. Veränderungen des Zustands, (z. B. abgelenkt, konzentriert, verwirrt)
- **Die Achtsamkeit auf die Geistesobjekte** (d. h. alle äußeren und inneren Dinge/Objekte, die im Moment wahrgenommen werden) (vgl. Wikipedia 2019a)

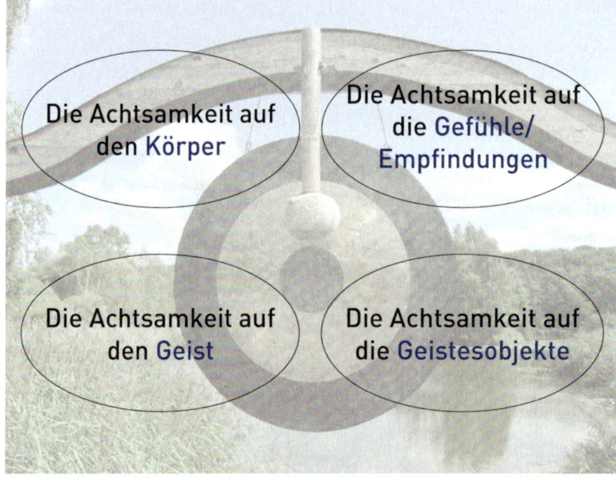


*Die vier Grundlagen der Achtsamkeit (nach der Lehrrede des Buddha)*

Ein wesentlicher Teil dieser Lehre besagt: Achtsamkeit ist eine bestimmte Form der Aufmerksamkeit, die bewusst vollzogen wird. Hier können drei Ebenen unterschieden werden (Fernando 1987, Siepen 1992, S. 100, Siepen 2009):

A) **Aufmerksamkeit** gegenüber dem, was man in einem bestimmten Augenblick tut oder was in einem bestimmten Augenblick (gerade jetzt) in einem geschieht.

B) **Aufmerksamkeit** gegenüber der Wirklichkeit des Lebens (...). Was geschieht tatsächlich? Auch außerhalb von mir.

C) **Aufmerksamkeit** gegenüber inneren Impulsen.

Mit Blick auf das SELWA-Konzept bedeutet dies (Thielen 2013 und 2016):

A) Welche **Körperreaktionen, Gedanken und Gefühle** gibt es **gerade jetzt**?

B) Was tun **die Anderen** tatsächlich gerade? Und nicht, was interpretiere ich in sie hinein? Zum Beispiel: „Was tut mein Chef gerade tatsächlich?" Welche Signale sendet der Chef tatsächlich, „und was nehme ich wahr?". Der Chef guckt ernst oder nachdenklich. Aber ich denke: „Was habe ich falsch gemacht ... Der ist sauer auf mich."

C) „Was möchte ich **gerade jetzt gerne tun**?", „Möchte ich mich am liebsten ausruhen?" – „Oder tun, was mir Spaß macht?", „Oder vielleicht weinen?".

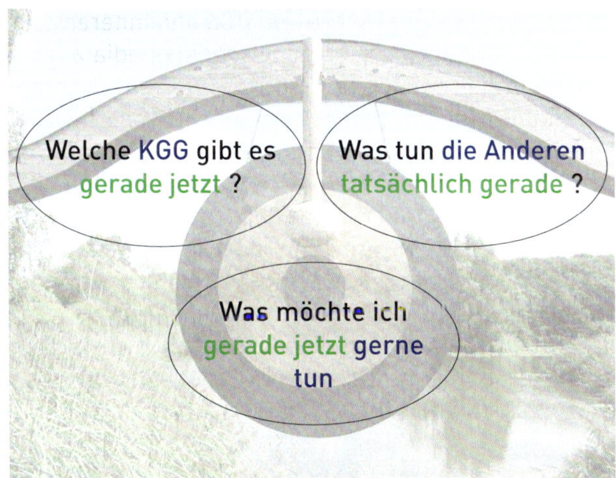


*Achtsamkeit aus dem SELWA-Blickwinkel*

Dabei soll sich der Geist hier stets auf ein einziges Objekt richten und nicht durch andere Impulse abgelenkt werden (vgl. Nyanaponika 1984). Ziel eines buddhistischen Achtsamkeitstrainings ist es, den Geist zur Ruhe kommen und klar werden zu lassen (vgl. Siepen 1992, S. 101). Impulse, die zur Achtsamkeit anregen sind z.B. Hinweise wie „Schau auf das, was gerade in dir und um dich herum geschieht", „Spüre deinen Körper, deine Haltung, deine Spannung etc." (Siepen 2009).

Dabei ist es auch wichtig zu beachten, dass die Wahrnehmung zunächst frei von jeder Wertung geschehen soll. Die Bewertung, ob sich eine Wahrnehmung als hilfreich im Alltag erweist (oder wie Buddha es nannte: „heilsam oder unheilsam" oder „kusala und akusala"), geschieht bei SELWA erst in einem späteren Schritt (s. Kap 6.1.14).

### 3.3.2 Ziel der Achtsamkeit in der Ergotherapie

Die Achtsamkeit dient in der Ergotherapie dazu, die bewusste Wahrnehmung zu stärken. So kann der Klient lernen, zu unterscheiden, was tatsächlich mit der aktuellen Situation zu tun hat und was aus der Vergangenheit stammt und immer noch so präsent im Verhalten ist, dass es sich mit dem Aktuellen vermischt bzw. das Aktuelle überlagert. So werden ggf. aktuelle Gegebenheiten nicht (ausreichend) wahrgenommen, und das Denken und Handeln entspricht nicht den tatsächlich, aktuellen Gegebenheiten. In der Folge ist es möglich, dass Unsicherheit und Ängste entstehen, für die aber tatsächlich in der Gegenwart kein Grund vorhanden ist.

Oft wird durch die besondere Form des Wahrnehmungstrainings nach SELWA (vgl. Kap. 6.1) den Klienten jedoch klarer, was genau sie in der Psychotherapie bearbeiten wollen, z. B. mit welcher Angst oder welchem Problem sie sich beschäftigen wollen.

Gängige Achtsamkeitstrainings folgen oft den drei Schritten: 1. Empfindungen wahrnehmen – 2. diese akzeptieren und 3. ohne Zwang in einen ausgeglichenen Zustand kommen (vgl. Michallick 2015). Mit dem Ziel, den letzten Schritt weiterführend ergotherapeutisch handlungsorientiert umzusetzen, geht es beim Einsatz von Achtsamkeit bei SELWA gemäß der buddhistischen Achtsamkeitsschulung darum, sich von negativen Anteilen zu trennen. Dadurch können konstruktives Denken und Handeln entwickelt und Veränderungsprozesse eingeleitet bzw. ermöglicht werden.
Nach der buddhistischen Lehre ist es bekanntermaßen wichtig, immer wieder zu prüfen, welches Denken und Handeln heilsam und welches nicht heilsam ist (Gruber 2005), denn die medizinischen und psychotherapeutischen Achtsamkeitsansätze machen zunehmend deutlich, dass sich in einem achtsamen Verhalten durchaus Ansätze zur Veränderung von Denken und Verhalten als Bestandteil eines heilsamen Verfahrens ergeben können (Siepen 2009, Zimmermann et al. 2015).

Da die Ergotherapie ein Heilmittel ist, deren Ziel die Veränderung von Handlungen und Wahrnehmungen im Alltag ist, ist im Rahmen von SELWA besonderes Augenmerk darauf zu legen, *was* der Klient verändern möchte. Der Klient beurteilt stets selbst, ob eine Situation, eine Handlung oder ein Vorgang gewollt ist oder nicht, ob sie oder er stören oder gar schaden.

So, wie es auch in der buddhistischen Schulungstradition von Achtsamkeit und Meditation wichtig ist, einen Lehrer zu haben, um nicht vorschnell falsche Vorstellungen von Erlebnissen zu entwickeln (vgl. Nyanaponika 1984), ist es in der ergotherapeutischen Arbeit wichtig, den Klienten anzuleiten, seine Aufmerksamkeit auf seine inneren Prozesse (KGG) zu lenken. Der Klient ist dabei zu unterstützen, seine Interpretation des Wahrgenommenen zu überprüfen. Dazu ist es von besonderer Bedeutung, dass auch der Ergotherapeut in der Lage ist, für sich selbst eine achtsame Haltung einzunehmen. Hierzu bedarf es einer entsprechenden Selbsterfahrung und Übungspraxis, da der Therapeut sonst mit Schwierigkeiten, die auftreten können, nicht optimal umgehen kann (siehe auch Oschwald 2015).

Wichtig ist auch in diesem Zusammenhang, dass im ergotherapeutischen Kontext darauf zu achten ist, dass keine spirituelle Beeinflussung stattfindet.

## 3.4 Sensorische Integration (SI)

Beim Behandlungskonzept SELWA werden sensorische Reize zur Beeinflussung körperlicher und psychischer Prozesse eingesetzt. Es ist deshalb sinnvoll zu wissen, was unter Sensorischer Integration nach Jean Ayres (z. B. (Ayres 2002)) zu verstehen ist. Dabei ist zu beachten, dass „SI" ein Konzept ist, das unter Einbeziehung wissenschaftlicher Erkenntnisse ständig weiterentwickelt wird.

Sensorische Integration ist ein neuronaler Prozess, bei dem das Gehirn eingehende Sinneseindrücke ordnet. So wird es uns möglich, uns in unserem Umfeld angemessen zu verhalten. Dazu werden die Sinnesreize organisiert, verarbeitet, verknüpft und interpretiert. So werden die Sinnesreize für uns bedeutsam und nutzbar. Diese Nutzung kann in der Wahrnehmung oder Erfassung des Körpers oder der Umwelt bestehen, aber auch in einem entsprechend angepassten Verhalten oder einem Lernprozess (vgl. N.N. 2017b).

Gemäß Jean Ayres können kognitive Funktionen wie Konzentrationsfähigkeit, Lernvermögen, abstraktes Denken und Handlungsplanung auf einer höheren Ebene nur angemessen arbeiten, wenn auf einer basalen Ebene die verschiedenen Sinne gut miteinander integriert sind. Allerdings wird dieser hierarchische Ansatz heute nicht mehr so absolut gesehen (vgl. Hesse/Prünte 2012). SI macht sich das aktuelle Wissen um neuro-psychologische Funktionen zunutze. In unserem Zusammenhang bedeutet Sensorische Integration das Ordnen, Koordinieren und Zusammenfügen von verschiedenen Sinneseindrücken zu einem Ganzen.

Bei Menschen in schwierigen Lebenssituationen oder mit psychischen Erkrankungen erscheint dieser Verarbeitungsprozess oft schwierig.

In der praktischen Arbeit mit psychisch/psychosomatisch Erkrankten hat sich gezeigt, dass sich die gezielte Nutzung sensorischer Reize positiv auf Wahrnehmungsprozesse auswirken kann. Diese Beobachtung ist nicht neu.

Im Alexianer-Krankenhaus in Köln wird beispielsweise seit Mitte der 1990er Jahre ein ergotherapeutisches Konzept mit Angeboten zur Sensorischen Integration bei der Behandlung von erwachsenen psychiatrischen Klienten eingesetzt (vgl. Hesse/Prünte 2012, S. 11). So konnten Hesse und Prünte bei der Arbeit mit erwachsenen schizophrenen Klienten feststellen, dass diese häufig die gleichen Sensorischen und motorischen Auffälligkeiten zeigen wie die Kinder, bei denen Ayres Störungen der Sensorischen Integration vermutet (vgl. Hesse/Prünte 2012. S. 7f.).

SELWA macht sich Erkenntnisse der Sensorischen Integration zunutze. Das heißt aber nicht, dass es sich hier um eine Sensorische Integrationstherapie handelt. Es werden vielmehr verschiedene Aspekte aus dieser Therapieform mit der Achtsamkeit kombiniert und in die ergotherapeutische Arbeit integriert (vgl. Kap. 5.1.2 und 6.1.9). Dabei werden die Grundlagen und das Wissen der Informationsverarbeitungsprozesse genutzt. So wird dann ein Zugriff zum verbesserten Wahrnehmen der Körperebene über die Sinneswahrnehmung erleichtert.

In ihrem Konzept hebt Ayres drei Sinnessysteme hervor, die zusammen als basale Sinnessysteme bezeichnet werden können (Hesse/Prünte 2004). Diese sind das vestibuläre System (der Gleichgewichtssinn), das propriozeptive System (Reize, die die Weiterleitung von Informationen aus Muskeln, Sehnen und Gelenken betreffen) und das taktile System (der Tastsinn). Die Integration dieser basalen Sinne ist wichtig für die Haltung, den Gang, die Regulation des Muskeltonus', die Kontrolle der Augenbewegungen, die Koordination der beiden Körperseiten, die Bewegungsplanung, die Entwicklung eines Körperschemas, die Aufmerksamkeit und darüber hinaus für ein angemessenes Selbstvertrauen. Die Verarbeitung läuft in der Regel automatisch und unbewusst ab, weshalb sie als selbstverständlich erlebt wird (Hesse/Prünte 2004 und 2012). Allerdings kann angestrebt werden, die Aufmerksamkeit gezielt auf entsprechende Sinneseindrücke zu richten, so dass sie bewusster wahrgenommen werden können. Das Bewusstmachen der unbewussten Verarbeitungsprozesse gibt Kontrolle und Zugriff auf diese.

**Das vestibuläre System** verarbeitet Informationen über das Gleichgewichtsorgan im Innenohr, über Beschleunigung und Verlangsamung des Körpers, wie schnell oder langsam er sich in welche Richtung bewegt, über Lageveränderungen sowie über die Erdanziehungskraft. Es kann sowohl anregend wie auch beruhigend wirken. So lassen sich Säuglinge durch Wiegen beruhigen, Erwachsene erleben einen Schaukelstuhl oder eine Hängematte als entspannend. Ein gut funktionierendes vestibuläres System kann ein Gefühl von Sicherheit vermitteln (Hesse/Prünte 2004).

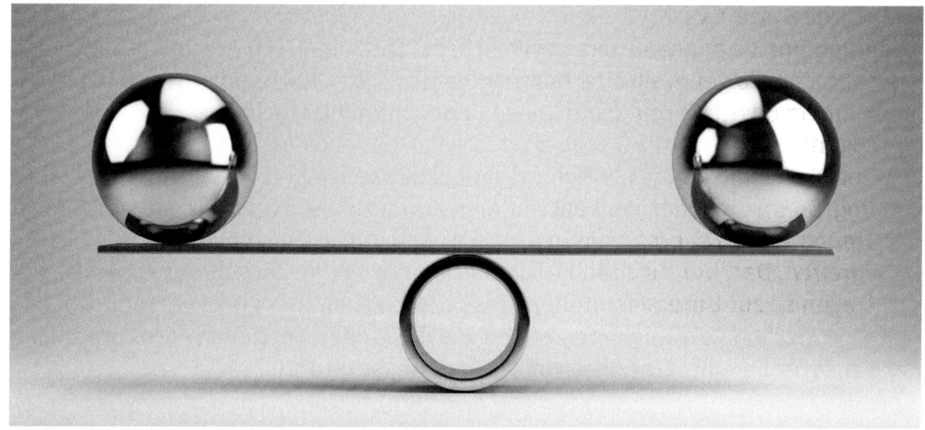

Der Gleichgewichtssinn ist nach Jean Ayres sinngemäß die wichtigste Ordnungshilfe für die Reizverarbeitung der anderen Sinnessysteme (vgl. Hesse 2005). Es vermittelt dem Menschen die Position, die er im Raum einnimmt, einschätzt, versteht und macht den Kontakt zur Umwelt deutlich (vgl. Hesse 2005).

**Das propriozeptive System** verarbeitet Informationen über unseren Körper, insbesondere über Gelenke- und Körperbewegungen, über die Stellung des Körpers im Raum und über die aufgewendete Kraft, sowie über tiefe Druckreize. Es ist bedeutsam für die Bewegungsplanung und für die Koordination von Bewegungssequenzen (Hesse/Prünte 2004). Ein Mangel an propriozeptiven Reizen führt zu langsameren, schwerfälligeren, angestrengteren Bewegungen.

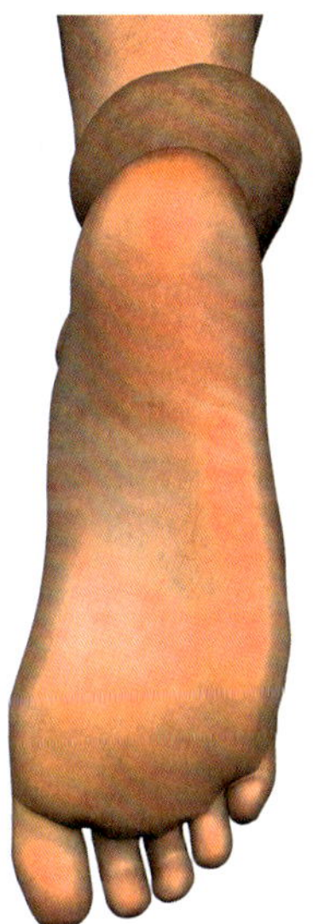
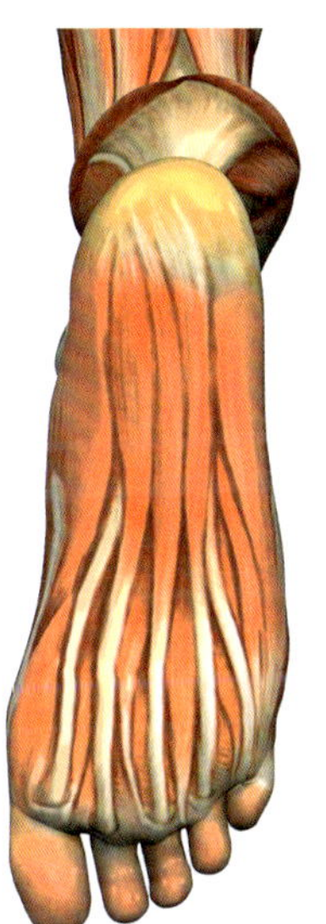
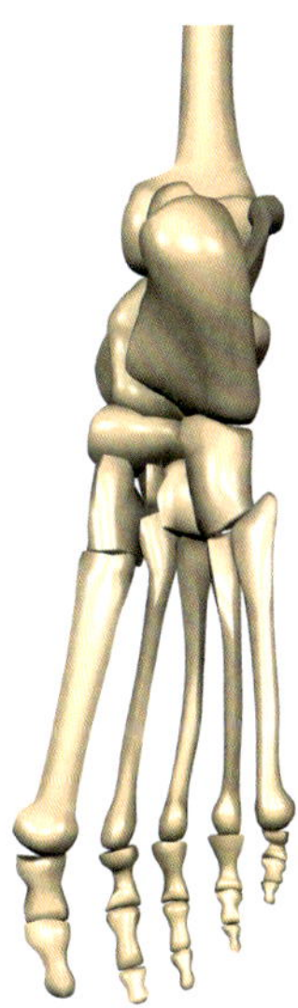



**Das taktile System** verarbeitet Informationen über Oberflächendruck, Berührung, Spannung und Dehnung der Haut, aber auch über die Bewegung der Härchen auf der Haut. Ebenso gehören dazu beispielsweise auch Informationen über Temperatur, Schmerz oder Juckreiz. Taktile Reize wirken oft aktivierend, können aber auch beruhigend wirken. Sie haben auch herausragende Bedeutung für die emotionale und soziale Entwicklung. Taktile Eindrücke sind notwendig zur Entwicklung einer Bindung. So sorgen sie beispielsweise schon während der Schwangerschaft für die Ausbildung eines Urvertrauens. Sie helfen über haptische Eindrücke die Umwelt zu *begreifen*. Darüber hinaus liefern sie Informationen über die eigenen Grenzen und tragen so zur Unterscheidung von Ich und Nicht-Ich bei (Hesse/Prünte 2004).

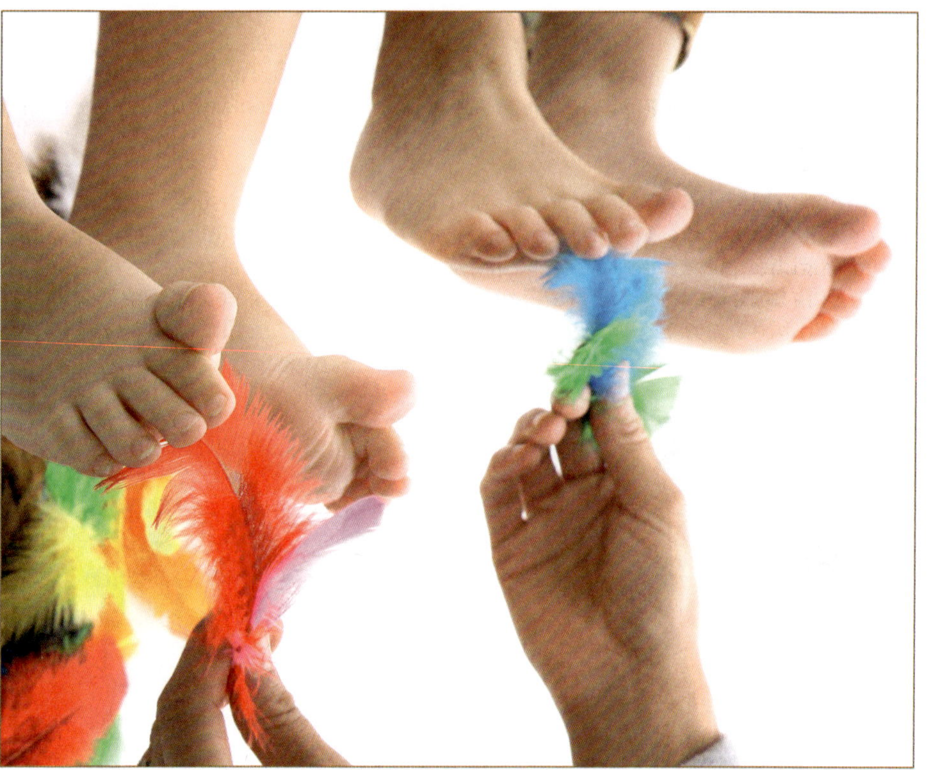

Foto: © Rick Sargeant – stock.adobe.com

Gemeinsam tragen die basalen Sinnessysteme zur Entwicklung eines Körperschemas bei, das wichtig für die Handlungsplanung und die Entwicklung eines guten Selbstwertgefühls ist (Hesse/Prünte 2004).

Zu den Sinnessystemen zählen außerdem noch

- das auditive System (Hören)
- das visuelle (Sehen)
- das olfaktorische (Riechen)
- sowie das gustatorische (Schmecken)

Dabei ist zu bedenken, dass sich die unterschiedlichen Sinnessysteme stets gegenseitig beeinflussen, wobei meist ein oder zwei Systeme dominant sind. Es wird fast nie nur ein Sinnessystem allein angesprochen. So ist beispielsweise beim Schaukeln (in erster Linie vestibulär) das propriozeptive System immer auch mitbeteiligt.

Bei SELWA werden die Sinne genutzt, um die Achtsamkeit zu trainieren. So (und unter Zuhilfenahme des sogenannten Orientierungsreflexes) wird es möglich, die Aufmerksamkeit auf bestimmte, relevante Sinneseindrücke zu richten, so dass diese bevorzugt wahrgenommen werden können und andere Reize unbeachtet zu lassen (vgl. Fischer 2016).

# 4. Das Vorgehen bei einer Behandlung I

Die Behandlung eines Klienten nach dem SELWA Behandlungskonzept läuft nach einer (fast) immer gleichen Struktur ab. Dabei kommen je nach Bedarf verschiedene (und nicht zwangsläufig immer alle) Module zum Einsatz. Die einzelnen Module werden im Folgenden ausführlich erläutert.

Zur Orientierung über den Behandlungsverlauf zeigt Abbildung 1, welche Schritte in der SELWA-Therapie von der Anamnese bis zum Therapieziel erfolgen.

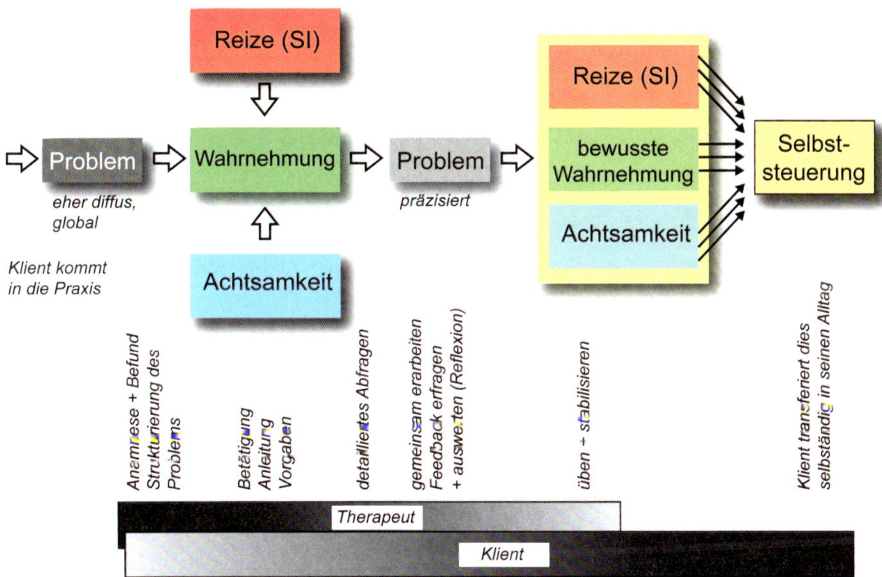


*Das SELWA Konzept*

## 4.1 Modul 1: Anamnese

Bei der sozialen und medizinischen Anamnese wird die Entwicklung des Störungsbildes, dessen zeitlicher Verlauf (Beginn, Dauer) sowie die Dynamik der Erkrankung aufgenommen.

### 4.1.1 Soziale Anamnese

Bei der Feststellung der aktuellen Lebenssituation steht die Fragestellung, was für die ergotherapeutische Behandlung wichtig ist, im Vordergrund. Es geht darum, wie der Klient lebt: allein, zu zweit, getrennt oder mit Familie. Wie sehen eventuell vorhandene Probleme am Arbeitsplatz, in der Schule, in der Freizeitgestaltung, etc. genau aus?

Befindet sich der Klient in weiteren Therapien? Gab es oder gibt es stationäre Aufenthalte? Im Falle einer stationären Behandlung spielen auch Faktoren wie Einzelzimmer, soziale Kontakte auf der Station und in anderen therapeutischen Angeboten, Aufenthaltsdauer etc. eine Rolle.

### 4.1.2 Medizinische Anamnese

Falls der Klient Medikamente einnimmt, ist unter anderem zu klären, ob diese Nebenwirkungen, z. B. Auswirkung auf die Konzentration, haben können.

Die Kenntnis über etwaige Begleiterkrankungen wie beispielsweise Bluthochdruck, Diabetes, Epilepsie kann bei der Erprobung von Selbststeuerungstechniken wichtig sein.

Des Weiteren kann eine Kenntnis über Komorbiditäten (andere psychische Erkrankungen) von Bedeutung sein.

#### Zeitlicher Verlauf der Erkrankung

Oft ist es wichtig oder zumindest hilfreich zu wissen, wie lange das Störungsbild schon besteht. Dazu gehört auch, wie sich die Problematik, Symptomatik entwickelt haben. So macht es durchaus einen Unterschied, ob das Störungsbild erst vor kurzem entstanden ist oder sich schon über Jahre prägend auswirkt.

#### Schilderung und Aufnahme der aktuellen Symptomatik

Hier soll der Klient frei schildern, was ihm wichtig erscheint. Belasten ihn beispielsweise Schlafstörungen, Konzentrationsprobleme, Merkfähigkeits-, Gedächtnisprobleme, ständiges Grübeln, Angst- oder Panikattacken, wird diese aktuelle Symptomatik festgehalten. Die Auswirkung dieser Symptomatik auf die Aktivitäten in den unterschiedlichen Lebensbereichen und auf die Ausübung sozialer Rollen wird dann gemeinsam erarbeitet.

# Klientenbefragung

## Allgemeines:

Datum: ..........................

Geschlecht: ❑ M / ❑ W Alter: ................

❑ ledig ❑ verheiratet ❑ Lebenspartnerschaft ❑ verwitwet ❑ geschieden

Gewicht: .......... Körpergröße: ............ Beruf: ..........................................................................................

## Diagnose lt. Verordnung:

..........................................................................................................................................................

## Vor Beginn der Ergotherapie:

Sind Sie zurzeit ❑ arbeitsfähig ❑ arbeitsunfähig, seit wann?.................................

Waren Sie arbeitsunfähig ❑ innerhalb der letzten 4 Wochen

Waren Sie arbeitsunfähig ❑ länger als 4 Wochen

Erhalten Sie Rente? ❑ ja ❑ nein

Erhalten Sie Psychotherapie? ❑ ja ❑ nein

Nehmen Sie Medikamente ein? ❑ ja ❑ nein

Wenn ja, welche und in welcher Dosierung*? ..........................................................................................

..........................................................................................................................................................

..........................................................................................................................................................

Frühere Krankenhausaufenthalte (wann? / wo? / Dauer?)* ..........................................................

..........................................................................................................................................................

..........................................................................................................................................................

Frühere Therapien (z. B.: Psychotherapien)*: ..........................................................................................

..........................................................................................................................................................

**Aktuelle Symptomatik (bei Therapiebeginn)*:** ..........................................................................................

..........................................................................................................................................................

..........................................................................................................................................................

..........................................................................................................................................................

..........................................................................................................................................................

..........................................................................................................................................................

* ggf. auf der Rückseite des Blattes weiterführen)



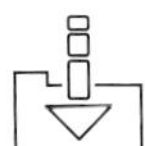

## 4.2 Modul 2: Befund

### 4.2.1 Befunderhebung

Die Befunderhebung beginnt mit dem ersten Eindruck, den der Therapeut vom Klienten erhält.

Hierzu wird zunächst neutral festgehalten, wie der Therapeut den Klienten wahrnimmt, möglichst objektiv, ohne Interpretationen und Bewertungen:

- Alter
- Geschlecht
- Wie erscheint der Klient zur Therapie? Pünktlich? Verspätet? Überhaupt nicht (entschuldigt, unentschuldigt)? Selbstständig? Eigener PKW? ÖPNV? Taxi? Wird er gebracht? Wird er begleitet? Bleibt die Begleitperson auch in der Therapie dabei?
- Körperhaltung (aufrecht, gebückt)
- Äußeres Erscheinungsbild (Haare, Kleidung, Körperpflege, Geruch)
- Beschaffenheit der Haut (fahl-rosig, Unreinheiten, Veränderungen, Narben)
- Ernährungszustand (normal, übergewichtig, eher schlank, dünn)
- Bewegungsablauf (flüssig, verzögert, schleppend, starr)
- Gangbild (dynamisch, langsam, stockend, humpelnd)
- Gestik (ausgeprägt, übertrieben, fuchtelnd, oder eher zurückhaltend)
- Mimik (ausgeprägt, emotional, oder eher zurückhaltend, flach, starr, ausdruckslos)
- Bewusstseinszustand (wach, aufmerksam, oder eher abwesend, nicht ansprechbar)

Kommunikation und Kontaktverhalten:

- Augenkontakt (nimmt von sich aus Augenkontakt auf, kann ihn halten, vermeidet Augenkontakt)
- Gesprächsverhalten (nimmt von sich aus das Gespräch auf, fragt und antwortet, schweigt)
- Sprachtempo (flüssig, hastig, schleppend, abgehackt, stotternd)
- Stimmlage (hoch, tief)
- Händedruck (zur Begrüßung ja/nein, wenn ja, leicht/fest)
- Verhalten (offen, zugewandt, zurückhaltend, ängstlich, ablehnend)

Motivation und Antrieb

- Mitarbeitsbereitschaft (offen, kooperativ, kritisch, ablehnend)
- Compliance (wir die Krankheit akzeptiert, ignoriert, negiert?)
- Wille (ausreichend, zielgerichtet, vermindert, nicht ausreichend)
- Interesse (interessiert, ideenreich, eingeschränkt, desinteressiert)
- Energie (angemessen, übermäßig, kompensationsfähig, verlangsamt, zäh und mühsam, benötigt Anregung von außen)

Gerade bei der Behandlung psychisch/psychosomatisch Erkrankter liefern diese Beobachtungen wichtige Informationen, um dem Klienten passende Hilfestellungen anbieten zu können und entsprechend zu intervenieren. Nimmt der Klient beispielsweise Augenkontakt auf und ist bei der Begrüßung ein Händedruck möglich? Oder weicht er dem Blick des Therapeuten aus und möchte ihm seine Hand zur Begrüßung nicht geben? Dann kann der Therapeut sich dementsprechend verhalten. Auch die Art und Weise, wie der Klient sich im Gespräch verhält, sollte festgehalten werden.

Im weiteren Verlauf erfolgt durch den Klienten eine detaillierte Beschreibung seiner Probleme in Alltag und Beruf. Sie richtet sich nach den individuell empfundenen Einschränkungen bei Aktivitäten und Anforderungen in den verschiedenen Lebensbereichen. Selbst bei relativ gleichem Störungsbild kann der Wunsch verschiedener Klienten bezüglich Veränderung und Therapieziel sehr unterschiedlich sein und ist abhängig von der persönlichen Lebenssituation.

Daher sind persönliche Wünsche und Bedürfnisse des Klienten besonders wichtig und unbedingt zu berücksichtigen, um möglichst optimale Therapieergebnisse zu erzielen.

So kann es beispielsweise sein, dass ein Klient trotz einer Mobbingsituation die Arbeitsstelle, aus welchem Grund auch immer, nicht wechseln möchte. Hier gilt es dann die sozialen Kompetenzen des Klienten (wie Abgrenzungsfähigkeit, Kommunikations- oder Konfliktfähigkeit) zu fördern, um die Handlungsfähigkeit am bestehenden Arbeitsplatz zu erhalten oder wiederherzustellen. Es ist auch denkbar, Fähigkeiten zu fördern, die es ihm erlauben, Handlungsstrategien zu entwickeln, um zu kündigen und eine andere Arbeitsstelle zu suchen, weil er ein Verbleiben als zu belastend erlebt. Hierzu gehören Selbstsicherheit und Vertrauen in sich und die tatsächliche Qualifikation für eine derartige, oder ggf. auch andere Tätigkeit zu stärken.

Verschiedene Lebensbereiche erfordern das Ausfüllen entsprechender sozialer Rollen. Dies sind beispielsweise Rollen wie Tochter/Sohn, Mutter/Vater, Nachbar, Sportkamerad, Freund/in oder Bekannter oder im beruflichen Bereich Kollege oder Vorgesetzter. Welche Rolle aktuell für den jeweiligen Klienten problematisch ist, sollte in der Befunderhebung ggf. auch ermittelt werden. Dazu gehört dann auch herauszufinden, was ihm gerade innerhalb dieser Rolle am wichtigsten ist, um nach seinen Vorstellungen eigenverantwortlich handeln zu können. Dies sollte nicht nur dem Therapeuten deutlich werden, sondern auch dem Klienten. Erforderliche Fähigkeiten und Kompetenzen, die dazu nötig sind, sind dabei von besonderer Bedeutung. Dabei kann es sich herausstellen, ob ein Bedarf nach Förderung bestimmter Fähigkeiten und oder dem Wunsch nach Veränderungen besteht.

In der Befunderhebung werden dem Klienten im Idealfall seine realistischen Möglichkeiten und Ressourcen klar. Ebenso sollten ihm seine Grenzen deutlich werden, damit in einem späteren Schritt erreichbare Ziele entwickelt werden können. Dabei erleichtert ein möglichst transparentes Vorgehen des Therapeuten die gemeinsame Zielsetzung.

Um das eigene Störungsbild bzw. die eigene Problematik detailliert beschreiben zu können, benötigt der Klient entsprechende Kompetenzen, wie Konzentrations- oder Kommunikationsfähigkeit sowie innere Strukturierung. Je nach Ausmaß des Störungsbildes ist diese jedoch nicht in ausreichendem Umfang vorhanden. So verfügen Klienten, beispielsweise mit Traumafolgestörungen oder Psychosen, ggf. nicht über ein ausreichendes Maß an Selbstmanagement, sind oft durcheinander oder sehr unruhig und daher nicht in der Lage, ihre Wünsche und Bedürfnisse zu formulieren. In einem solchen Fall müssen zuerst entsprechende Fähigkeiten gefördert werden.

In vielen Fällen, insbesondere im ambulanten Bereich, ist dies aber unproblematisch. Die Klienten sind meist klarer und aufgeräumter als im stationären Bereich. Klienten, die schon über psychotherapeutische Vorerfahrungen verfügen und dadurch entsprechende Kenntnisse über eigene Verhaltensweisen besitzen, fällt dies vergleichsweise leicht. Gleiches gilt für gut reflektierte Personen, die die eigenen Handlungsprobleme ohne Fremdhilfe erkennen, aber noch keine im Alltag einsetzbaren Lösungen kennen.

Als Beispiel sei ein Klient genannt, der zwar erläutern kann, mehr Kontrolle über seine Emotionen zu benötigen, aber nicht weiß, was er tun soll, um beispielsweise im Gespräch mit seiner Kollegin sein Gesprächsziel verfolgen zu können.

Bei einer derart detaillierten Befundung können die Klienten erkennen, dass es in der Therapie um sie und ihre individuellen Probleme und Bedürfnisse geht.

Dabei sollte aber auch klar sein, dass eine völlige Heilung bei vielen Klienten mit psychischen Erkrankungen nicht möglich ist. Der Therapeut sollte sich bewusst machen, dass er nicht alle Problemstellungen des Klienten mit ihm bearbeiten kann, sondern nur Teilbereiche. Der Klient entscheidet, welche Teilbereiche ihn aktuell am stärksten dabei beeinträchtigen, gewünschte Aktivitäten auszuführen oder bestimmten Rollenanforderungen gerecht zu werden.

Dabei sollte der Klient spüren, dass der Therapeut seine oft ganz unterschiedlichen Schwierigkeiten erkennt und versucht sie zu verstehen. Dieses *Verstehenwollen* seitens des Therapeuten soll durchaus schon während der Befundung für den Klienten erkennbar werden. Es ist erstaunlich zu beobachten, wie sich dies dann schon zu diesem Zeitpunkt der Therapie selbstwertsteigend auswirken kann. Die Motivation des Klienten, an der eigenen Veränderung mitzuwirken, kann so deutlich gestärkt werden.

Viele Klienten beschreiben im Erstgespräch ihre Probleme häufig eher diffus, wie z. B. „Es soll mir besser gehen". Daher ist der Einsatz von Befundsystemen hilfreich. So werden unterschiedliche Problembereiche deutlich und es kann klarer werden, was für den Klienten bei seiner Problembewältigung am wichtigsten ist.

### 4.2.2 Befundsysteme

Um die tatsächlichen, individuellen, aktuellen Möglichkeiten und Einschränkungen bei alltags- und/oder berufsrelevanten Handlungen zu erfassen und die Ziele der Behandlung individuell und relevant formulieren zu können, werden Klienten- und betätigungsorientierte Befundsysteme eingesetzt. Dabei wird festgestellt, welche Bedeutung die bereits in der Anamnese festgestellte Symptomatik auf die Alltagsbewältigung hat. Darüber hinaus werden die Fähigkeiten der Klienten deutlich. Bei Bedarf kann ein genaues Fähigkeitsprofil erstellt werden.

Bei SELWA können grundsätzlich alle in Frage kommenden Selbsteinschätzungsinstrumente, in der Regel in Interviewform mit dem Klienten, genutzt werden. Dem Therapeuten stehen dazu entsprechende Befundbögen zur Verfügung.

In der praktischen Umsetzung in der Praxis der Autorin haben sich als besonders effektiv herausgestellt:

- COPM (Canadian Occupational Performance Measure) (Marotzki 2011a)
- OSA Occupational Self Assessment (Marotzki 2011b)
- Impact on Participation and Autonomy – Germany (IPA-G) (Fragebogen zu Selbstbestimmung und Teilhabe) (Höynck 2013)

In den Befundsystemen werden verschiedene Lebensbereiche unterschieden. So unterscheidet u.a. der COPM drei für die Ergotherapie typische Grundbereiche Selbstversorgung, Produktivität und Freizeit.

Hierbei werden dann innerhalb der einzelnen Gruppen nochmals einzelne Tätigkeitsschwerpunkte unterschieden.

Es sind dies laut COPM bei der Selbstversorgung die eigene körperliche Versorgung, Mobilität und Regelung persönlicher Angelegenheiten. Bei der Produktivität wird unterschieden in bezahlte oder unbezahlte Arbeit, Haushaltsführung und Schule und/oder Spiel. Im Freizeitbereich werden eine ruhige Erholung, eine aktive Freizeit und das soziale Leben aufgelistet.

Der Klient schildert detailliert, wie er die für ihn relevanten Tätigkeiten zurzeit ausführt, wie zufrieden er damit ist, wo er Schwierigkeiten hat und was er gerne verändern möchte. Im Anschluss an die detaillierte Erfassung dieser unterschiedlichen Aktivitäten seines Alltags, entscheidet er, mit welcher Problematik er sich zuerst auseinandersetzen möchte, z. B. mit Problemen im Bereich „Bezahlte oder unbezahlte Arbeit“ (vgl. Kap. 4.3.1 im Behandlungsplan).

### 4.2.3 Ergänzende Befundsysteme

Durch ihr breites medizinisches Grundwissen sind Ergotherapeuten in der Lage, entsprechend der geschilderten Problemstellungen der Klienten, ergänzende Befundsysteme einzusetzen.

So können zur genaueren Feststellung sozio-emotionaler, kognitiver und motorischer Fähigkeiten, sowie arbeitsplatzspezifischer Kompetenzen entsprechende ergotherapeutische Befundsysteme (auch aus anderen Bereichen der Ergotherapie, wie Neurologie oder Orthopädie) zum Einsatz kommen. Sie sind entsprechend der individuellen Problemstellung des Klienten auszuwählen.

Gibt der Klient beispielsweise Konzentrationsprobleme an, bietet es sich an, einen Konzentrations- oder Aufmerksamkeitstest durchzuführen, bei Schwindel das Gleichgewicht zu überprüfen, bei Sensibilitätsproblemen eine Sensibilitäts-Überprüfung durchzuführen, bei Kraftmangel die Handkraft zu messen usw. Infolgedessen kann dann etwa die körperliche Leistungsfähigkeit isoliert geübt werden. Dies kann dann später auch durch klassische ergotherapeutische Trainingsprogramme geschehen. Hier können dann Gleichgewichtstraining (Parcours), Sensibilitätstraining, Kraftaufbau usw. zum Einsatz kommen.

In diesem Zusammenhang werden den Klienten bei einer praktischen Feststellung der Leistungsfähigkeit häufig Belastungsgrenzen erfahrbar. Es ist aber auch nicht selten, dass dem Klienten klar wird, dass eine deutliche Diskrepanz zwischen der Selbsteinschätzung seiner Leistungsfähigkeit und seinen tatsächlichen Möglichkeiten besteht.

Auf diese Weise wird es für Klient und Therapeut möglich, die zuvor eher diffus dargestellte Problematik zu präzisieren. Ist die (objektiv messbare) Handkraft tatsächlich eingeschränkt oder hat der Klient nur den Eindruck er habe keine Kraft? Dies ist wichtig für die Befundung, da manchmal nicht diagnostizierte neurologische oder organische Ursachen als psychisches Problem dargestellt werden. Beispielsweise sind auch hormonell bedingte Schwierigkeiten, wie bei Schilddrüsenfehlfunktionen mitunter kaum von psychischen zu unterscheiden. Weitere Beispiele sind Druckgefühl oder Herzrasen bei Problemen mit der Brustwirbelsäule oder Schwindel aufgrund eine Autoimmunerkrankung der Leber.

Da nicht selten mehrere Faktoren zu einer Problematik beitragen, ist es wichtig, möglichst viele davon (im Idealfall alle) zu erkennen, zu beachten und zu verändern, um das umfassendste Ziel zu erreichen. Deshalb sollten alle Klienten zunächst alle möglichen organischen Ursachen abklären lassen.

So können ggf. durch geeignete ergotherapeutische Maßnahmen einzelne Aspekte des Störungsbildes entsprechend behandelt werden. Beispielsweise kann bei Schwindel durch ein Gleichgewichtstraining gelernt werden, wie der Körper reagiert. Es können Lösungen erarbeitet werden, um hier stabiler zu werden. In der Folge ist es vielleicht bei der nächsten kritischen psychischen Situation eher möglich, Maßnahmen zu ergreifen, um handlungsfähig zu bleiben.

Als ergänzende ergotherapeutische Befundsysteme kommen beispielsweise infrage:

- Neuropsychologisches Befundsystem für die Ergotherapie (Götze et al. 2005)
- Das Ergotherapeutische Assessment (Voigt-Radloff et al. 2003)
- Lübecker Fähigkeitenprofil (Schirrmacher 2001)
- Heidelberger NSS-Skala (Schröder et al. 1993)
- DemTect (Kessler et al. 2006)
- d2 Aufmerksamkeits-Belastungs-Test (Brickenkamp 2002)
- VLMT Verbaler Lern- und Merkfähigkeitstest (Helmstaedter et al. 2001)
- RehaCom-Screening (N.N. 2019e)

Ergänzend kann eine Überprüfung
- der Kraft (z. B. mit dem Handkraftmesser)
- des Gleichgewichtes (ist Stehen auf einem Bein eine Minute lang möglich? etc.)
- der Sensibilität (z. B. mit dem Monofilament Touch-Test [N.N. o.J.])

mit entsprechenden Befundbögen sinnvoll sein.

### 4.2.4 Wahrnehmung während der Befundung

Darüber hinaus kann den Klienten schon zu diesem frühen Zeitpunkt der Therapie, durch eine gezielte Aufforderung zur Selbstwahrnehmung während des praktischen Umgangs mit den Befundsystemen, bewusst werden, welche Symptome auftreten. Dies geschieht mittels einer detaillierten Abfrage der physischen und psychischen Situation (Körperreaktionen, Gedanken und Gefühle: KGG).

So wird deutlich, ob körperliche, geistige oder emotionale Symptome auftreten. Auf diese Weise wird eine sehr genaue und differenzierte Problemerkennung möglich. Es liegt in der Entscheidung des Klienten, mit welcher (Teil-)Problematik er sich zunächst schwerpunktmäßig auseinandersetzen möchte.

**Beispiel:**

Ein Klient bemerkt bereits bei der Befundung, dass er, ähnlich wie während bestimmter Tätigkeiten am Arbeitsplatz, beim Ausfüllen eines Konzentrationstests hektisch wird und sich selbst unter Druck setzt und dadurch völlig geschafft ist.

Bei einer Abfrage der KGG gibt er an:

K: Muskeln im Hals-/Nackenbereich verkrampfen, Herzrasen, Schweißausbrüche
G: Ich muss das hier alles viel schneller schaffen! Was denkt die Therapeutin von mir?
G: Angst sich zu blamieren und gleichzeitig Wut auf den Therapeuten über die schwierige Aufgabe.

Hier können dann ggf. bereits jetzt mit dem Klienten Prioritäten hinsichtlich der Therapie herausgearbeitet werden. Unter Umständen kann der erfahrene SELWA Ergotherapeut bereits hier erste Selbststeuerungstechniken anbieten.

## 4.3 Modul 3: Behandlungsplan

Auf der Basis der im Befund (s. Kap. 4.2) klargewordenen Problematik erarbeitet nun der Therapeut zusammen mit dem Klienten gemeinsam einen Behandlungsplan. Dieser orientiert sich an den unterschiedlichen Bereichen der Befundung. Dabei werden individuelle Voraussetzungen des Klienten und Gegebenheiten der persönlichen Lebenssituation berücksichtigt.

Bei der Erteilung des Behandlungsauftrages gibt der Klient die Richtung vor. Er entscheidet nach seinen Bedürfnissen, was er für sinnvoll hält und was er verändern möchte. So kann es ihm dann leichter fallen, den Behandlungsprozess mitzugestalten, was bei Veränderungen innerer Strukturen von besonderer Bedeutung ist.

Der Therapeut achtet bei der Planung auf eine möglichst realistische und realisierbare Vorgehensweise, um zu vermeiden, dass es im Verlauf der Behandlung zu Überforderung und Misserfolgen kommt. Dabei sind auch mögliche Risiken zu bedenken und ggf. Möglichkeiten der Unterstützung und Hilfe von anderen Personen außerhalb der Therapie zu identifizieren. Dies wird in der Regel in der ambulanten Praxis und im stationären Bereich unterschiedlich ausfallen.

### 4.3.1 Behandlungsziele

Der Klient entscheidet zu Beginn, mit welchen regelmäßigen Tätigkeiten aus den unterschiedlichen Lebensbereichen (vgl. Kap. 4.2.2) er sich zuerst auseinandersetzen möchte. Dabei ist nach Marotzki (2011a) wichtig, die Bereiche zu identifizieren, die für den Klienten mit Schwierigkeiten verbunden sind und die er nicht zu seiner

Zufriedenheit ausführen kann. Dann können für diesen konkreten Bereich die Behandlungsziele definiert werden.

Anschließend wird aus diesen vom Klienten formulierten Zielen eines herausgegriffen und zunächst gesondert verfolgt. Es wird festgelegt, welches Ziel als Erstes Gegenstand der Therapie sein soll. Dabei geht der Wunsch des Klienten vor. Dieses Ziel sollte möglichst klar und deutlich beschrieben werden, damit der Klient eine möglichst genaue Vorstellung entwickeln kann.

Dies wird erleichtert, indem der Veränderungswunsch des eigenen Verhaltens anhand einer konkreten Alltagssituation /Arbeitssituation möglichst detailliert beschrieben wird.

Beispiel aus dem COPM Bereich „bezahlte und unbezahlte Arbeit“:

Eine Klientin mit akuter Belastungsreaktion und Depression klagt darüber, dass sie ihre Arbeit im Büro nicht mehr schafft. Sie fühlt sich von ihrem Arbeitspensum überfordert. Gleichzeitig klingelt ständig das Telefon. Zusätzlich wird sie dann auch noch von einer Kollegin um Hilfe gebeten.

Hier wird nun als Behandlungsziel definiert, das Arbeitspensum ohne Stressreaktionen bewältigen zu können.

Dieses Ziel beinhaltet verschiedene Richtziele (vgl. Scheiber 1995). Im o.g. Beispiel sind dies:

- Erweiterung/Wiederherstellung der Handlungskompetenz
- Verbesserung der kognitiven Funktionen
- Erwerb von sozialer Kompetenz
- Verbesserung der Kommunikations- und Konfliktfähigkeit

Um diese Richtziele zu erreichen, werden sie in Grobziele untergliedert, die nacheinander bearbeitet werden. Hierzu werden verschiedene Maßnahmen eingeleitet und individuelle Fähigkeiten gefördert.

Dazu gehören beispielsweise:

- Realistische Überprüfung, ob das Arbeitsvolumen in der vorgegebenen Zeit zu schaffen ist und ggf. Erarbeiten von Konsequenzen (z.B. Gespräch mit Vorgesetztem oder Betriebsrat)
- Entwicklung einer individuellen Tages- bzw. Arbeitsstruktur, basierend auf einem aktuellen Profil des Tages-, Wochen- oder Arbeitsablaufes (vgl. Kap. 8)
- Verbesserung von Konzentration und Belastungsfähigkeit
- Umgang mit schwierigen zwischenmenschlichen Situationen, z.B. im Umgang mit einer Kollegin
- Förderung einer realistischen Selbsteinschätzung

Dabei werden auch die Faktoren beachtet, die für den Erwerb der angestrebten Fähigkeiten wichtig sind.

Dies sind beispielsweise:

- Überwinden von ständigen Grübelgedanken
- Überwindung von innerer Anspannung
- Umgang mit Stress und Druck
- Umgang mit Emotionen

Dabei achtet der Therapeut auf eine möglichst realistische Einschätzung der Erreichbarkeit, um Misserfolgen vorzubeugen. Denn gerade die achtsame Wahrnehmung (vgl. Kap. 6.1.3) von Sinneseindrücken und Handlungsprozessen im Alltag ist für viele ungewohnt. Ebenfalls ist das Erlernen einer bewussten Selbststeuerung (vgl. Kap. 7) ein Lernprozess, der intensiv geübt werden muss. Dies benötigt Zeit, die eingeplant werden muss. Die Erfahrung zeigt, dass es ausgesprochen wichtig ist, den Klienten Zeit zu geben, sich entwickeln zu dürfen. Dabei ist ein kleinschrittiges Vorgehen hilfreich, wobei jeder Schritt und dessen Auswirkungen für den Klienten und den Therapeuten überprüfbar sind.

Als Nächstes wird festgelegt, welche Fähigkeiten (vgl. Kap. 2.3.2) der Klient zur Erreichung des ausgewählten Zieles benötigt. Diese werden dann gesondert geübt.

Die Erfahrung der Autorin hat gezeigt, dass Klienten ihre Problematik zu Beginn einer Behandlung oft sehr global oder diffus schildern. Beim näheren Hinsehen ist festzustellen, dass die Erreichung angestrebter Veränderungen oder Fähigkeiten oft mit vier Hauptproblemstellungen einhergeht und dadurch beeinträchtigt oder verhindert wird:

- Innere Unruhe (vgl. Kap. 2.2.2.1, 7.5.1)
- Abgrenzungsfähigkeit (vgl. Kap. 2.2.2.2, 7.5.2)
- Umgang mit starken Emotionen und Impulskontrolle (vgl. Kap. 2.2.2.3, 7.5.3)
- Gefühl mangelnder Anwesenheit (Verbleiben im „Hier-und-Jetzt") (vgl. Kap. 2.2.2.4, 7.5.3)

Infolgedessen werden im Rahmen der SELWA Behandlung zunächst diese Hauptproblemstellungen angeschaut, bevor die eigentlich angestrebten Veränderungen oder Fähigkeiten (Ziele) in den Fokus rücken.

### 4.3.2 Besondere Erfahrungen

In ihrer Praxis hat die Autorin häufig beobachtet, dass sehr schwer betroffene Klienten oft nicht in der Lage sind, überhaupt ein Ziel zu definieren. Mitunter haben sie keine Vorstellung davon, was überhaupt ein Ziel für sie sein könnte. Da sie oft sehr stark mit ihrem inneren Geschehen beschäftigt sind, fällt es den Klienten schwer bis unmöglich, alltagsbezogen zu denken. Äußerungen wie: „Ich laufe hier durch meinen inneren Nebel und weiß nicht, wo ich hinlaufen soll", oder „Hängen sie mir doch bitte eine Lampe auf, damit ich weiß, in welche Richtung ich mich bewegen soll", lassen ahnen, wie groß die Ratlosigkeit oder Verzweiflung in solchen Fällen ist. Sie brauchen dann die Unterstützung des Therapeuten, weil es für die Klienten eine große Anstrengung darstellen kann, sich allein und ziellos durch ihr inneres *Angstgebilde* zu bewegen. Die Unterstützung gilt der Fragestellung, welche Richtung der Klient der eigenen Aufmerksamkeit geben sollte und wofür er die eigene Kraft einsetzen möchte.

Die Arbeit mit derart schwer betroffenen Klienten erfordert vom Therapeuten besonderes Geschick, um gemeinsam kleinste Ziele zu erarbeiten. Dabei kann es durchaus sinnvoll sein, eine Richtung oder ein direktes Ziel in den Blick des Klienten zu bringen, beispielsweise, dass er es schaffen kann, zu frühstücken.

Andere Klienten denken nicht selten nur in zwei Kategorien: *schwarz* oder *weiß*, *ganz* oder *gar nicht, richtig* oder *falsch*. Hier gilt es, mit den Klienten zu erforschen, ob es auch ein *grau* geben kann. Es geht darum *Zwischentöne* zu entwickeln. Anstatt beispielsweise nur zu schlafen oder absolut aktiv sein, ist es auch möglich schläfrig zu sein oder zu dösen. Eine Wohnung kann nicht nur perfekt sauber und aufgeräumt oder schmutzig und unaufgeräumt sein. Eine „halb aufgeräumte" Wohnung nannte eine Klientin in der Folge schlicht „bewohnt".

Eine besondere Herausforderung für den Therapeuten ist es, wenn Klienten für sich noch nicht wissen, ob sie sich für *Leben* oder lieber *Sterben* entscheiden sollen. Sie beschreiben, dass ihr inneres Geschehen so mächtig anstrengend ist, dass sie keine Ruhe finden können. Oder dass das eigene Versagen so bedeutungsvoll ist, dass alles andere keinen Sinn mehr zu machen scheint. Beispielhafte Formulierungen können sein: „Es hat alles keinen Sinn", „Ich möchte nur Ruhe", „Ich habe alles falsch gemacht".

Da solche Klienten für sich noch keine Ziele formulieren können, ist es besonders wichtig, gerade dies mit ihnen zu erarbeiten. Ob sie dazu im ergotherapeutischen Kontext in der Lage sind, ist abhängig vom Ausmaß der inneren Verunsicherung. Hier kann dem Klienten durch eine gelenkte, aktive, zielgerichtete Wahrnehmung der Bezug zum eigenen praktischen Leben, seinem Alltag, bewusstwerden und er *erlebt*, dass das Leben weitergeht. So kann dann eine persönliche Zielvorstellung langsam entstehen. Dies ist oft ein schwieriger aber auch entscheidender Schritt, weil hierdurch die Aufmerksamkeit auf die aktuelle Handlungsfähigkeit gelenkt wird. Das bedeutet, dass Sorgen, Fragestellungen, Probleme, Erinnerungen zunächst in den Hintergrund rücken dürfen, können oder gar müssen. Der Klient ist im wahrsten Sinne *beschäftigt* mit seinem aktuellen Tun. Nicht selten erfährt er durch solche Aktivitäten Erfolge, die selbstwertsteigernd wirken. Zudem entsteht Zeit, die er benötigt, um innere Stabilität aufzubauen. So ist er dann gerüsteter um sich ggf. in einem anderen Kontext mit Fragen bezüglich seiner Lebensziele zu beschäftigen.

Jedwede Intervention des Therapeuten ist hier von entscheidender Wichtigkeit und sollte genau und gut überlegt sein.

### 4.3.3 Überprüfung des Behandlungsziels

Es hat sich als günstig erwiesen, die Behandlung am Ende eines jeden 10er-Rezeptes zusammen mit dem Klienten zu reflektieren und zu überprüfen, was erreicht werden konnte und was nicht:

- Was hat funktioniert – und was nicht?
- Wenn es nicht funktioniert hat, warum nicht?
- Welche Schwierigkeiten gab es, wie sahen diese genau aus?
- Was müsste sich ändern, damit es (besser) funktioniert?

Auch hier wird wieder sehr detailliert und kleinschrittig reflektiert.

Diese Erkenntnisse können so als Hinweis für die ggf. nun folgenden zehn Behandlungseinheiten mit neuer Zieldefinition dienen. Sie können auch in den Bericht an den behandelnden Arzt einfließen.

Bei dieser Reflexion des persönlichen Prozesses ist ebenfalls darauf zu achten, dass jedwede Bewertung im Sinne von „das habe ich gut oder schlecht gemacht", zunächst außen vor bleibt. Auch hier sind zunächst nur die Fakten zu betrachten, z. B. die Gründe für die Schwierigkeiten zu erfassen. Im nächsten Schritt kann dann ggf. die Bewertung der Fakten vorgenommen werden. Dann wird ermittelt, was hilfreich war und was nicht. Diese zunächst rein sachliche Betrachtungsweise hilft dem Klienten, einen Überblick über seine tatsächliche Entwicklung zu bekommen. So ist die Gefahr geringer, dass der Klient sich durch Selbstvorwürfe schadet, wenn etwas nicht wie geplant funktioniert hat. Durch diese Art des Vorgehens werden auch schon kleine Erfolge deutlich, was in der Regel selbstwertsteigernd wirkt.

### 4.3.4 Ressourcen des Klienten

Im Rahmen einer Behandlung psychisch Erkrankter ist auch wichtig, schon frühzeitig auf die persönlichen Ressourcen des Klienten einzugehen. Der Klient wird gefragt, was er von sich aus schon verändern oder beeinflussen kann, denn jede Möglichkeit, die er bereits kennt, seinen Zustand zu verbessern, ist hilfreich. Sie sollte, wenn möglich genutzt und bei der Behandlungsplanung berücksichtigt werden, da dies meist schon zu einem frühen Zeitpunkt der Therapie eine Selbstwertsteigerung zu Folge hat. Dahinter steht die Erkenntnis: „Nicht alles an mir ist krank oder hilflos."

Als Maßnahmen, die die Ressourcen im hier gemeinten Sinn unterstützen, kommen beispielsweise infrage

- bekannte, hilfreiche Methoden zur Entspannung, wie z. B. PMR nach Jacobsen, Yoga oder Pilates
- Entspannungs-CDs
- Hobbys
- sportliche Aktivitäten

Auch andere hilfreiche therapeutische Unterstützungen, wie die Naturheilkunde und TCM, können nützlich sein.

# 5. Methoden und Mittel

Grundsätzlich werden bekannte ergotherapeutische Mittel und Methoden genutzt, die je nach Klient und Bedarf mit Elementen der SI und der Achtsamkeitslehre verknüpft werden. Diese bewusste Kombination ist wesentlich für das SELWA-Konzept. Konkret bedeutet dies, dass der Klient Tätigkeiten des täglichen Lebens durchführt, die bewusst wahrgenommen und genutzt werden, um den Prozess einer besseren Selbststeuerung in die Wege zu leiten. Dies geschieht durch eine Unterbrechung des jeweiligen Handlungsablaufes verbunden mit der Überprüfung der Realität bzw. der aktuellen Situation. Hier gilt: Je deutlicher sich ein Klient seiner Präsenz im gegenwärtigen Moment bewusst ist, desto größer ist für ihn die Möglichkeit selbstbestimmten Handelns.

## 5.1 Wahrnehmungszentrierte Methoden

SELWA ist eine Behandlungsmethode, die auf Wahrnehmung beruht, und es werden wahrnehmungszentrierte Methoden genutzt.

Wahrnehmungszentrierte Methoden stellen die Wahrnehmung des Körpers, der Sinne (vgl. Kubny-Lüke 2009), der Emotionen, der Gedanken, Wünsche und Bedürfnisse – oder anders formuliert: die Wahrnehmung äußerer und innerer Reize – in den Vordergrund.

Zusätzlich zur Kombination der bekannten ergotherapeutischen Methoden und Mittel mit Elementen der Sensorischen Integration und der Achtsamkeitslehre können die folgenden (und ggf. weitere) Methoden, wie

- Symbolarbeit
- Imaginationen (geführte Wahrnehmungsanleitungen) (z. B. Reddeman 2010, Huber 2010) (s. Kap. 7.3.4.3)

mit Aspekten der SI und der Achtsamkeit individuell ergänzt werden. Durch die spezifische Auswahl bestimmter Elemente und eine entsprechende Anleitung, lernt der Klient sich selbst strukturiert und detailliert in seiner persönlichen Lebenswelt wahrzunehmen und sich schließlich auf dieser Grundlage selbst zu steuern.

Die Kombinationen der genannten Methoden haben zum Ziel (vgl. Oschwald 2015, Scheepers 2011b)

- die Körpergrenzen, das Körperschema, das Körperbild wieder erfahrbar zu machen, denn oftmals erscheinen Klienten diese unklar oder gar nicht wahrnehmbar
- die Selbst- und Fremdwahrnehmung positiv zu beeinflussen
- das Selbstvertrauen und das Selbstverständnis zu fördern
- die Erlebnisfähigkeit zu verbessern

Im Rahmen der Sensorischen Integration kann der Klient sensorische und sensomotorische Erfahrungen, das heißt Erfahrungsangebote auf der Körperebene, machen. Die Aufmerksamkeit wird auf das Erleben des eigenen Körpers im *Hier-und-Jetzt* gerichtet. Körperliche Empfindungen, die eigene Sensibilität und auch eigene Ideen sollen wahrgenommen werden. Ein Bezug zur eigenen Körperlichkeit soll wiederhergestellt werden (Oschwald 2015, Scheepers 2011b).

Um herauszufinden, warum der innere Zustand gerade so ist, wie er ist, wird die Wahrnehmungsfähigkeit in verschiedene Richtungen gebraucht. Hier bekommt die Achtsamkeit eine zentrale Bedeutung. Mit Hilfe der Achtsamkeit kann gelernt werden, die Aufmerksamkeit ganz gezielt auf einzelne Faktoren der Wahrnehmung zu lenken.

Bei weiteren wahrnehmungszentrierten Techniken, die nicht nur in der Ergotherapie verwandt werden, wie z. B. Atembeobachtung oder Imaginationen, wird bewusst ein Bezug zum praktischen Alltag des Klienten hergestellt. Sie erhalten einen handlungsorientierten Charakter und wirken zusätzlich stabilisierend. Der Klient kann selbst lernen, die verschiedenen Techniken für sich sinnvoll zu kombinieren.

### 5.1.1 Wahrnehmung und Achtsamkeit

Das bereits zitierte „Durcheinander im Kopf" und „in sich selbst" erschwert bei vielen Klienten klare Denk- und Handlungsprozesse (vgl. Kap. 2.2). Bei der Sortierung oder Ordnung dieses oft auch als „Chaos" beschriebenen Zustands kann eine detaillierte Selbstwahrnehmung helfen. Aus diesem Grund wird der Klient angeleitet, seinen Körper und seinen psychischen Zustand detailliert wahrzunehmen. Dies schließt auch das Wahrnehmen und Erkennen von Automatismen ein.

In der Arbeit mit psychisch/psychosomatisch betroffenen Klienten ist zu beobachten, dass die körperlichen und geistigen Verarbeitungsprozesse scheinbar unterschiedlich schnell verlaufen. Es kann also sein, dass verstandesmäßig ungünstige Handlungsweisen schon längst erkannt sind, die körperliche Symptomatik aber noch abläuft. So kann einer Angstklientin durchaus bereits klar sein, aus welchem Grund sie Ängste entwickelt. Sie weiß auch, dass aktuell kein Grund zur Angst besteht. Dennoch reagiert sie mit Schweißausbrüchen, innerer Unruhe und erhöhter Herzfrequenz. Das weist darauf hin, dass körperliche Funktionen noch nach dem *alten* Schema ablaufen. Das *Körpergedächtnis* scheint also teilweise auch unabhängig von der Verstandestätigkeit abzulaufen. Körperlich gelernte Reaktionen scheinen oft langsamer veränderbar zu sein als gedankliche Vorgänge.

Mit Hilfe der Achtsamkeit können diese Vorgänge dem Betroffenen bewusst werden. So können dann Selbststeuerungsmöglichkeiten eingeleitet werden, die einen besseren Umgang mit diesen Symptomen ermöglicht. Abhängig vom Ausmaß des Störungsbildes ist in vielen Fällen bereits nach wenigen Therapieeinheiten, mit zusätzlichem selbstständigem Üben im Alltag, eine deutliche Verbesserung erreichbar. In anderen Fällen bedarf es zur Erreichung einer länger anhaltenden Linderung und damit einer Verbesserung des Gesamtzustandes, eines wirklich langen und konsequenten Übens.

### 5.1.2 Nutzung der SI-Erkenntnisse bei Erwachsenen

Um eine möglichst achtsame und geordnete Wahrnehmung zu erreichen, wird ein bewusster Umgang mit basalen Sinneseindrücken geübt. Hierzu werden die Erkenntnisse der Sensorischen Integration nach Jean Ayres genutzt, wie sie bereits erfolgreich bei erwachsenen Klienten im Alexianer-Krankenhaus in Köln eingesetzt werden (vgl. Hesse/Prünte 2012). Dort werden den Klienten die Angebote der SI jedoch vorwiegend isoliert, d.h. ohne eine Einbindung der Achtsamkeit auf die bewusste Wahrnehmung, angeboten. Der wesentliche Unterschied bei SELWA zur reinen SI-Behandlung besteht also darin, dass nicht durch das ausschließliche Zuführen von Reizen eine Neuorganisation stattfindet. Vielmehr wird durch bewusstes Selektieren der benötigten Reize und direktes kognitives Feedback eine Möglichkeit zur gezielten Veränderung der Wahrnehmungsprozesse angestrebt.

Bei SELWA werden die Möglichkeiten der SI zunächst auch isoliert als Übungsmittel (z.B. Linsenbad, Sanddecke, Hängematte etc. vgl. Kap. 5.1.4) eingesetzt. Auch die Elemente von Achtsamkeit (z.B. Sinnesschulung, Beobachtung von Atmung, Anspannung der Muskulatur etc.) werden vorerst isoliert genutzt bzw. eingeübt, wie dies auch Alois Burkhard, Ergotherapeut in Mannheim, bei der Arbeit mit Borderline- und Traumapatienten beschreibt (vgl. Burkhard 2006).

Hier werden jedoch im Weiteren SI und Achtsamkeit kombiniert angewendet – sprich: Bei praktischen Übungen, wie z.B. PC-Arbeiten oder handwerklichen Tätigkeiten, wird das bewusste Wahrnehmen von Sinneseindrücken bzw. die Aufmerksamkeit gegenüber der eigenen Wahrnehmung mit SI-Reizen kombiniert geübt.

Durch diese Kombination wird die Möglichkeit geschaffen, u.a. innere Impulse wahrzunehmen und inneres Geschehen ins Bewusstsein des Übenden zu heben. Dieses Gegenwärtigsein ermöglicht letztlich dann gezieltes Handeln.

Hierbei ist besonders interessant, dass die SI-Reize in zweifacher Hinsicht genutzt werden können:

#### 1. SI in der Diagnose

Zu Beginn dienen die SI-Angebote quasi als diagnostisches Mittel, um das Problem durch differenzierte Beobachtung präziser darzustellen.

Dabei werden zunächst die unterschiedlichen Wahrnehmungen während der SI-Reize isoliert beobachtet und beschrieben, indem z. B. nur geübt wird, sich auf eine Sinneswahrnehmung, z. B. den Tastsinn, zu konzentrieren und auch Assoziationen und Wertungen außen vor zu lassen. So wird der Prozess der Reizisolierung geübt. Diese Fähigkeit bzw. Nichtfähigkeit ist von entscheidender Bedeutung, wenn es bei der Analyse des eigenen Zustands darum geht, zu unterscheiden, was eine Körperreaktion, was ein Gefühl und was ein Gedanke ist. Dies erkennen zu können, ist hilfreich, um entscheiden zu können, wo mit der Einflussnahme (Selbststeuerung) anzusetzen ist, um das innere Gleichgewicht zu verbessern (Homöostase).

In vielen Fällen ist gerade dieser Effekt auch ein wichtiger Schritt zu Beginn einer begleitenden Psychotherapie. Psychotherapeuten beschreiben die Wirkungsweise dieses Umgangs mit basalen Sinneseindrücken als einen *Türöffner* zu den tatsächlichen, aktuellen Problemstellungen im Alltag.

#### 2. SI in der Therapie

Im weiteren Therapieverlauf wird die Nutzung der SI-Angebote und die daraus resultierende Wirkung als Mittel zur Behandlung genutzt und als Selbststeuerungshilfen in den Alltag integriert. Dabei ist es auch wichtig, zu erlernen bzw. einzuüben, detailliert zu beobachten, welche Wirkung die Nutzung bestimmter SI-Angebote auf das jeweilige Befinden hat. Eine derartige Fokussierung kann im Übrigen auch bereits beruhigend wirken.

Die Wahrnehmung richtet sich so ausschließlich auf die augenblickliche Situation. Die Präsenz im *Hier-und-Jetzt* wird gefördert. Je größer diese ist, desto größer ist die Möglichkeit der Selbststeuerung.

Durch diese achtsame Beobachtung wird die Möglichkeit geschaffen, u.a. innere Impulse wahrzunehmen und inneres Geschehen ins Bewusstsein des Übenden zu heben. Dieses *Gegenwärtigsein* ermöglicht dann letztlich gezieltes Handeln (vgl. S. 16).

### 5.1.3 Sensorische Reize gezielt nutzen

Im Rahmen der ergotherapeutischen Arbeit nach SELWA werden nun gezielt gesetzte sensorische Reize als Mittel der Therapie genutzt (Thielen 2013). Die Auswirkung dieser Reize auf die Befindlichkeit des jeweiligen Klienten wird differenziert beobachtet und beschrieben.

Dies ist ohne angeleitetes Training für Anfänger generell schwierig. Es ist daher therapeutisch sinnvoll, die Wahrnehmung möglichst detailliert, strukturiert und eher automatisiert anzuleiten. Immer nach dem gleichen Schema: Unterbrechen der Tätigkeit – Wahrnehmung der KGG – SI-Reize – Wahrnehmung der Auswirkung der SI-Reize auf die KKG – usw. Durch das detaillierte, strukturierte Abfragen der KGG wird unter anderem auch der gesamte Prozess verlangsamt, was an sich schon beruhigend wirken kann. Auf diese Weise wird es für die Klienten einfacher, ihr inneres Durcheinander zu entwirren – zu *ordnen*. Und sie können dies dann immer leichter auch allein.

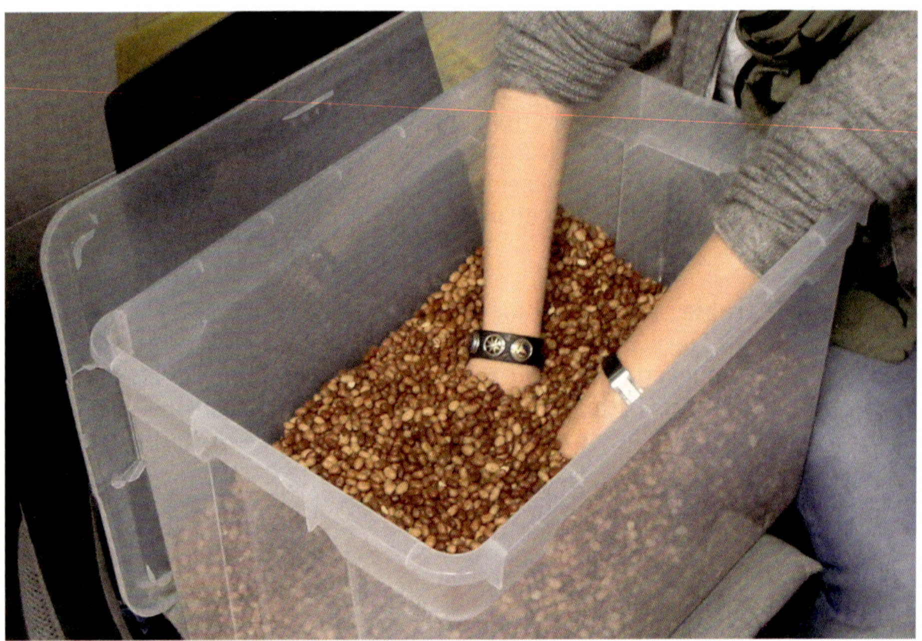

Bei der Nutzung der SI-Angebote hat es sich als sinnvoll erwiesen, mit unterschiedlichen Handbändern (z. B. Erbsen-, Bohnen-, Linsen-, Rapsbädern) zu beginnen.

Hier ist es wichtig, für den Klienten transparent zu arbeiten und ihm zu erklären, vor welchem Hintergrund diese Übung angeboten wird. So kann er verstehen, welchen Sinn es hat, z. B. mit Linsen zu hantieren. Ohne Erklärung entsteht leicht der Eindruck, dies alles sei nur Spielerei, und die Klienten fühlen sich als Erwachsene nicht ernstgenommen. Dieses vorsichtige Heranführen an SI-Angebote ist nicht zu unterschätzen, da nicht selten gerade durch die Wirkung derartiger Reize erstaunliche Wahrnehmungen zu registrieren sind.

So hatte eine bipolare Klientin das Gefühl, dass sich ein „Nebelschleier“ vor ihren Augen wegschiebt und sie zum ersten Mal *klar sieht*. Eine andere Klientin mit Fibromyalgie gab an, Schmerzen in der Muskulatur hätten nachgelassen.

Die Klienten werden zunächst aufgefordert, z.B. in die Wanne mit den Erbsen zu greifen und mit bestimmten Bewegungen und Tasterfahrungen zu experimentieren (taktil/propriozeptive Reize, Erfahrung der eigenen Körpergrenze). Auf die unterschiedlichen Möglichkeiten der Wirkung vestibulärer, taktiler und propriozeptiver Reize wird später detailliert eingegangen (Kap. 5.1.4).

Dabei ist es die Aufgabe des Therapeuten, durch gezielte Hinweise die Achtsamkeit der Klienten unter der Wirkung eines sensorischen Reizes zu fördern. Er achtet darauf, dass negative Erfahrungen vermieden werden; z.B. indem er direkt beim Auftauchen von unangenehmen starken Emotionen, Erinnerungen oder Fantasien seine Unterstützung anbietet. In der täglichen Arbeit bedeutet dies, immer wieder den Hinweis auf die tatsächliche Wahrnehmungserfahrung im *Hier-und-Jetzt* zu geben: „Halt – Stopp – Sie sind jetzt gerade mit Ihren Händen im Linsenbad. Was nehmen Sie jetzt gerade wahr?" Ggf. bietet der Therapeut dem Klienten eine Steuerungstechnik (vgl. Kap. 7) an oder beendet die Übung.

Wichtig ist dabei, dass der Klient zu jeder Zeit die Kontrolle über Art und Intensität der Nutzung der jeweiligen Reize behält. Die Arbeit mit SI-Reizen wird immer individuell an den Bedarf und das Leistungsvermögen des Klienten angepasst. So werden Überforderungen vermieden, und der Klient entscheidet über Art und Intensität.

Ähnlich wie es Jean Ayres bei der Arbeit mit Kindern beschreibt (Ayres 2002), ist auch bei erwachsenen Klienten zu beobachten, dass sie schnell individuelle Präferenzen entwickeln, welche Angebote ihnen besonders zusagen und wie intensiv sie diese nutzen möchten. Klienten lehnen auch einzelne Angebote ab, weil sie diese als bedrohlich, unangenehm oder nicht förderlich erleben. Dabei spiegelt sich deutlich der jeweilige Stand der Fähigkeit zur Verarbeitung von basalen Sinneseindrücken.

Bemerkenswert ist allerdings, dass oftmals gerade bei schweren psychischen Beeinträchtigungen, die auch oft schon lange andauern (wie z.B. bei Traumafolgestörungen), diese basale Stimulation als ausgesprochen wohltuend erlebt wird.

Dabei spielt die therapeutische Begleitung, vor allem zu Beginn, eine wesentliche Rolle. Aus diesem Grund ist es zu empfehlen, dies im Einzelsetting einzusetzen. Auch wenn die Klienten grundsätzlich zwischen allen Angeboten frei wählen können, sollte der Therapeut den Klienten eng und vorsichtig bei der Nutzung der Angebote begleiten, um negative Erfahrungen zu vermeiden und nicht hilfreiche Bewältigungsstrategien zu überwinden.

Wichtig ist hierbei auch, dass die Klienten nichts *durchhalten* oder *aushalten* müssen. Haben sie sich für ein Angebot entschieden und bemerken, dass es ihnen nicht guttut, kann dies grundsätzlich sofort unterbrochen oder auch abgebrochen werden. Je nach Therapieverlaufssituation kann es jedoch sinnvoll sein, die

Wirkungsweisen der Reize noch einmal zu erklären und die Wahrnehmung des Klienten gezielt zu lenken, denn es ist nicht selten, dass die Wirkung der Reize zunächst vom Klienten als ungünstig interpretiert werden, weil er sie auf der Grundlage alter Erfahrungen einordnet. In einem solchen Fall kann die Intervention des Therapeuten durchaus auch einen Aufforderungscharakter zu einem Angebot haben.

So kann es dem Klienten möglich werden, zu aktuellen Bedingungen neue Erfahrungen zu machen. Da eine solche Herangehensweise meistens ungewohnt ist, ist es wichtig, den Klienten anzuleiten, die Wahrnehmungen ganz gezielt zu beobachten und dabei darauf zu achten, dass hier die Aufmerksamkeit nur auf die gerade tatsächlich beobachtbaren Prozesse gerichtet wird. So lernt er zu erkennen, welche Reaktionen auf aktuellen Eindrücken beruhen und wo Interpretationen und Assoziationen beteiligt sind. Dies ermöglicht es, durch eine genauere Betrachtung der realistischen, aktuellen Situation das Erlebnisrepertoire zu erweitern und verändern.

Der Aufforderung nachzukommen, sich nur auf einen Sinn zu konzentrieren und diese Sinneswahrnehmung zu beschreiben, fällt oft schwer. In der Regel sind Klienten jedoch nach einer kurzen Zeit konsequenten Übens in der Lage, sich nur auf den Tastsinn zu konzentrieren und dies differenziert zu beschreiben (im Erbsen-Handbad oder in der Linsenkiste z. B. Form, Größe, Konsistenz, Temperatur, Gewicht, Vergleich Tastwahrnehmung rechte und linke Hand). Des Weiteren fällt es vielen Klienten zu Beginn nicht leicht, auf eine Wertung zu verzichten.

Fast alle Klienten stellen jedoch zu ihrer Überraschung fest, dass sie Übungen in den Handbädern als sehr angenehm empfinden.

Es kann die Erfahrung entstehen, sich selbst (den eigenen Körper) zu spüren und so Zugang zu den eigenen inneren Vorgängen zu finden. Die Klienten fühlen sich meist körperlich entspannter, *mehr bei sich* und haben den Eindruck, besser denken zu können

So stellen sie beispielsweise im Anschluss an die Übung durch das gezielte Abfragen subjektiver Eindrücke fest:

- Körper: „Die Nacken/-Schulter-Muskulatur ist locker."
- Gefühl: „Ich fühle mich sicher."
- Gedanke: „Ich kann das schaffen!"

Nachdem die Klienten gelernt bzw. eingeübt haben, detailliert wahrzunehmen, welche aktuellen KGG sich unter dem Einfluss bestimmter sensorischer Reize einstellen, können sie diese Erfahrungen im Sinne angewandter Selbststeuerungstechniken (vgl. Kap.7) später auch leichter in konkreten (Alltags-)Situationen nutzen. Es geht darum zu ermitteln, welche Reize sie als angenehm oder unangenehm empfinden und welche Einflüsse die Reize auf die jeweils wahrgenommenen KGG haben.

### 5.1.4 Angebote Sensorische Integration

In einer ergotherapeutischen Praxis oder in einer Einrichtung können verschiedene Angebote zur Sensorischen Integration zur Verfügung gestellt werden, die stets innerhalb des therapeutischen Settings im engen Kontakt mit dem Therapeuten genutzt werden. Die Angebote können je nach individueller Situation entweder isoliert oder mit kreativ-handwerklichen oder alltagspraktischen Tätigkeiten kombiniert bzw. in diese integriert angewendet werden. Der Klient wird dabei angeleitet, die Wirkung der jeweiligen Reize genau (achtsam) zu beobachten und zu beschreiben.

Wichtig ist, dass SI-Angebote durchaus mehrere (vestibuläre, propriozeptive und/oder taktile) Reizwirkungen mit unterschiedlich starker Auswirkung haben können. Ebenso können verschiedene der im Folgenden beispielhaft aufgeführten SI-Angebote miteinander kombiniert werden.

Zusammenfassend kann vorausgeschickt werden, dass sowohl taktile als auch propriozeptive Reize, aber auch propriozeptive und vestibuläre Reize gemeinsam eine Verbesserung der Körperwahrnehmung bewirken können. Die Reize können in allen Bereichen aktivierend oder auch dämpfend wirken.

Deutlich sollte an dieser Stelle sein, dass die Wahrnehmungsmodulation in allen Bereichen variieren kann. Ggf. sollte auf etwa vorhandene Hyper- oder Hyposensibilitäten geachtet werden.

#### 5.1.4.1 Vestibulär wirkende Angebote

***Hängematte und Therapieschaukel***

Grundsätzlich sei angemerkt, dass sowohl Hängematten als auch Therapieschaukeln auf unterschiedliche Weise befestigt werden können. Ebenso können verschiedene Körperhaltungen (sitzend, liegend) genutzt werden. Des Weiteren gibt es unterschiedliche Möglichkeiten der Bewegung bzw. Beschleunigung. Bei jedem dieser Aspekte gibt es vielfältige Variationsmöglichkeiten.

*Nutzungsbeispiele:*
Die Hängematte kann sowohl in Längsrichtung als auch quer dazu (sitzend) benutzt werden (Thielen 2018). Der Klient kann sich passiv von der Therapeutin schaukeln lassen oder das Ausmaß der Reizwirkung selbst bestimmen, wozu er ein an der Wand befestigtes Seil nutzen kann. Hilfreich ist auch, wenn Decken und Kissen zur Verfügung stehen, mit denen es sich die Person in der Hängematte gemütlich machen kann (vgl. Hesse/Prünte 2012).

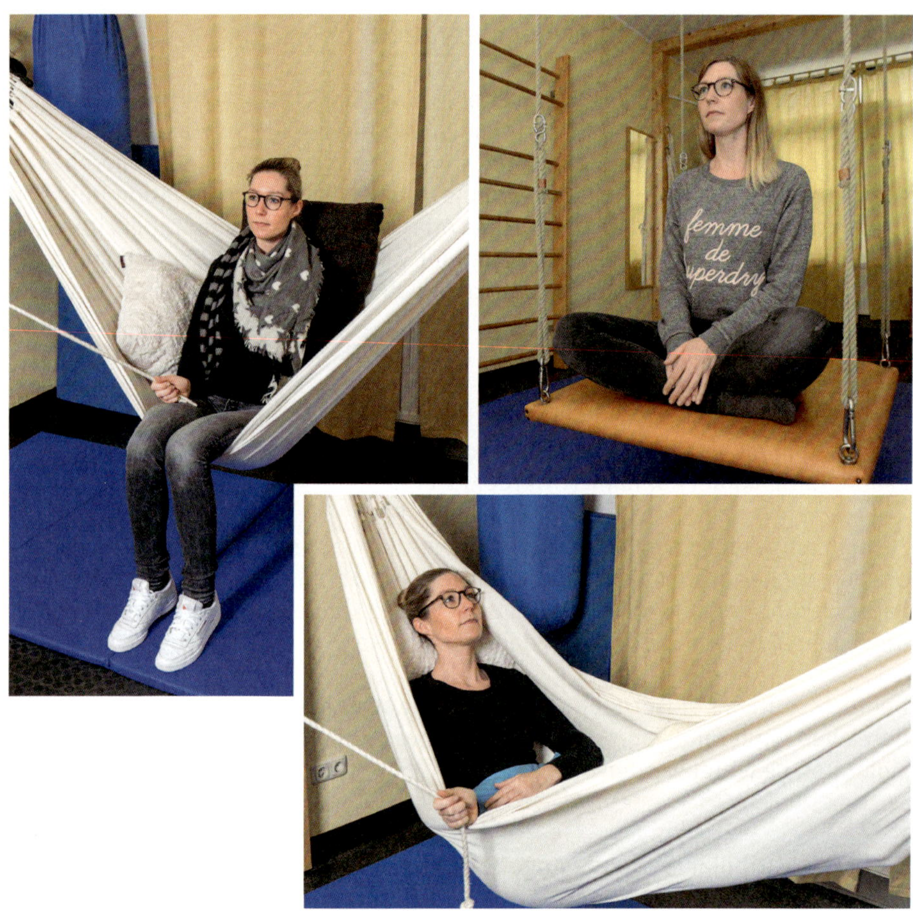


Eine handelsübliche Therapieschaukel ist oft als quadratisches Brett ausgeführt, das an den vier Ecken mit Seilen an der Decke aufgehängt ist. Die Sitzfläche befindet sich ca. 30 cm über dem Boden. Die Schaukel wird in der Regel im Sitz genutzt. Längsseile können durch Festhalten als Sicherheitsmöglichkeit dienen.

### *Wirkung*

Die Nutzung der Schaukel oder Hängematte kann unterschiedliche Wirkung auf die psychische Befindlichkeit der Klienten haben. Die Hängematte kann mit ihrer intensiven vestibulären Reizwirkung beruhigend und entspannend wirken (vgl. Hesse/ Prünte 2012).

Es wurde auch beobachtet, dass besonders bei schwer betroffenen Klienten, mit z. B. schweren Depressionen oder Traumafolgestörungen, die Nutzung der Schaukel in der Regel beruhigend wirkt. Viele Klienten, die erschöpft oder besonders unruhig zur Therapiestunde kommen, nutzen die Hängematte, um sich zu erholen, Kraft zu schöpfen oder inneres Gleichgewicht zu finden. Einige Klienten berichten, die Stimulation wirke „sortierend" auf innere Reize, und somit insgesamt beruhigend. Andere bezeichnen die Wirkung der Schaukel auch als „druckentlastend".

Bei der Nutzung der Hängematte (Schaukelbewegungen nach rechts und links) tauchen scheinbar leichter Erinnerungen, Bilder oder Assoziationen auf. Werden diese vom Klienten als angenehm interpretiert, z.B. Urlaubserinnerungen, wirkt dies beruhigend. Diese können natürlich dann durchaus auch als Ressource genutzt werden.

Generell bestimmt der Klient die Geschwindigkeit, und somit die Intensität, selbst.

Aber Vorsicht: Es besteht ebenso die Möglichkeit, dass die Nutzung von Schaukel oder Hängematte zu extremer innerer Unruhe führen kann. Ohne Kontakt zum Boden kann das Gefühl von Unsicherheit oder Kontrollverlust entstehen. Es können für den Klienten auch unangenehme oder gar Angst machende Erinnerungen auftauchen.

Mitunter bemerken Klienten ein Gefühl der Entspannung und „können dieses Gefühl der Ruhe nicht aushalten". In derartigen Fällen ist es besonders wichtig, dass der Therapeut in der Lage ist, den Klienten zu unterstützen, oder die Übung evtl. sofort abzubrechen. Dies kann sich im Laufe der Therapie ändern, wenn der Klient mit dem Aspekt *Ruhe* besser umgehen kann. Dies kann sich entwickeln, indem er lernt, durch die praktische Nutzung des Angebotes, Ruhe halten zu können oder das im Rahmen der Psychotherapie ursächliche Auslöser behoben wurden.

Je nach Situation kann es sinnvoll sein, dem Klienten einen Bodenkontakt mit den Füßen zu empfehlen. Anderen hilft die Kombination mit einer Sanddecke. In bestimmten Fällen kann es hilfreich sein, dem Klienten visuell mehr Raum zu verschaffen. All dies kann helfen Halt und die Orientierung (zurück-)zugewinnen.

### *Das Schaukelbrett*

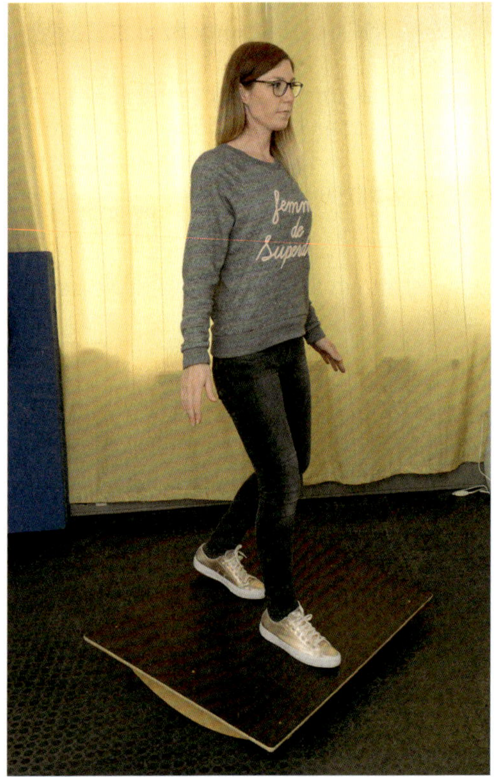

*Nutzung*

Das Schaukelbrett kann auf vielfältige Weise genutzt werden. So kann das Brett zum einen im Stand in vorwärts-/rückwärts-Richtung bewegt werden. Zum anderen kann der Klient in Quer- oder Längsrichtung über das Brett laufen.

Beim Stehen oder Schaukeln auf dem Schaukelbrett bestimmt der Klient das Ausmaß und die Intensität der Reizwirkung selbst.

*Wirkung*

Auch die Nutzung des Schaukelbrettes bewirkt einen vestibulären Reiz. Der Klient versucht aktiv das Gleichgewicht zu halten. Obwohl Aktivität vom Klienten gefordert wird, kann sich dies durch Verbesserung der Körperwahrnehmung entspannend auswirken. Andererseits kann durch eine tonussteigernde Wirkung auch eine geistige Aktivierung möglich werden.

Die Übungen auf dem Schaukelbrett können variiert werden, indem der Klient beispielsweise auf einem Bein steht, die Augen schließt oder den Kopf dreht, während der restliche Körper unverändert stehenbleibt.

Als besonders wirksam hat sich die Integration des Schaukelbrettes in einen Gleichgewichtsparcours erwiesen. Dieser besteht aus verschieden hohen und breiten Gegenständen (z. B. auch Balancier-Halbkugeln) über die der Klient geht. Die Gegenstände werden dabei so angeordnet, dass sie in normaler Schrittlänge erreichbar sind. In einen solchen Parcours können auch schmale Gegenstände, wie ein auf dem Boden liegendes Seil oder schmales Brett, über das balanciert werden soll, integriert werden.

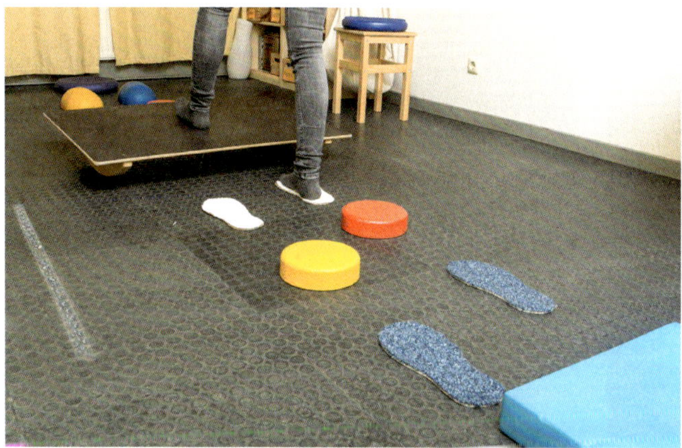

Ergänzend können auch unterschiedliche Arten von Balance Boards verwendet werden.

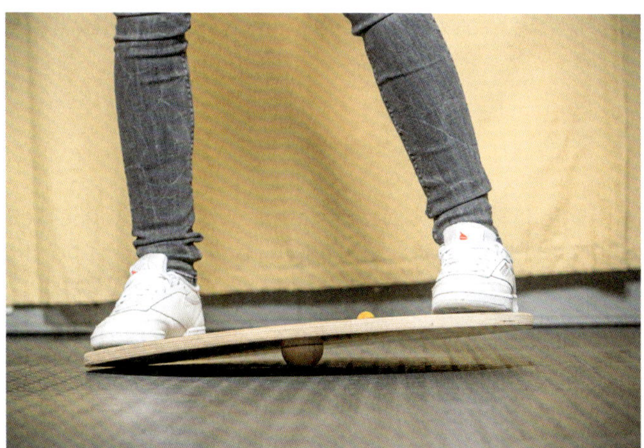

### Weiches, oder mit Luft gefülltes Kissen

*Nutzung*

Derartige Kissen sind für verschiedene Gleichgewichtsübungen je nach Bedarf mit einem oder beiden Bein(en) nutzbar. Ggf. kann sich der Klient zu Beginn an einer Sprossenwand festhalten.

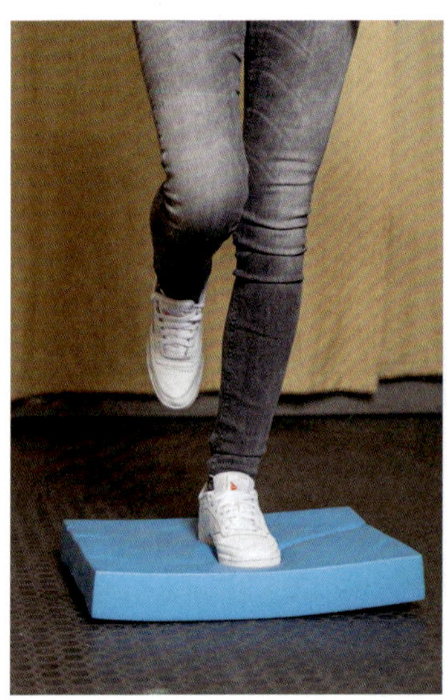

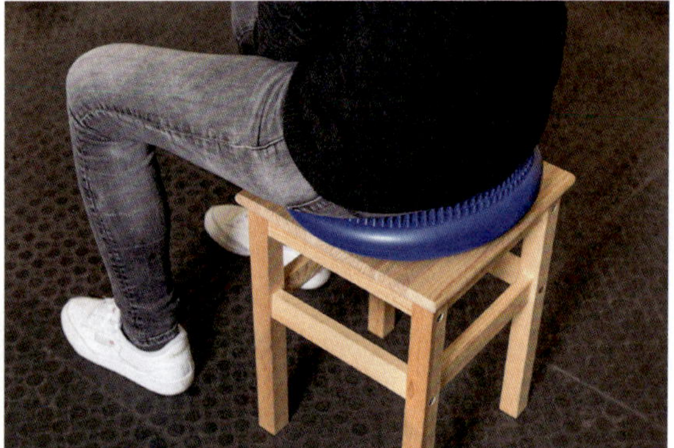

Als Stuhlauflage können solche Kissen im Sitzen bei alltagspraktischen Tätigkeiten genutzt werden, um Reize zu setzen.

Als Varianten bieten sich aufblasbare Gymnastikbälle, dicke Matten oder Trampoline an.

*Wirkung*

Bei sehr unruhigen Klienten eignen sich die Kissen als aktive Trainingsmöglichkeit um innerlich ruhiger, ausgeglichener arbeiten zu können. Zudem können Sie als Druckausgleich oder bei Selbstverletzungen hilfreich sein.

Generell wirken solche Kissen bei Gleichgewichtsproblemen ausgleichend.

Da die Kissen eine vergleichsweise geringe Reizwirkung haben, sind sie besonders gut als Einstieg in die aktive Gleichgewichtsregulation geeignet.

Eine Integration in den Alltag ist relativ leicht möglich.

### 5.1.4.2 Taktile und/oder propriozeptive Angebote

#### *Hand- und Fußbäder*

Als Hand- und Fußbäder eignen sich transportable Wannen, die mit unterschiedlichen *Medien* gefüllt sind. Dabei haben sich Bohnen, Linsen, Reis und andere Getreide, sowie Erbsenbäder als geeignet erwiesen. Der Klient kann mit Händen, Armen, oder Füßen unterschiedlich tief in die Bäder eintauchen, sich darin bewegen, hantieren und experimentieren.

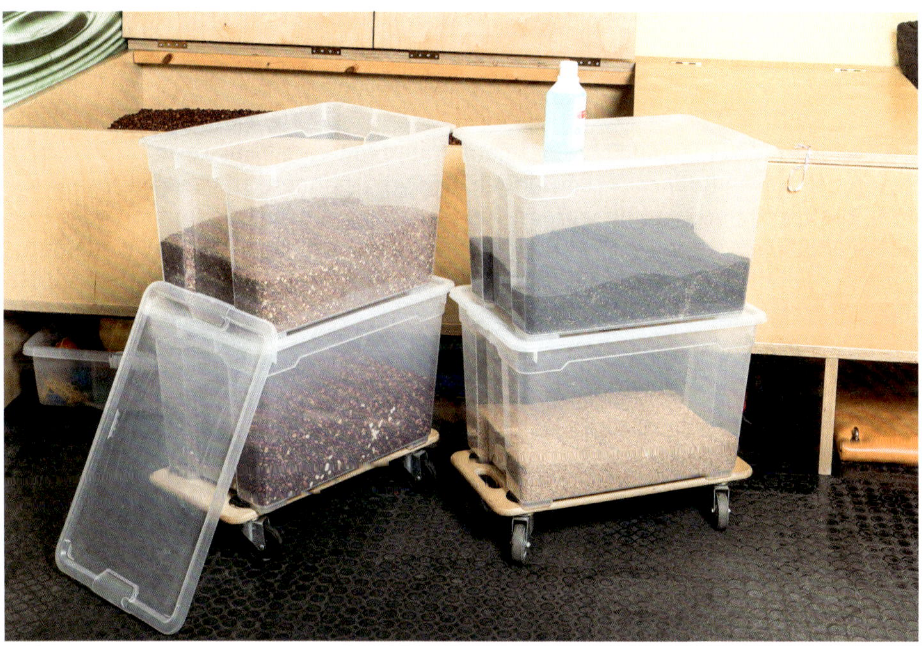

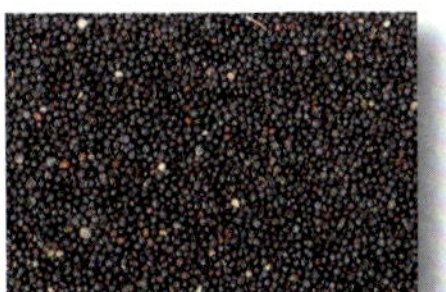

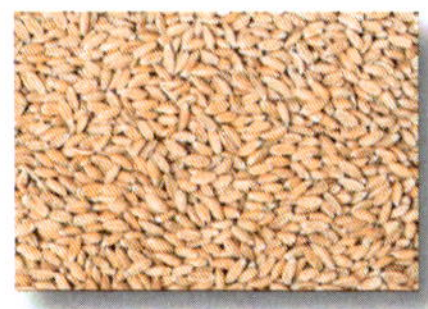

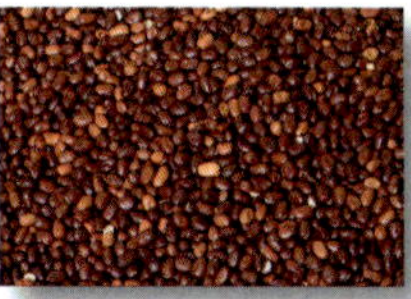

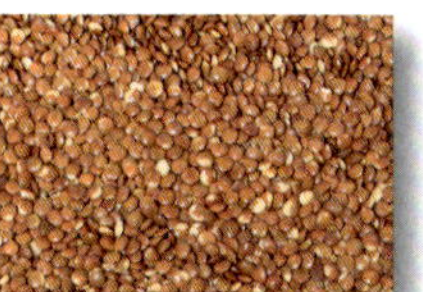

*Nutzung*

Derartige Bäder bieten sich insbesondere gut als Einstieg in das aktive Wahrnehmungstraining an, da bei deren Nutzung die Dissoziationsgefahr eher gering ist. Durch leicht transportable Wannen, beispielsweise auf eigenen Rollen oder auf Rollbrettern, sind die Wahrnehmungsübungen mit den Handbädern leicht in Aktivitäten innerhalb des therapeutischen Geschehens integrierbar. So sind sie in verschiedenen Räumen der Praxis (Werkraum, Küche, PC-Trainingsplatz usw.) einsetzbar und können so vom Klienten nach Bedarf verwendet werden.

### *Wirkung*

Das Hantieren mit einzelnen Bohnen, Erbsen, Linsen etc., bei dem der Kontakt ausschließlich oberflächliche Berührung mit der Haut darstellt, wirkt taktil. Die Körpergrenze wird deutlich spürbar. Wenn die Hände oder Füße tiefer eintauchen oder gar der ganze Arm *eingegraben* wird, tritt auch eine propriozeptive Wirkung ein.

## Bohnenbad

Ein Bohnenbad kann vom Schreiner gebaut und mit vergleichsweise preiswertem Saatgut für *dicke Bohnen* (Ackerbohnen, Schweinsbohnen, aber auch Erbsen) aus dem Raiffeisenmarkt gefüllt werden. Als Naturprodukt sind die Bohnen oder Erbsen regelmäßig zu erneuern. Therapiebohnen aus Kunststoff eignen sich ebenfalls, sind für die benötigte Menge aber vergleichsweise teuer, müssen dagegen jedoch nur regelmäßig gereinigt werden.

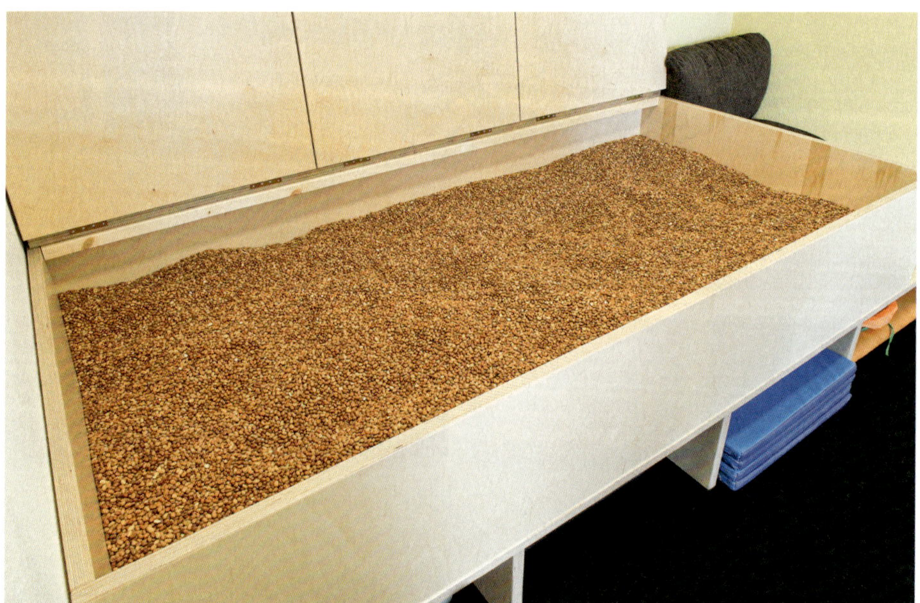

### *Nutzung*

Der Klient kann sich auf oder in die Bohnen setzen, oder zunächst darin laufen. Dabei sinkt er mit jedem Schritt tief ein. Er kann sich selbst *einbuddeln*, soweit oder so tief er möchte (vgl. Hesse/Prünte 2012).

*Wirkung*

Die Bohnen bieten einen mittleren Widerstand und starke Druckerfahrung. Mitunter kommt eine Assoziation mit einem Sandkasten auf dem Spielplatz oder ein Strandgefühl auf (vgl. Hesse/Prünte 2012).

Vorsicht: Auch hier kann es zu extremer Unruhe oder Angst kommen, wenn negative Erinnerungen geweckt werden oder wenn der Klient Probleme mit einem Engegefühl hat oder eine starke taktile Übererregbarkeit besteht.

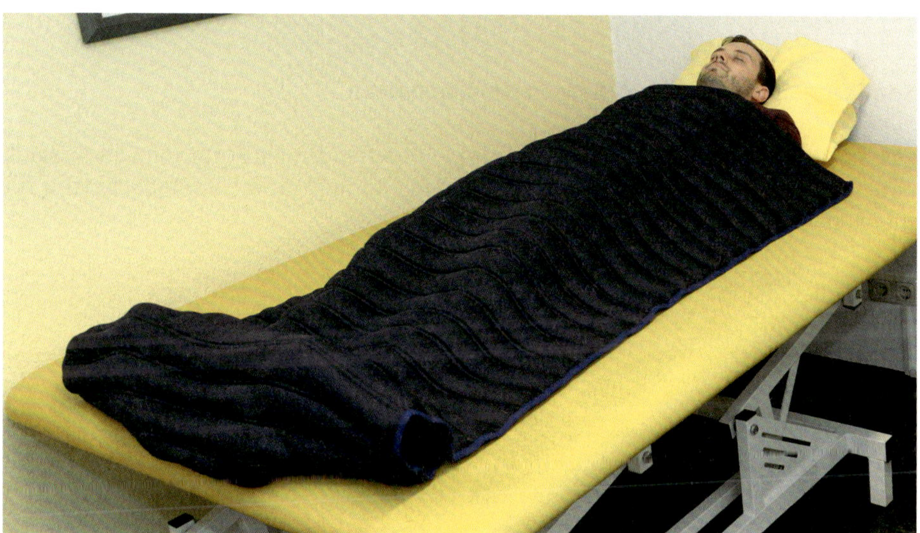

## Sanddecken

Sanddecken sind (beispielsweise im Fachhandel für Tauchsport, oder nach Bedarf von Spezialunternehmen angefertigt) in unterschiedlichen Größen und Gewichten erhältlich.

*Nutzung*

Die Klienten liegen mit dem ganzen Körper oder teilweise unter einer schweren Decke.

*Wirkung*

Sanddecken bieten einen starken Widerstand bzw. eine starke Druckerfahrung. Dies kann als angenehm und Halt oder Sicherheit gebend empfunden werden. Die

Klienten berichten, sie fühlten sich „wie gut zu gedeckt", „wie eingepackt", „wie im Mutterleib", oder „festgehalten" und die Decke wirkt so entspannend. Aus diesem Grund sind solche Decken gut bei Menschen mit Einschlaf- oder Durchschlafstörungen einsetzbar. Dazu werden speziell angefertigte atmungsaktive Decken eingesetzt.

Vorsicht: Es kann ein Gefühl von *Gefangensein* entstehen. Probleme mit zu starkem Engegefühl, Platzangst oder anderen Ängsten können auftreten. Bei Rückenproblemen kann eine derart schwere Decke Schmerzen verursachen. Hier kann ggf. eine Rolle unter den Knien zur Rückenentlastung beitragen.

### Sandkragen/Sandwesten/Gewichtsmanschetten

Abwandlungen der Sanddecke in kleineren Abmaßen sind in Form von Sandkragen, oder Sandwesten einsetzbar. Darüber hinaus können Gewichtsmanschetten für Hand- oder Fußgelenke verwendet werden.

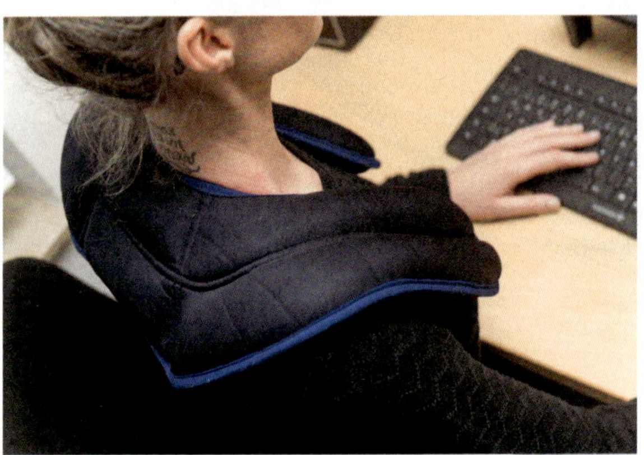

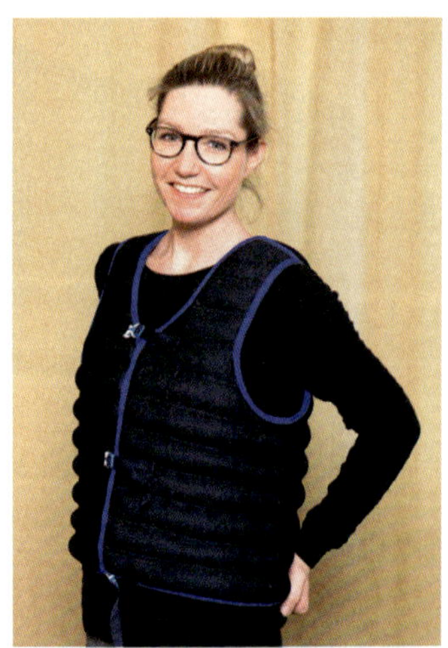

#### Nutzung

Diese Produkte können gut als Einstieg verwendet werden, da die Gefahr von negativen Wirkungen gering ist. Sie können recht gut innerhalb praktischer Tätigkeiten genutzt werden.

#### Wirkung

Die Aufmerksamkeit wird, speziell bei Sandkragen, auf den Schulter-/Nackenbereich gerichtet. Es tritt in der Regel eine Entspannung der entsprechenden Muskulatur ein. Fast automatisch führt es auch zu einer Aufrichtung des Rumpfes. So kommt es, dass viele Klienten ihre Sitzhaltung in Folge des Einsatzes von Sandkragen oder -Westen von sich aus korrigieren und somit verbessern.

### Unterschiedlich große, schwere Säckchen

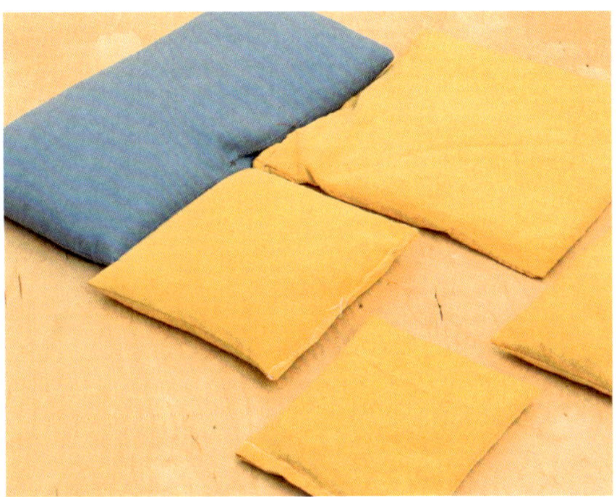

#### *Nutzung*

Die Säckchen können mit unterschiedlichen Materialien, wie Kirschkernen, Reis, Sand, Bohnen, Erbsen etc. gefüllt sein und werden je nach Bedarf auf einzelne Körperteile gelegt.

#### *Wirkung*

Je nach Gewicht üben die Säckchen eine mehr oder weniger ausgeprägte propriozeptive Wirkung aus. Sie werden isoliert oder in Kombination mit anderen SI-Mitteln zusätzlich als Beschwerung genutzt. Klienten können dies auch leicht selbständig einsetzen. So können solche Säckchen bei unruhigen Klienten beispielsweise auf die „wippenden Beine" aufgelegt werden. Werden sie eng neben den Körper gelegt, wirken sie haltgebend.

### Sitzecke

Sitzecken, Kuschelecken oder dergleichen können in Praxis- und Klinikumgebung auf unterschiedlichste Weise eingerichtet werden. Ob dabei Sessel und Sofas zum Einsatz kommen, oder – wie in der Praxis der Autorin – eine geeignete Nische mit unterschiedlichen Kissen ausgepolstert wird – spielt letztlich eine untergeordnete Rolle und richtet sich nach den räumlichen Gegebenheiten. In jedem Fall kann die

Sitzecke durch zusätzliche Decken und Kissen vom Klienten individuell eingerichtet werden.

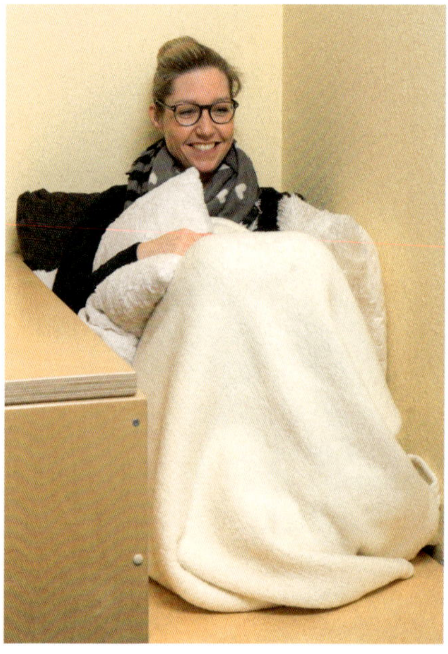

*Nutzung / Wirkung*

Sitzecken bieten eine Möglichkeit zum entspannten Sitzen, eine Rückzugsmöglichkeit und/oder geben ein Gefühl von Sicherheit. Je nach Lage bleibt das Geschehen im Raum beobachtbar.

Je nach Gestaltung der Sitzecke sind durch Anlehnen an die Wand oder an feste Polster taktile und/oder propriozeptive Reize möglich. So bieten Sitzecken mit besonders festen Polstern oder Kissen Klienten, die ihren Körper nur sehr wenig spüren können, eine Möglichkeit zur Verbesserung der Körperwahrnehmung.

Klienten, die sehr gehetzt, unruhig oder erschöpft wirken, können das Sitzen in der Sitzecke als Auszeit oder Möglichkeit zur Erholung nutzen um dann im Anschluss (wieder) besser handlungsfähig zu sein.

Derartige Sitzecken können sich Klienten ggf. auch leicht zu Hause einrichten.

## Unterschiedliche Werkangebote

### Nutzung / Wirkung

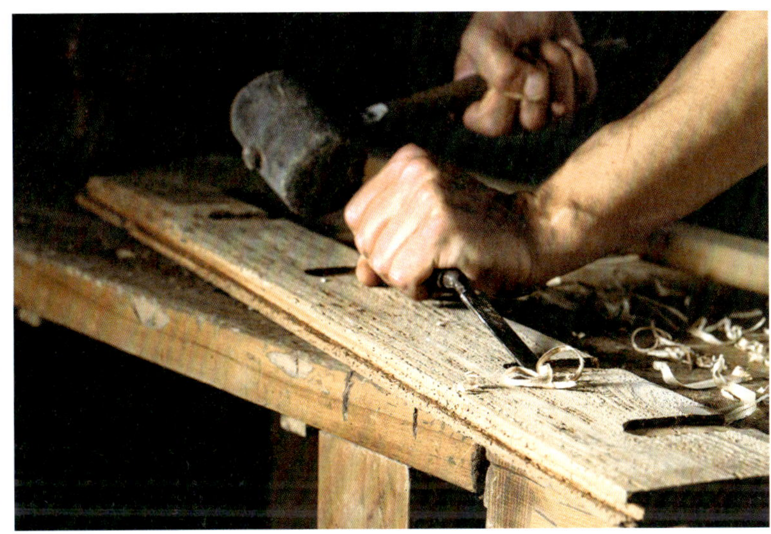

Foto: © guerrieroale – stock.adobe.com

Gerade das handwerkliche Arbeiten mit unterschiedlichen Materialien wie Holz, Speckstein, Ton, Porenbeton o. ä. bieten vielfältige Möglichkeiten für das Erleben propriozeptiver Reize. Dazu gehören der Druck, der beim Sägen aufgebracht werden muss, oder der Rückschlag des Hammers in der Hand bei *bildhauerischen* Tätigkeiten, aber auch die mehr oder weniger starke Anspannung der Finger-, Hand und Armmuskulatur.

Besonders bei Arbeiten mit festen Werkstoffen, wo unter Umständen recht große Kräfte aufgebracht werden müssen, ist eine gute Standfestigkeit sowie die Stabilität des gesamten Rumpfes von Bedeutung (propriozeptiv/vestibulär).

Für die Wirkung taktiler Reize spielen oft auch weitere Aspekte eine Rolle: Ist ein Werkmaterial beispielsweise nass oder trocken (Peddigrohr), hat es eine glatte oder raue Struktur (Holz), fühlt es sich warm oder kalt an, etc.?

## Wachsbad (Paraffinbad)

Paraffinbäder, wie sie bei Rheuma, Arthritis, Muskelverspannungen, Steifheit, Gelenkbeschwerden und Schmerzen eingesetzt werden, können auch bei bestimmten psychisch/psychosomatischen Störungsbildern angesagt sein.

### *Nutzung*

Im Paraffinbad-Gerät werden einige Paraffinblöcke aufgeschmolzen. Ist das Paraffin geschmolzen, wird die Temperatur reduziert, und der Klient kann mit den Händen gefahrlos in das Bad eintauchen.

### *Wirkung*

Der direkte Kontakt des Paraffins mit der Haut (taktiler Reiz).

Beim Herausnehmen der Hände aus dem Bad verbleibt eine dünne Schicht Paraffin auf der Haut und wird dort beim Abkühlen fest (taktiler Reiz). Die Dicke der Schicht kann durch mehrmaliges Wiederholen erhöht werden.

Dadurch kann zunächst ein Engegefühl entstehen. Auf jeden Fall ermöglicht die Wachsschicht eine deutliche Markierung der Körpergrenze. Da der Klient aber durch wenig Kraft die Finger und die Hand bewegen und damit ein partielles Ablösen der festgewordenen Paraffinschicht bewirken kann, wird auf diese Weise eine feine und detailreiche taktile Wahrnehmung der einzelnen Hautbereiche möglich. Der Klient kann sich selbst aus einem etwaigen Engegefühl befreien.

Durch die intensive Wärme hat das Paraffinbad auch eine propriozeptive Wirkung.

Das Paraffinbad wird häufig, unter anderem auch wegen der spürbar hautpflegenden Wirkung, als sehr angenehm empfunden.

Vorsicht bei taktiler Überempfindlichkeit der Hände oder Finger. So besteht beispielsweise bei Missbrauchsopfern die Gefahr einer Triggerwirkung.

## *Unterschiedliche Bürsten*

Aus der sensomotorisch-perzeptiven Therapie ist der Einsatz von Bürsten bekannt.

### *Nutzung*

Bürsten mit unterschiedlichen Borsten (Härte, Länge, Dichte, etc.) werden bestimmte Körperbereiche (Arme, Hände, Beine, Rücken, usw.) mit variierender Kraft, Geschwindigkeit oder Frequenz *bearbeitet.*

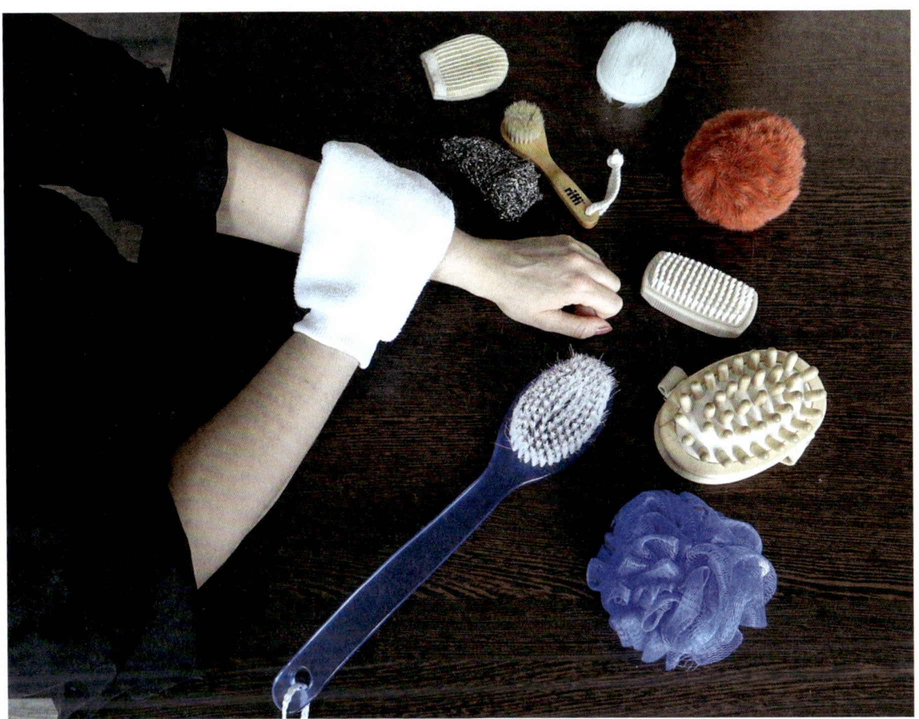

*Wirkung*

Je nach oben beschriebener Anwendung kommt es zu mehr oder weniger intensiven taktilen (ggf. auch propriozeptiven) Reizen, die in der Regel als entspannend wahrgenommen werden.

Vorsicht: Dieses Angebot sollte nicht zu Beginn gewählt werden, da bei Klienten mit Traumafolgestörungen leicht negative Assoziationen geweckt werden. Daher ist auch hier die Triggergefahr recht groß.

## Vibrationsgeräte (vgl. N.N. 2019f.)

Über ein Schallwellengerät (z. B. Novafon®) werden mechanische Vibrationen mehrere Zentimeter tief in das Gewebe geleitet

*Nutzung*

Über die tiefgreifende Gewebsstimulation werden körpereigene Mechanismen angeregt und die Rehabilitation einer Vielzahl von Erkrankungen unterstützt.

*Wirkung*

Die Vibrationen regen die Durchblutung und den Stoffwechsel an, regulieren die Muskelspannung und stimulieren tiefgreifend das Gewebe. Zusätzlich werden Regenerations- und Reparaturmechanismen angeregt. Die Behandlung mit dem Gerät fördert das Körperbewusstsein. Sie ist aktivierend und entspannend zugleich – so hat die lokale Vibrationstherapie auch eine wohltuende Wirkung.

***Weitere Möglichkeiten***

Es können auch verschiedene Bälle, Igelbälle, Steine, Holzstücke u.v.m. eingesetzt werden. Den Möglichkeiten sind fast keine Grenzen gesetzt.

#### 5.1.4.3 Aggressionsabbauende Angebote

Zum Umgang mit starken Emotionen wie Hass, Wut oder Aggressionen können verschiedene SI-Angebote hilfreich sein. Deren Nutzung kann helfen, starke Emotionen zu *kanalisieren* und ggf. zu regulieren und im Idealfall zu bewältigen.

Hierbei sind verschiedene Faktoren zu beachten. So ist zunächst zu überprüfen (abzufragen), ob dem Klienten bewusst ist, dass es sich bei dem aktuell wahrnehmbaren Gefühl um Wut oder Aggression handelt. Vielfach ist es für Klienten (noch) schwierig, sich selbst einzugestehen, dass ein derartiges Gefühl aktuell vorhanden ist.

Ist der Klient sich einer Aggression bewusst, ist im Folgenden zu klären, ob er sich diese Emotion *erlauben* oder *zugestehen* kann.

Dies ist vor der Auswahl des Angebotes unbedingt zu erörtern und dem Klienten bestimmte Angebote vorzuschlagen bzw. ihm von der Nutzung abzuraten.

- Ist es dem Klienten nicht möglich sich einzugestehen, dass Wut oder Aggressionen vorhanden sind, bzw. nimmt er derartiges nicht wahr, sind (zunächst) weniger konfrontative Angebote wie etwa das Boingball-Spiel (s. u.) oder massivere handwerkliche Tätigkeiten zu bevorzugen.
- Gesteht sich ein Klient das *Vorhandensein* von Wut oder Aggressionen hingegen ein, *erlaubt* sich dies aber nicht, kann es hilfreich sein, zu erwähnen, dass starke Emotionen normal sind und zum Leben dazugehören. Es ist nur der Umgang mit ihnen, also die Art und Weise, wie diese Gefühle ausgedrückt oder gelebt werden, der einen Unterschied zwischen angemessen und unangemessen ausmacht. Bedeutsam ist hier, dass der Klient versteht, dass durch das Ausleben der Gefühle weder er selbst noch andere geschädigt oder gar verletzt werden dürfen. Dann können auch Angebote wie der Boxsack oder Batakas (s. u.) zum Einsatz kommen.

Achtet man auf die beiden vorgenannten Aspekte nicht, besteht die Gefahr, dass Klienten sich im Anschluss an die Übung Vorwürfe machen, dass sie aggressiv waren. Im schlimmsten Fall kann es passieren, dass sie dissoziieren, psychotisch werden oder sich durch Selbstverletzungen selbst bestrafen.

In jedem Fall muss gut überlegt werden, ob aggressionsabbauende Angebote erfolgversprechend sein können, und wenn ja, welche Angebote infrage kommen. Es muss bei einigen Angeboten sichergestellt sein, dass der Klient ein Mindestmaß an Kontrolle über sich hat und Regeln einhalten kann. Es darf keine Gefahr bestehen, dass die Übung „aus dem Ruder läuft" (z. B. Batakas, Boxsack).

## *Boingball*

Der Ball ähnelt einem Football, ist aber aus Plastik und mit einem Längsloch versehen, durch das zwei Schnüre mit Griffen an den Enden gezogen sind.

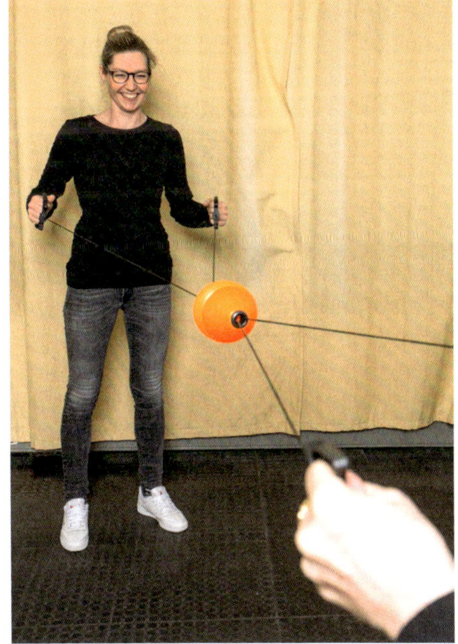

### *Nutzung*

Zwei Spieler erhalten je zwei Griffe. Indem ein Spieler die Arme weit öffnet, wird der Boing-Ball durch das Spreizen der Schnüre beschleunigt und bewegt sich auf den anderen Spieler zu, der seine Arme geschlossen hat und die Griffe zusammenhält. Wenn der Ball auf die Griffe auftrifft, ertönt eine Art *Boing*-Geräusch, von dem sich der Name des Spiels ableitet (Wikipedia 2017).

### *Wirkung*

Durch die starke Muskelanspannung beim *Abschicken* des Balls, sowie durch das Auftreffen des Balles bei den Händen werden propriozeptive Reize ausgelöst. Das Boingball-Spiel eignet sich besonders gut als Einstieg in den Umgang mit heftigen Emotionen. Es handelt sich hier um ein *Spiel*, bei dem es erlaubt ist, *überschüssige Energie herauszulassen*, im Gegensatz zum *bloßen Draufhauen.*

## Seilspringen

### *Nutzung*

Seilspringen ist fast jedem aus der Kindheit und im Erwachsenenalter zur Erhaltung oder Steigerung der Fitness, sowie Kondition, Koordination und Schnellkraft bekannt. Dazu eignet sich prinzipiell ein beliebiges Seil geeigneter Länge, das mit beiden Händen an den Enden festgehalten wird und um den Körper geschwungen wird, um dann im richtigen Moment darüber zu springen. Beim Seilspringen passt der Körper sich dem Rhythmus des schwingenden Seils an. Durch verschiedene Springtechniken (mit einem oder mit beiden Beinen gleichzeitig, oder mit gekreuzten Armen) sind Varianten und Steigerung des Schwierigkeitsgrades möglich.

### *Wirkung*

Durch das koordinierte Springen ist ein Zusammenspiel von Arm- und Beinbewegungen sowie ein Aufrechthalten des Rumpfes erforderlich (vestibulär/propriozeptive Reize). Seilspringen erfordert ein hohes Maß an Konzentration, Gleichgewicht, Koordination und Ausdauer und ist daher eher anstrengend und eignet sich gut für Menschen mit einer gewissen körperlichen Grundleistungsfähigkeit und starkem Bewegungsdrang.

## Hüpfen

### *Nutzung*

Es wird auf der Stelle gehüpft oder sich leicht dadurch fortbewegt. Dabei kann mit einem oder beiden Beinen gehüpft werden.

### *Wirkung*

Hüpfen erfordert ebenfalls viel körperliche Aktivität (vestibulär/propriozeptive Reize). *Einfaches* auf der Stelle Hüpfen ist jedoch leichter als das Seilspringen, da die Anforderung an die Koordination und Gleichgewicht geringer sind. Hüpfen eignet sich gut als Möglichkeit, wenn nur wenig Platz zur Verfügung steht. Das Einbeziehen des *bewussten Ausatmens* im normalen Atemfluss verstärkt die Wirkung. Auch Hüpfen eignet sich gut zum Abbau von überschüssiger Energie.

## Wurfwand

Als Wurfwand eignet sich im Grunde jede beliebige Wand. Neben normalen Zimmerwänden können dies auch bewegliche, aus festem Material (Holz) hergestellte Wände sein. Auf eine entsprechende Wand wird eine Zielscheibe aufgemalt oder aufgehängt. Es kann auch in bestimmten Fällen ein Bild einer Person (oder eines anderen Zielobjektes) angebracht werden.

### *Nutzung*

Die Zielscheibe wird mit Bällen oder anderen infrage kommenden *Wurfgeschossen* (Sandsäckchen, Ton) beworfen.

### *Wirkung*

Je nach Eigenschaft des Wurfgeschosses ist mehr oder weniger viel Schwung oder auch eine bestimmte Wurftechnik erforderlich, um die *Geschosse* gegen die Wand zu werfen. Es ist eine gute motorische Koordination und eine angemessene Dosierung der Kraft erforderlich. Geschosse mit Wucht gegen eine Wand zu werfen, ist eine gute Möglichkeit, Aggressionen abzubauen. Ist dabei dem Werfenden das Zielobjekt klar, kann dies die Wirkung noch verstärken.

## Batakas

Batakas sind mit Schaumstoff gepolsterte Schlagstöcke, die ursprünglich aus der asiatischen Kampfkunst stammen. Sie dienen dazu, verschiedene Schläge im spielerischen Zweikampf zu üben, ohne dass sich die Übenden gegenseitig Schmerzen zufügen oder sich gar verletzen.

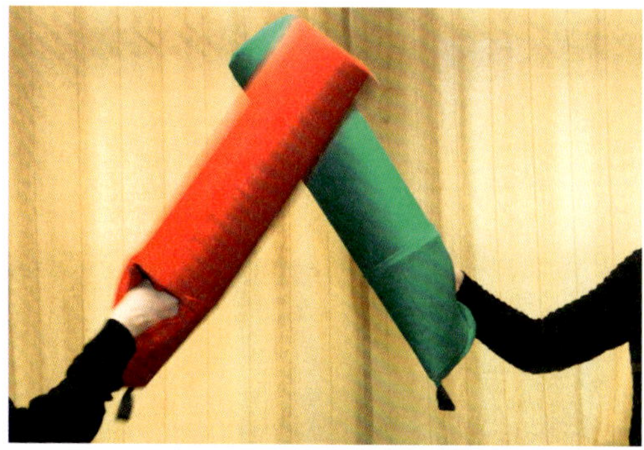

### *Nutzung*

Therapeut und Klient stehen sich gegenüber und schlagen die Schlagstöcke nach bestimmten Regeln gegeneinander. Sie können auch versuchen den anderen an Armen, Beinen oder dem Körper zu treffen. So entsteht ein spielerischer Zweikampf. Die *Kontrahenten* versuchen den Schlägen des Gegners auszuweichen, diese abzuwehren und dabei selber den anderen zu treffen.

Durch die Polsterung ist die Verletzungsgefahr zwar gering, erfordert aber auch, je nach Größe und Kraft des Klienten, vom Therapeuten ein gehöriges Maß an eigenem Körpereinsatz und Fitness.

### *Wirkung*

Der Einsatz von Batakas fordert sowohl vom Klienten als auch vom Therapeuten ein gewisses Maß an Kraft und Ausdauer, Konzentration und Geschicklichkeit, Koordination und Gleichgewicht aber ggf. auch Kampfgeist.

Batakas bieten die Möglichkeit, sich in einem fairen Duell mit einem Gegner zu messen. Starke Emotionen, z. B. Wut, die nicht immer in Worten ausgedrückt werden kann oder überschüssige Energie, können über gezielte, kontrollierte Bewegungen abgelassen werden. Die körperliche Auseinandersetzung unter bestimmten Regeln kann so bei der Kanalisierung der heftigen Emotion helfen und wirkt so wie ein Ventil, indem Wut, Frust oder Aggression gezielt abgebaut werden.

## *Schwimmnudeln*

Feste, biegsame Schaumstoffstangen werden gerne zum Schwimmenlernen oder für bestimmte Formen der Wassergymnastik verwendet und werden daher häufig als *Schwimmnudeln* bezeichnet.

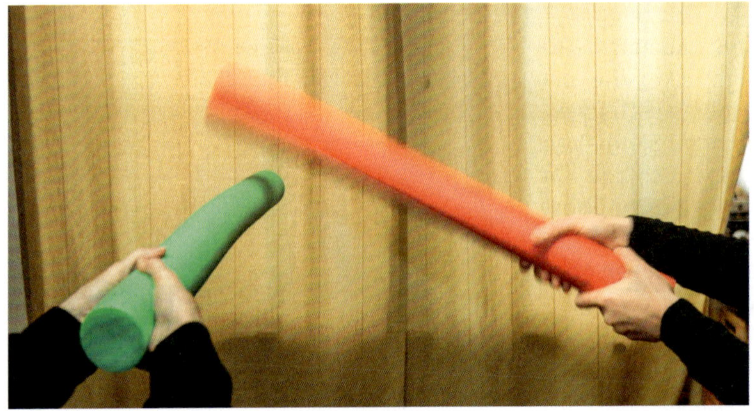

*Nutzung*

Die Schwimmnudeln können ähnlich wie Batakas (s.o.) genutzt werden. Eine weitere, sehr effektive Nutzungsweise ist aber auch, die Nudel waagerecht vor den Klienten zu halten, damit dieser dann mit seiner Nudel von oben nach unten darauf schlägt.

*Wirkung*

Schwimmnudeln bieten zwar einen geringeren Widerstand (als die Batakas) und somit weniger propriozeptive Wirkung, sind jedoch zum Abbau von Aggressionen oft gut einsetzbar, da sie vom Klienten meist als ungefährlich eingeschätzt werden. Auch hier kann eine Kanalisierung und ein Abbau von starken Gefühlen durch zielgerichtete körperliche Bewegung erreicht werden. Die Arbeit mit Schwimmnudeln ist gut möglich bei Klienten, die sich noch nicht mit einem direkten Gegenüber oder Gegner auseinandersetzen können, aber Spaß an Bewegung haben. Es ist dann oftmals leichter, nur auf eine andere Nudel zu schlagen, da keine Reaktion von einem Gegner zu erwarten ist. Dieses „einfach mal draufschlagen dürfen" ist dann oftmals einfacher und bietet ebenfalls eine gute Möglichkeit der körperlichen Kanalisierung und somit des Abbaus von starken Gefühlen. Dennoch erfordert es sehr viel Kraft bzw. Wucht, um die Schaumstoffnudeln aufeinander zu schlagen, und der Schlagende muss wirklich seine Kräfte mobilisieren. Aus diesem Grund können hier auch *versteckte* Aggressionen zum Ausdruck gebracht werden. Bei sehr aggressiven und/oder körperlich größeren, starken Klienten ist es für den Therapeuten meist einfacher, mit Schwimmnudeln zu arbeiten, da er selbst nur eine Schaumstoffnudel festhalten muss. Der Therapeut muss sich hier nicht mit dem Klienten messen oder ihm standhalten. In der hier dargestellten Variante muss lediglich der Klient große Kraft aufbringen, nicht aber der Therapeut.

## Boxsack

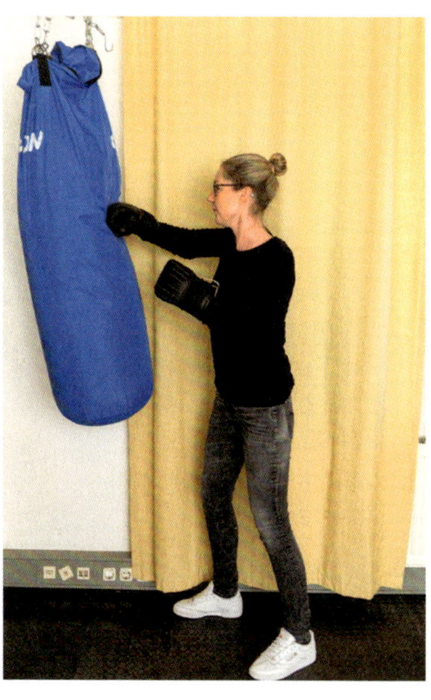

Der Boxsack ist ein Sportgerät, das zum Trainieren von Schlag- und Tritttechniken benutzt wird. Neben der Nutzung als Fitnessgerät, ist der Boxsack auch aus der Kampfkunst und Selbstverteidigung bekannt.

*Nutzung*

Der Boxsack kann eingesetzt werden, wenn Klienten Spaß daran haben, die eigene Kraft gezielt einzusetzen, ohne dabei etwas erreichen zu wollen.

Wichtig: Vor Beginn sollte unbedingt eine Einweisung in den Umgang mit dem Boxsack erfolgen, damit durch falsches Schlagen oder Treten keine Verletzungen entstehen. So ist es beispielsweise wichtig, in welchem Abstand der Übende zum Boxsack steht. Die Füße stehen hüftbreit auseinander, die Knie leicht gebeugt, nicht durchgedrückt. Der Oberkörper ist gerade aufgerichtet.

Die Arme sollten im Ellenbogen auch beim Schlag nicht ganz gestreckt werden, sondern immer leicht gebeugt bleiben. Hand und Unterarm bilden eine Linie, das Handgelenk ist nicht abgewinkelt.

Die Hände werden zur Faust zusammengerollt, wobei die Daumen außen vor den Fingern liegen. Boxhandschuhe vermeiden Verletzungen der Haut und Gelenke.

Als sinnvoll hat sich erwiesen, dem Klienten verschiedene Schlagtechniken vorzustellen, sodass er verschiedene Varianten kennt. Hierzu gehören: gerade nach vorne, seitlich mit der Handkante, Einfach- oder Kombinationsschläge.

#### *Wirkung*

Der Klient hat die Möglichkeit, mit beliebig viel Kraft und Energie gegen den Sack zu schlagen. Dabei kann er seine Gefühle wie Wut oder Hass mit in den Schlag hineingeben. Entsprechend stark ist die Schlagkraft. Er spürt den Widerstand des Sackes mit entsprechendem propriozeptivem Reiz. Das Bewusstsein Kraft zu haben und sich wehren zu können, wird gefördert. Ebenso kann beliebig viel Kraft, Energie oder Gefühl losgelassen werden. Das kann sehr befreiend sein.

### Dart-Scheibe

Hierbei werden Pfeile (Darts) auf eine Scheibe geworfen und sollen dort steckenbleiben. Die Scheibe ist in verschiedene Segmente unterteilt und je nach getroffenem Segment erhält der Werfer entsprechend Punkte. Dart ist eine spielerische Möglichkeit Energie oder Gefühl zu kanalisieren und freizusetzen.

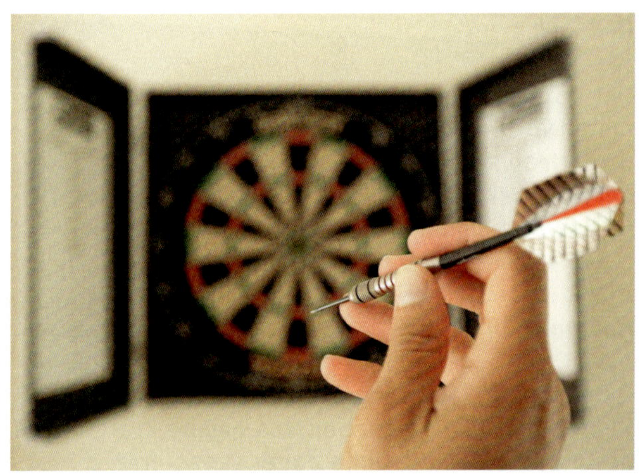

Foto: © Chris Brignell – stock.adobe.com

### *Nutzung*

Der Spieler steht je nach Leistungsvermögen in entsprechender Entfernung und wirft die Pfeile auf die Scheibe. Er benötigt eine gute Kraftdosierung und Geschicklichkeit, um die Pfeile im gewünschten Segment der Scheibe zu platzieren.

### *Wirkung*

Es ist bei diesem Spiel eine genaue Kontrolle über den Wurfpfeil notwendig. Daher eignet sich das Dartspiel gut für Klienten, die ihre Gefühle gut unter Kontrolle haben und sie dennoch loswerden möchten oder für Klienten, die sich (bestimmte) Gefühle noch nicht eingestehen können. Es ist eine *erlaubte* Möglichkeit mit sehr kontrollierter, geschickter Bewegung Gefühle freizusetzen. Wird die Scheibe mit einem Foto einer Zielperson versehen, was auch imaginär geschehen kann, verstärkt sich die Wirkung.

## Gegen eine Wand drücken

Für diese Übung eignet sich jede beliebige Wand. Die Übung ist auch auf kleinem Raum durchführbar.

### *Nutzung*

Der Klient steht in einem bestimmten Winkel mit dem Gesicht zu einer beliebigen Wand. Er hält die Arme gestreckt nach vorne und drückt die Hände gegen die Wand. Nun versucht er mit dem Einsatz des gesamten Körpers diese Wand wegzudrücken.

### *Wirkung*

Durch den massiven Widerstand entsteht ein starker propriozeptiver Reiz, und der Klient kann beliebig viel Gefühl oder überschüssige Energie gegen die Wand drücken. Diese Übung eignet sich zum Abreagieren für beliebig körperlich starke Klienten oder bei beliebig starken Gefühlen oder Energien, da so gut wie keine Verletzungsgefahr für den Klienten besteht. Sie ist sofort einsetzbar für den Klienten, da kein Einüben erforderlich ist. Hier ist auch der Therapeut nicht beteiligt.

### 5.1.5 Verknüpfung SI und Achtsamkeit

Die genutzten SI Reize beeinflussen verschiedene Wahrnehmungsprozesse und die Achtsamkeit hilft dem jeweiligen Klienten, diese zu verstehen. Eine solche Kombination kann den Zugang zu sich selbst erleichtern oder (wieder) ermöglichen.

Bei vielen Klienten ist, aus den unterschiedlichsten Gründen, die Fähigkeit sich selbst wahrzunehmen und zu spüren eingeschränkt oder gar verlorengegangen. Diese Beobachtung ist nicht neu.

Durch die Verknüpfung von SI und Achtsamkeit erleben die Klienten, wie es ist „sich (wieder) selbst zu spüren". Das ist eine wesentliche Voraussetzung für die Einleitung von Veränderungsprozessen, bei einem Konzept, das auf Wahrnehmung beruht. Insofern ist dies auch eine Voraussetzung für eine erfolgreiche Selbststeuerung.

In den folgenden Abschnitten wird aufgezeigt, wie im Rahmen einer Behandlung nach dem SELWA Konzept basierend auf den bisher dargestellten Erkenntnissen vorgegangen wird (s. Grafik S. 103).

Zunächst hilft die Achtsamkeit bei der isolierten Wahrnehmung von Körperreaktionen, Gedanken und Gefühlen (KGG) (Schritt 1).

Dann findet – in Schritt 2 – eine Bewertung statt, indem hinterfragt wird, was hilfreich ist und was nicht.

In Schritt 3 kommt nun die Sensorische Integration hinzu. SI bedeutet hier die gezielte Setzung ausgewählter sensorischer Reize. Es werden also in diesem Schritt während der Tätigkeit gesetzte Reize dazu genutzt, um die KGG zu beeinflussen und ggf. gar zu verändern (Modulation).

Und schließlich brauchen wir – in Schritt 4 – die Achtsamkeit auch, um im Rahmen einer Situationsüberprüfung erreichte Veränderungen wahrzunehmen.

So können dann – in Schritt 5 – die SI-Reize gezielt genutzt werden, um auf KGG Einfluss nehmen zu können (→ Selbststeuerung: SST erarbeiten) (s. Kap 7).

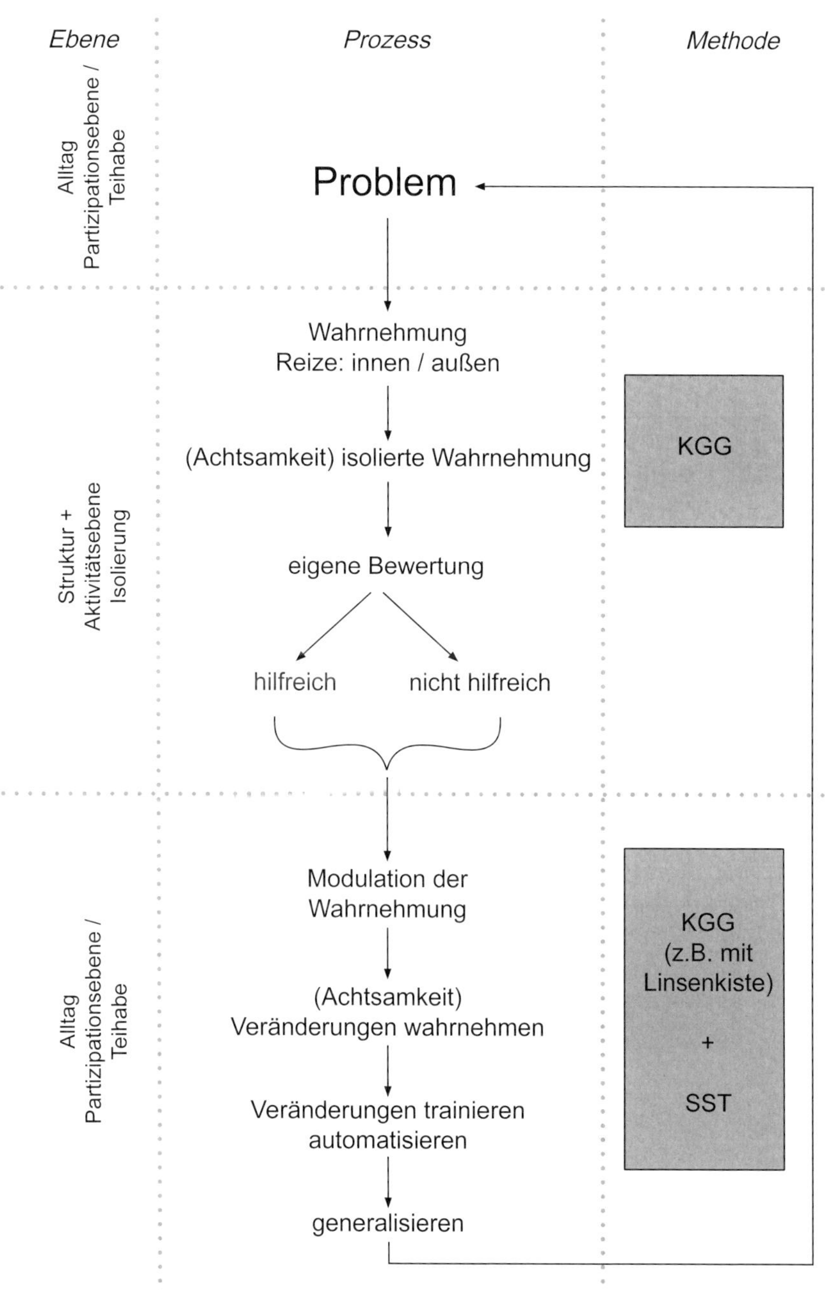


*Verknüpfung SI und Achtsamkeit*

### 5.1.6 Erfahrungen, Klientenberichte

Viele Klienten empfinden es als sehr entlastend, dass die Nutzung von SI-Angeboten eine Wirkung auf sie hat, ohne dass sie etwas tun müssen. Sie können die SI-Angebote einfach *wirken* lassen, und sie spüren die Auswirkung.

Wichtige Voraussetzung ist, dass sie sich erst einmal darauf eingelassen haben, nur zu spüren, welche Wirkung die Reize auf ihren Körper haben und dies zu beobachten, ohne zu denken und dabei alte Erfahrungen außen vor zu lassen. Sie sind nicht selten positiv überrascht, sich selbst einmal anders zu erleben; auf eine Art und Weise zu spüren, wie es ihnen bis dahin unbekannt war; zu erleben, wie ihr Körper reagiert und wie dies im Zusammenhang mit ihrer psychischen Situation steht. Zunächst ganz im Sinne von „Nicht denken – nur spüren".

Besonders bei Klienten, die schon einen langen Leidensweg, vielleicht mit vielen Therapien, hinter sich haben, schätzen dies oftmals.

Eine 58-jährige Klientin mit ADHS, deren Ehemann ihr keine körperliche Nähe geben konnte, genoss beispielsweise sehr das Gefühl des *Umschlungenseins* im Bohnenbad.

Im Beispiel einer 35-jährigen Schmerzpatientin gaben die Schaukelbewegungen in der Hängematte dieser ein Gefühl des *Gehaltenseins*. Sie erlebte durch die Schaukelbewegungen eine deutliche Reduktion der körperlich bedingten Schmerzen.

Ein 75-jähriger Klient mit Depressionen war ausgesprochen positiv überrascht, welche Wirkung das Stehen und Wippen auf dem Schaukelbrett auf seinen Körper und sein psychisches Gleichgewicht hatte. Ihn beeindruckte besonders, dass er mit einer so einfachen Bewegung seine muskulösen Verspannungen selbst lösen und gleichzeitig aus sich heraus einen Lösungsansatz für sein Hauptproblem finden konnte

Es ist erstaunlich, wie erfolgreich gemachte Erfahrungen mit den SI-Angeboten sich oft in das alltägliche Leben integrieren lassen, wenn dann später Interpretationen zugelassen werden.

Eine jugendliche Klientin mit Essstörung verglich einmal die Bohnen im Bohnenbad mit ihren Freundinnen. Die Freundinnen bleiben mit ihren Meinungen klar, eindeutig und vielleicht sogar hart, ganz wie die Bohnen. Und dennoch haben ihre Freundinnen die Eigenschaft, sie und ihre Wünsche so zu akzeptieren wie sie ist – so wie sich die Bohnen an ihren Körper anpassen. Daraus leitete sie die Erkenntnis ab: „Ich darf so sein, wie ich bin." Sie verließ deutlich gestärkt die Praxis.

# 6. Das Vorgehen bei einer Behandlung II

## 6.1 Modul 4: Wahrnehmungstraining

### 6.1.1 Ablauf

Eine gute Selbst- und Fremdwahrnehmung ist eine wichtige Voraussetzung für einen erfolgreichen Einsatz von Selbststeuerungstechniken, auf die in Kapitel 7 eingegangen wird. Daher wird zur Verbesserung der Fähigkeit zu einer guten Selbst- und Fremdwahrnehmung die Wahrnehmungsfähigkeit gezielt trainiert.

Bei SELWA wird eine ganz gezielte, strukturierte und immer nach dem gleichen Schema ablaufende Anleitung zur Selbst- und Fremdwahrnehmung bis hin zur Selbststeuerung gegeben.

In diesem Konzept geht es immer wieder um die zunächst wertfreie, später analysierte/bewertete, bis hin zur beeinflussbaren Wahrnehmung von Körperreaktionen, Gedanken und Gefühlen (KGG).

Zu Beginn bittet der Therapeut den Klienten also seine aktuellen KGG der Reihe nach zu beschreiben, so gut er es zu diesem Zeitpunkt kann. Vielfach werden Therapeut und Klient feststellen, dass dies zu Anfang gar nicht so einfach ist.

Daher ist es oft hilfreich, zunächst die möglichst isolierte und detaillierte Wahrnehmung einzelner Sinne zu trainieren.

Im nächsten Schritt wird eine konkrete Handlung ausgeführt, beispielsweise eine Computertätigkeit oder ein Rollenspiel. Diese wird dann vom anleitenden Therapeuten an geeigneter Stelle unterbrochen. Nun werden, immer noch wertfrei, die Körperreaktionen, Gedanken und Gefühle (KGG) abgefragt. Danach erst folgt eine Bewertung / Sortierung der KGG in hilfreich / nicht hilfreich o.ä. Hieraus kann ggf. bereits ein Veränderungswunsch des Klienten identifiziert werden. Im nächsten Durchgang kommen gezielt gesetzte Reize (SI-Angebote) hinzu. Es wird erneut die Wahrnehmung der KGG trainiert, in der Nachstellung konkreter Problemsituationen, bei alltagspraktischen Tätigkeiten oder auch bei der Nutzung handwerklich-gestalterischer Tätigkeiten.

Diese Schritte werden in den folgenden Abschnitten detailliert behandelt.

### 6.1.2 Bevor es losgeht

Die Erfahrung zeigt, dass es vielen Klienten den Zugang zu eigenen Wahrnehmungsprozessen erleichtert, wenn sie diese zunächst aus dem Blickwinkel der

Reizverarbeitung betrachten. Es scheint so zu sein, dass wenn von Reizen und deren Wirkungsweisen gesprochen wird, also die neurologische und biologische Erklärungsebene genutzt wird, es ihnen leichter fällt, aus einer gewissen Distanz heraus die eigenen Vorgänge zu beobachten. Es wird oft als erleichternd erlebt, die psychische und physische Problematik einmal von einer ganz anderen Seite zu betrachten, und dass der Hintergrund früherer Erfahrungen und Erlebnisse erst einmal unwichtig sein darf.

Der Klient kann so die Fähigkeit entwickeln, aus sich selbst heraus die Mechanismen der eigenen Handlungsweise zu erkennen. Er wird in die Lage versetzt, seine Aktivitäten und Betätigungen selbst zu analysieren. So kann er lernen, eigene Möglichkeiten und Fähigkeiten, aber auch Grenzen seiner Handlungsfähigkeit selbst zu erkennen. Hierbei ist es besonders wichtig, den Blick darauf zu richten, dass er dies selbst tun kann, auch ohne fremden Auftrag. So kann ein Gefühl von Selbstkontrolle und Selbstsicherheit wachsen.

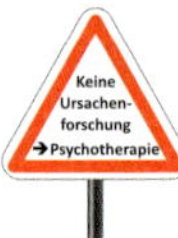


In diesem Zusammenhang ist noch einmal wichtig zu erwähnen, dass Fragen hinsichtlich Entstehung und Inhalten von Gefühlen, wie z. B. Angst und Wut, oder Gedanken in der ergotherapeutischen Behandlung nur bedingt thematisiert werden, dies bleibt Thema der Psychotherapie.

Ein gezieltes Wahrnehmungstraining soll den Klienten helfen, die Aufmerksamkeit gezielt auf bestimmte Reize und/oder Impulse zu lenken, um sie durch deren möglichst isolierte Wahrnehmung, leichter zu verstehen. Die Übungen eröffnen also Möglichkeiten, um mehr über sich selbst zu erfahren.

Die Klienten begeben sich quasi „auf eine Forschungsreise zu sich selbst", vergleichbar mit einer Expedition durch den Dschungel, bei der man nicht weiß was einem begegnet. Man weiß auch nicht im Voraus, welche Dinge (oder hier Fähigkeiten) benötigt werden, um sich möglichst unbeschadet durch den eigenen *inneren Dschungel* bewegen zu können. Bei einer derartigen Expedition können vielleicht *wilde Tiere* auftauchen. Gegebenheiten der Natur können den Weg erschweren. Es gilt dann abzuwägen, wie man auf sie reagiert, und wie man seinen geplanten Weg fortsetzen kann. Möglicherweise ist ein bestimmter Gegenstand (z. B. ein *Buschmesser*) oder eine bestimmte Strategie hilfreich. Es gilt auch herauszufinden, was bei der Erforschung des eigenen Inneren sonst noch hilfreich sein kann. Diese Fragestellung wird aber nicht losgelöst von äußeren Gegebenheiten, sondern immer unter Einbezug des realen Äußeren, bearbeitet.

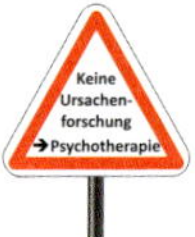


Die Wahrnehmungsübungen richten sich jedoch nicht auf das Aufdecken alter Erlebnisse. Es ist aber durchaus möglich, den Umgang mit auftauchenden alten Bildern oder Erinnerungen für den Klienten zu unterstützen, ohne sie jedoch inhaltlich zu bearbeiten.

Im Rahmen einer Wahrnehmungsübung tauchen z.B. Bilder und Erinnerungen von angstbesetzten Situationen auf, wie: „Als ich ein Kind war, war mein Vater sehr streng. Er war sehr ungerecht zu mir, hat mich auch geschlagen." Dann wird der Umgang mit diesem Angstgefühl geübt, inhaltlich wird die alte Situation nicht bearbeitet.

Die Übungen zur Förderung der Wahrnehmungsfähigkeit sind hier stets auf die Fragestellung ausgerichtet: „Was ist wichtig, was brauche ich jetzt, was braucht mein Körper? Was kann ich selbst aktiv tun oder lassen, um nach meinen eigenen Vorstellungen handlungsfähig zu bleiben?" Es geht darum, den Klienten zu ermutigen, sich selbst auszuprobieren, sich selbst zuzutrauen unbekannte Denk- und Handlungsweisen zu erproben. Ziel ist es, in Ruhe beobachten zu können, welche Auswirkungen dies auf Gedanken und Gefühle hat und wie der Körper reagiert – einschließlich der Erfahrungen, die damit verbunden sind. So wird es möglich, zu erkennen, wie Körper, Gefühl und Gedanken zusammenspielen.

Der Therapeut hat dabei die Aufgabe sich selbst so einzubringen, dass eine offene, vertrauensvolle Therapiesituation entstehen kann. So kann er dann dem Klienten die Sicherheit vermitteln, dass er auf diesem Weg des Ausprobierens nicht allein ist. Der Klient soll spüren, dass auch der Therapeut achtsam bei den Beobachtungen des Klienten bleibt, also quasi mitbeobachtet. So achtet er darauf, dass Überforderungen (und später) Fehlinterpretationen vermieden werden. Um dies in ausreichendem Maße tun zu können, ist es unbedingt erforderlich, dass der Therapeut selbst Kenntnisse dieser Zusammenhänge hat. Hierbei gilt, je genauer sich der Therapeut der eigenen inneren Vorgänge bewusst ist, desto weiter kann er auch die Klienten bei ihren Beobachtungen begleiten und sie bei ihren Erfahrungen unterstützen.

## Kleinschrittig und detailliert

Die Erfahrung zeigt auch, dass durch die detaillierte, isolierte Beobachtung der Wahrnehmungen eine Verlangsamung der Abläufe entsteht und eine Reizüberflutung vermieden werden kann.

Durch diese Verlangsamung entsteht Zeit. Dies allein wirkt sich meist schon beruhigend aus. In dieser Zeit haben die Klienten auch die Möglichkeit, sich zu ordnen und können so besser verstehen, was in ihnen wie geschieht (Gegenwartsorientierung ist gegeben). Die Denk- und Handlungsabläufe werden langsamer und es ist für sie einfacher, eine bewusste, zielgerichtete Selbststeuerung einzuleiten.

## Wertfreie Wahrnehmung

Bei Wahrnehmung im hier dargestellten Zusammenhang hat das *Training von Achtsamkeit* eine besondere Bedeutung. Es geht darum, zunächst die einzelnen Sinne und später die Abläufe in einer konkreten Alltagssituation auf die jeweils spezifischen Körperreaktionen, Gefühle und Gedanken (KGG) hin zu beobachten und *vor allem wertfrei* wahrzunehmen.

Erfahrungsgemäß stellen sich immer wieder recht schnell Interpretationen und Assoziationen ein. Um zu sehen, wie sich die Fakten tatsächlich darstellen, ist es jedoch unbedingt notwendig zu üben, zunächst auf die Wertungen zu verzichten.

Der Therapeut gibt immer wieder Hinweise, in welche Richtung der Klient seine Aufmerksamkeit lenken sollte. So entsteht durch das immer gleiche Abfragen eine innere Ordnung, eine Struktur. Die Klienten können dieses Vorgehen nach einigem Üben auch allein durchführen, was ihnen zusätzliche Sicherheit gibt. Hier hat sich der Einsatz der speziell für diesen Zweck entwickelten SELWA Smartphone-App (vgl. Kap. 13) als sehr hilfreich erwiesen.

Durch die so entstandene Struktur der erlernten und geübten Isolierungsmöglichkeiten der KGG fällt dem Klienten die Übertragung auf eine aktuelle Situation leichter. Er wird zunehmend in die Lage versetzt, sein inneres Geschehen in Alltagssituationen detaillierter wahrzunehmen.

Eine wichtige Erkenntnis für viele Klienten ist, dass sie selbst etwas an ihrem Zustand verändern können. Die Klienten spüren, dass es ihnen besser geht, sie gewinnen zunehmend an Sicherheit und ihr Selbstbewusstsein wächst. So bekommen sie schließlich ihren Alltag wieder in den Griff.

### 6.1.3 Wahrnehmung der Sinne

Bei der Schulung der Sinne wird gelernt, die einzelnen Sinneswahrnehmungen und die damit verbundenen Wahrnehmungsabläufe zu beobachten.

An dieser Stelle erscheint es wichtig anzumerken, dass jeder Mensch das Recht hat, jederzeit aufs Neue für sich zu entscheiden und zu bestimmen

- was er sehen will, wen er anschaut, was er anschaut, wie er sieht
- was er hört, wo er hinhört, was er anhört
- was er berührt, was ihn berührt, WER ihn berührt

Es ist wichtig, dieses Recht auszusprechen, weil traumatisierten Personen dies oft nicht bewusst ist.

Traumatisierte Personen berichten häufig, sie bewegten sich „wie unter einer Glocke" oder „wie im Nebel", wo Wahrnehmungen nicht ankommen, abgeschaltet sind, oder nicht wahrgenommen werden *wollen* (weil sie oder Teile davon in der

Vergangenheit bedrohlich waren oder den Beginn schmerzlicher Erfahrungen darstellten).

Diesen Klienten hilft es mitunter, sie zu ermutigen, die eigenen Sinneswahrnehmungen zuzulassen. Dazu benötigen sie den Schutz des Therapeuten und gleichzeitig die Möglichkeit und die Freiheit selbst zu entscheiden, was sie wahrnehmen wollen.

Die Erfahrungen mit Übungen der Sinnesschulung wird von vielen Klienten als wertvoll beschrieben. Sie erleben, dass sie Fähigkeiten besitzen, die trotz ihrer Symptomatik dazu beitragen, dass sie sich auch teilweise als *normal* empfinden können. Dieses Entdecken *gesunder* Anteile wirkt meist selbstwertsteigernd. Denn hier spielt es keine Rolle, wer oder was sie sind oder welche Vorerfahrungen sie gemacht haben.

Durch die gezielte Beobachtung und Beschreibung der Sinneswahrnehmungen wird die Selbstbeobachtung angeregt und gelernt, sich auf spezifische Gegebenheiten zu konzentrieren. Aus diesem Grund stellt die Sinnesschulung einen wichtigen Teil des Wahrnehmungstrainings dar und wird bei SELWA als Einstieg in das Wahrnehmungstraining eingesetzt. Das achtsame Wahrnehmen äußerer Faktoren erscheint Klienten zunächst einfacher und ungefährlicher als sich mit inneren Faktoren wie Körperreaktionen, Gefühlen und Gedanken zu beschäftigen.

Besonders wichtig ist es auch, dass der Übende sich durch die Wahrnehmung äußerer Sinneseindrucke eine Verbindung nach außen schafft, was zusätzlich Sicherheit gibt. Die bewusste Wahrnehmung der äußeren Welt kann sich zudem positiv auf die Kontaktfähigkeit auswirken.

Bei den Übungen der Sinnesschulung werden die einzelnen Sinne isoliert in den Fokus genommen und trainiert. Die Aufgabe besteht darin, die Aufmerksamkeit nur auf einen Sinn zu richten und die anderen Sinne in diesem Moment einmal weniger wichtig sein zu lassen. In diesem ersten Schritt geht es darum, einmal *nur* zu hören, zu sehen, zu riechen, zu schmecken oder zu tasten, und dies ganz bewusst zu tun. Es ist die Aufgabe, den jeweiligen Sinnesreiz zu beobachten, zu registrieren und zu beschreiben. Dabei wird jeweils die Aufmerksamkeit von der groben Wahrnehmung zur detaillierten gelenkt. Je detaillierter eine Sinneswahrnehmung beschrieben werden soll, desto mehr Konzentration muss der Klient aufbringen (Konzentrationstraining). Je mehr Konzentration für die jeweilige Beobachtung verwandt wird, desto weniger Parallelgedanken stellen sich ein (Beruhigung).

Je mehr Konzentration auf das augenblickliche Wahrnehmungsobjekt oder die augenblickliche Situation gerichtet wird, desto größer ist auch die Präsenz im *Hier-und-Jetzt* (oder ergotherapeutisch: die Anwesenheit, die die Teilhabe ermöglicht). Und schließlich: Je mehr Präsenz in der Gegenwart, desto größer (später) die Selbststeuerungsmöglichkeit.

Wichtig hierbei ist, wie schon häufig erwähnt, dass bei diesen Beobachtungen zunächst auf jegliche Wertung verzichtet wird. Wie schön oder hässlich, nützlich, nutzlos oder schädlich, angenehm oder unangenehm eine Sinneswahrnehmung ist, soll zunächst außen vor bleiben. Dies kann ggf. separat oder später betrachtet werden.

Ebenso soll zunächst versucht werden, aufkommende Assoziationen oder Erinnerungen auszublenden, da die Aufmerksamkeit ausschließlich auf den augenblicklichen Moment gerichtet werden soll. Es soll die Fähigkeit trainiert werden, sich nur auf eine Sache zu konzentrieren, was in der heutigen schnelllebigen Zeit nicht so einfach ist. So kann gelernt werden, einzelne Fakten, oder den klaren Reiz als solchen erkennen zu können. Dies ist wichtig, um im weiteren Verlauf der Behandlung einzelne Reize (sowohl innere als auch äußere) gezielt beeinflussen zu können.

Diese Fähigkeit der Isolierung ist entscheidend, wenn es darum geht, das innere Durcheinander zu entwirren, zu ordnen und strukturierte Handlungsabläufe zu entwickeln. Die Konzentration auf nur einen Sinn hilft, Wahrnehmungsprozesse bewusst werden zu lassen und gezielt beobachten zu können.

Da diese neutrale, wertfreie Beobachtung nicht so einfach ist, achtet der Therapeut auf die Einhaltung dieser Vorgaben und lenkt die Aufmerksamkeit des Klienten durch entsprechende Hinweise.

Erst im weiteren Verlauf des Wahrnehmungstrainings kann später herausgefunden werden, welche Sinneswahrnehmung als angenehm empfunden werden und welche als unangenehm oder belastend. Dies geschieht, indem dann Bewertungen zugelassen werden und auch Assoziationen (vgl. Kap. 6.1.14).

Ziel einer solchen Sinnesschulung (Wahrnehmungsübung) ist es, das Beobachten einzelner Sinne zu trainieren und sich dabei durch nichts ablenken zu lassen. Um so

- das Trennen zu üben: Es soll das isolierte Wahrnehmen geübt werden, um später besser unterscheiden zu können: Was ist Körperreaktion, was ist Gefühl und was Gedanke
- durch die Fokussierung eine Beruhigung zu erreichen
- durch das achtsame Beobachten äußerer Sinneseindrücke die Kontaktfähigkeit und Positionierung in der Außenwelt zu fördern und das *Festhängen* in inneren Strukturen (z. B. Gedanken, Bildern, Vorstellungen, Grübeleien, Automatismen) zu verhindern
- durch die Wahrnehmung der augenblicklichen Situation eine Präsenz im gegenwärtigen Moment zu erreichen

- durchaus auch einen Gewinn an *Sinnlichkeit* zu erzielen. Mit geschärften Sinnen fällt es leichter, Sinneseindrücke auch als angenehm und genussvoll zu interpretieren (vgl. auch unterschiedliche Formen des Genusstrainings oder der euthymen Therapie [Affenzeller 2018]). Dieser Aspekt ist beachtenswert, wenn es um die Steigerung der Lebensqualität geht

Dies ist bei fast allen Übungen zur Sinnesschulung möglich und beliebig ausweitbar. Es sollte zunächst in der Therapiesituation vorgestellt und geübt werden. Dann sind entsprechende Übungsaufgaben im Alltag gut durchzuführen.

#### 6.1.3.1 Das Sehen

Die Sinneswahrnehmung *Sehen* wird von den Klienten im Allgemeinen als eher ungefährlich interpretiert und eignet sich daher bei den Übungen dazu, mit ihr zu beginnen. Diese Einschätzung der Klienten hat vermutlich damit zu tun, dass sie nicht im direkten Kontakt zum Sehobjekt stehen, sondern dass eine räumliche Distanz besteht, was beim Tasten und Schmecken nicht der Fall ist. Auch ist es eher leicht, wegzusehen oder erst gar nicht hinzusehen, was beim Hören oder Riechen eher schwierig ist.

Im Sinne einer zunächst wertfreien Wahrnehmung wird der Klient aufgefordert, das betrachtete Objekt zunächst genau anzuschauen und dann zu beschreiben. Dabei besteht die Aufgabe darin, zunächst nur das zu beschreiben, was er wirklich gerade sieht, und dabei *gelerntes Wissen* außen vor zu lassen. Er soll also das Objekt registrieren, z.B. die genaue Form, Farbe und Größe beschreiben und dabei auch auf Interpretationen und Assoziationen verzichten.

*Beispiel: ein Kaktus*

Anleitung: Optimal wäre eine Beschreibung in etwa: Ich sehe etwas Dickes, Knubbeliges, Grünes. Seitlich ragen kleine, spitze Dinger heraus, die sehr gleichmäßig verteilt sind. Begriffe wie Dornen oder gar Kaktus sollen ebenso vermieden werden, wie „Es sieht so aus wie ein Kaktus, der mir gefällt/nicht gefällt. Er erinnert mich an diese oder jene Situation ..."

Einzelheiten sollen ggf. erst im nächsten Schritt gesehen werden. Hier wird die Aufmerksamkeit von der groben Wahrnehmung zur detaillierten gelenkt (s.o.).

#### 6.1.3.2 Das Tasten

Bei Übungen zum Tastsinn geht es darum, Gegenstände tastend zu untersuchen und zu beschreiben. Es soll festgestellt werden, welche Temperatur, Form und Struktur ertastbar ist (warm-kalt, spitz-rund, rau-glatt, weich-hart, ungefähre Größe – nicht jedoch Stein, Stoff, Lego, Radiergummi). Auch hier gilt, je genauer die

Wahrnehmung beobachtet werden kann, umso differenzierter kann der Gegenstand erfasst werden. Wenn zunächst ein Gegenstand als kalt oder heiß wahrgenommen wird, können bei genauerer Beobachtung auch Abstufungen wie *lauwarm* festgestellt werden. Auch hier sollte zunächst auf Bewertungen und Assoziationen verzichtet werden.

Erst im weiteren Verlauf wird auch angeregt, mit dem Gegenstand zu experimentieren. Hier gilt es dann herauszufinden, ob beim Hantieren mit den Gegenständen unterschiedliche Tasterfahrungen gemacht werden. Beispielsweise kann eine Haselnuss, wenn sie zwischen zwei Fingern gedreht wird, einen anderen Eindruck hinterlassen, als wenn sie in der hohlen Hand auf- und abgeworfen, oder zwischen Handinnenflächen hin- und herbewegt wird.

Im nächsten Schritt rücken dann auch Wertungen, Gefühle, Interpretationen in die Beobachtung. Das heißt, es gilt zu beurteilen, welcher Gegenstand oder welches Material als angenehm und unangenehm empfunden wird.

Achtung: Berührungen, das praktische *Fühlen* (Tasten) birgt für viele Klienten eine gewisse Gefahr, weil sie verletzt werden könnten. Dabei ist hier in erster Linie eine psychische/seelische Verletzung gemeint (vgl. Trigger, Kap. 6.1.13.2).

Natürlich ist beim Tasten/Fühlen auch stets die Gefahr einer mechanischen Verletzung gegeben (Beispiel: Durchsuchen von Handtaschen/Rucksäcken am Flughafen).

Im allgemeinen Sprachgebrauch werden Begriffe wie fühlen, spüren, tasten, oft synonym durcheinander verwendet. Hier ist eine gewisse Aufmerksamkeit angebracht, damit den Klienten stets klar ist, ob von *tasten* oder von *fühlen* im Sinne von Gefühlen, Emotionen die Rede ist.

#### 6.1.3.3 Das Hören

Bei der bewussten Konzentration auf das Hören können Geräusche, Töne oder Klänge wahrgenommen werden, die vielleicht sonst keine Beachtung finden, weil sie einfach überhört werden, da sie als nicht so wichtig empfunden werden und wir es auch nicht gewohnt sind, so detailliert wahrzunehmen. Z. B. hört man die Uhr im Raum dann plötzlich laut ticken ...

Gerade hier ist ein interpretations- oder assoziationsfreies *Horchen* sehr schwierig. Dennoch sollte der Klient versuchen, das Gehörte zu beschreiben als: Ticken, Zischen, Blubbern, rhythmisches Klopfen oder Klappern – und nicht als Uhr, Dampfbügeleisen, knurrenden Magen oder Schritte.

Durch die bewusste Konzentration auf das Hören kann auch klarwerden, warum man sich gestresst fühlt, wenn plötzlich deutlich wird, dass viele unterschiedliche

Umweltgeräusche, die gleichzeitig vorhanden sind, als Belastung empfunden werden. Z.B. sind bei einem Einkaufsbummel in der City etwa Straßenlärm, Stimmen, Musik aus Verkaufsbuden u.v.m. wahrnehmbar.

Umgekehrt berichten Klienten auch, dass sie das Hören, ohne darüber nachzudenken, als Regulierungsmöglichkeit einsetzen. Sie setzen beispielsweise einen Kopfhörer auf, um Angenehmes zu hören und dabei ruhiger zu werden.

### 6.1.3.4 Das Riechen

Übungen zum Riechen und Schmecken bewirken eine Steigerung der Präsenz im Hier-und-Jetzt. Sie können aktivierende oder beruhigende Wirkungen haben.

Gerüche zu beschreiben und dabei auf Wertungen zu verzichten ist erfahrungsgemäß ebenfalls besonders schwierig, da sich Assoziationen und Interpretationen sehr schnell einstellen. Deshalb ist hier die Triggergefahr hoch (siehe auch Kap. 6.1.13.2). Der Umgang mit Gerüchen, die an belastende Situationen erinnern, bedarf ein hohes Maß an Übung und sollte deshalb nicht zu Beginn im Rahmen des Wahrnehmungstrainings der Sinne eingesetzt werden.

Riechen kann in sozialen Beziehungen eine wichtige Rolle spielen. Wie der Eigengeruch eines Menschen empfunden wird, hat Einfluss darauf, ob wir für ihn Sympathie empfinden oder nicht. Der Satz „Den kann ich nicht riechen" ist seit jeher bekannt. Wenn jemand gut riecht, ist man gern in seiner Nähe. Evolutionsgeschichtlich ist der Geruchssinn einer der ältesten Sinne und diente hauptsächlich der Warnung vor Gefahren (N.N. 2019g).

### 6.1.3.5 Das Schmecken

Bei der Wahrnehmung des Geschmackssinns wird zuerst die Verteilung der unterschiedlichen Geschmacksrezeptoren auf der Zunge erklärt (an der Zungenspitze wird süß, an der Seite sauer, am Zungenrand bitter und auf der Gesamtfläche der Zunge salzig wahrgenommen). Es wird beobachtet, wie die Nahrungsmittel schmecken und wie sich der Geschmack und die Konsistenz während des Zerkauens verändert.

Übungsmaterial können unterschiedliche Nahrungsmittel sein, die nur zu Übungszwecken dienen, oder aber Nahrungsmittel, die innerhalb eines Küchentrainings verwandt werden.

Übungen zum Riechen und Schmecken können gut in den Alltag integriert werden. Daraus resultierende Erkenntnisse sind hilfreich bei der Entwicklung von Selbststeuerungsmöglichkeiten, z.B. scharfe Speisen oder Bonbons, Gerüche, die aktivierend wirken.

### 6.1.3.6 Übungen zur Sinnesschulung

Die Aufgabe, die Sinne möglichst isoliert wahrzunehmen, eignet sich auch gut, um sie als Hausaufgabe bis zum nächsten Termin zu stellen. Dies gilt sowohl für die Klinik als auch die Praxis. Im Folgenden werden einige Übungsmöglichkeiten vorgestellt:

#### Übungen Sehen

**Anleitung: Bildbeschreibung**

*(In wörtlicher Rede formuliert, kann ggf. direkt so vorgelesen bzw. im Zwiegespräch mit dem Klienten angewendet werden.)*

***Beispielbild mit einem Baum***

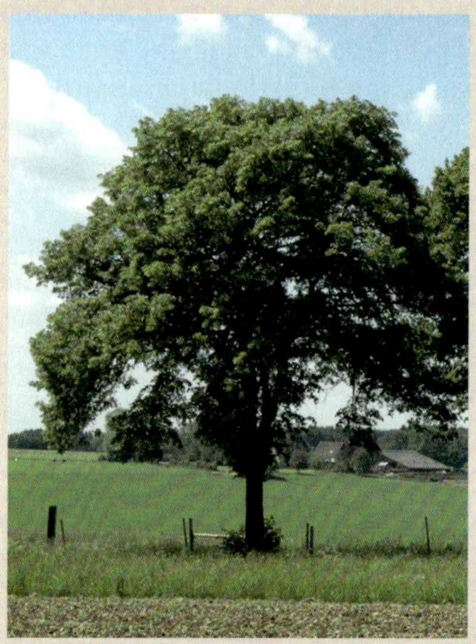

*Vor Beginn dieser Übung werden aktuelle Körperreaktionen, Gefühle und Gedanken abgefragt. Diese werden vom Therapeuten nicht kommentiert, sondern als solche so stehengelassen.*

*Dann wird der Klient aufgefordert ein Bild zu betrachten und zu beschreiben.*

Was sehen Sie?

Beschreiben Sie nur die Tatsachen, bzw. das Objekt, die Objekte.

Beschreiben Sie, ohne Bewertung, Interpretation und Assoziation.

Ist das Bild komplett mit Farbe ausgefüllt, oder gibt es Lücken?

Wie ist die Raumaufteilung? (In der Mitte des Bildes, am oberen Rand ...)

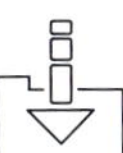

Welche Form, Formen erkennen Sie? (Linien, Flächen ...?)

Wie sind diese Linien angeordnet? (senkrecht, waagerecht ...).

Beschreiben Sie die Flächen genauer (rund, eckig, oval, ca. cm groß ...)

Haben diese Flächen unterschiedliche Größen?

Welche Farbe(n) kommen vor?

Wie ist die Intensität der Farbe(n)?

Die Beschreibung wird solange fortgesetzt, bis der Klient meint, er habe nun alles beschrieben. Auch hier enthält der Therapeut sich jeden Kommentars.

Dann wird erneut die Befindlichkeit abgefragt.

Beschreiben Sie nun die Körperreaktionen, Gefühle und Gedanken, die jetzt wahrnehmbar sind.

Wie hoch ist Ihre emotionale Beteiligung auf einer Skala von 0 – 100 %, wenn Sie das Bild auf diese Art und Weise betrachten, wert- und deutungsfrei, nicht assoziierend?

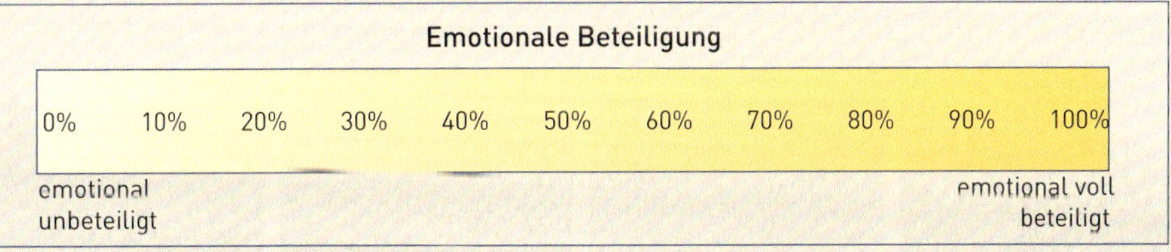


*Nun wird der Klient aufgefordert, das Bild ein zweites Mal zu beschreiben.*

Beschreiben Sie das Bild erneut, so, wie sie es ohne diese Anleitung vielleicht automatisch getan hätten. Jetzt sind erlerntes Wissen (Baum), Deutungen, Interpretationen, Wertungen und Assoziationen erlaubt.

Und nun beschreiben sie wieder Ihre Körperreaktionen, Gedanken und Gefühle.

Bemerken Sie einen Unterschied zur vorherigen Form der Beschreibung?

Wie hoch ist jetzt Ihre emotionale Beteiligung auf einer Skala von 0–100 %?

Wann ist es wohl im Alltag sinnvoll für Sie, die Dinge wertungsfrei zu betrachten?

Gibt es Situationen, in denen es auch sinnvoll sein kann, zu werten und zu deuten, wenn ja, wann?

Praktisch kann alles betrachtet werden, nicht nur Bilder, sondern auch Räume, beliebige Gegenstände im Therapieraum, etc.

Als therapeutische Übungsaufgabe für zuhause bietet es sich an, den Klienten verschiedene Gegenstände beschreiben zu lassen. Dabei wird der Klient aufgefordert, vorher in der Therapieeinheit einzuschätzen, wie viele Übungen er plant. Denkbar ist auch, dass er eine Liste mit den beobachteten Objekten führt. So kann diese Art zu beobachten geübt werden. Darüber hinaus kann der Klient sich bewusst mit etwas beschäftigen, was mit ihm zu tun hat, was nur für ihn ist, was nicht produktiv ist.

Eine weitere Übung zur Sinnesschulung *Sehen* ist das bekannte Spiel: „Ich sehe was, was du nicht siehst!"

## Fotoreportage

Klienten, die einen Fotoapparat oder ein Smartphone besitzen, kann man ermuntern bis zur nächsten Therapiestunde eine Fotoreportage zu einem selbst ausgesuchten Thema zu schießen. Das können ganz banale Themen wie „Frühling" oder „Meine Katzen" sein, aber auch komplexere Themen wie „Tierbabys im Zoo". Im Rahmen einer solchen Aufgabe wird geübt, das „Augenmerk" auf etwas ganz Bestimmtes, Eingegrenztes zu richten. Das „Thema der Reportage" quasi „durch die Linse" zu beobachten, kann helfen, die Sehwahrnehmung auf bestimmte Dinge zu konzentrieren und „den Rest" automatisch auszublenden.

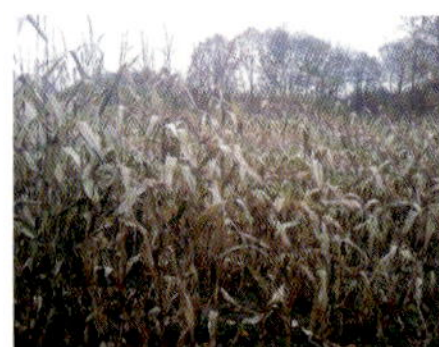
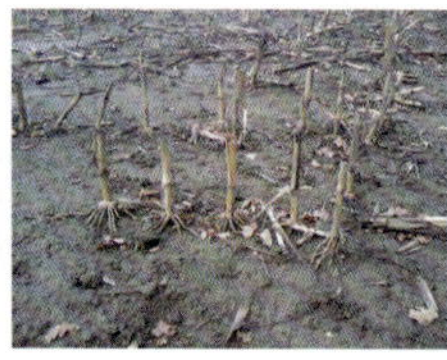
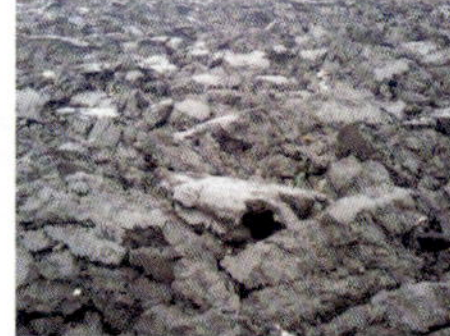
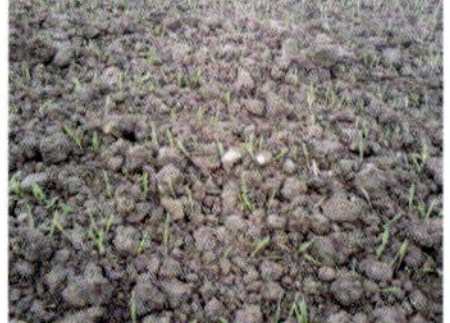

*Fotoreportage: „Veränderungsprozess Neues Leben"*

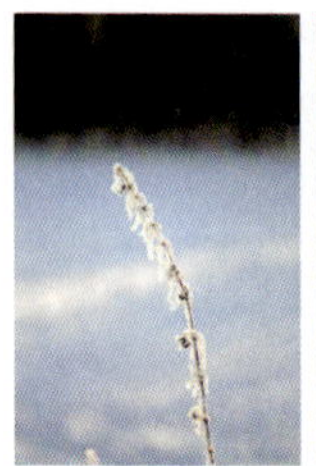
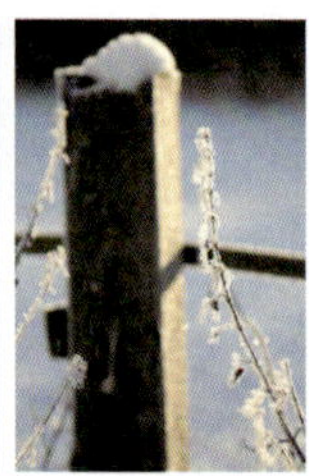
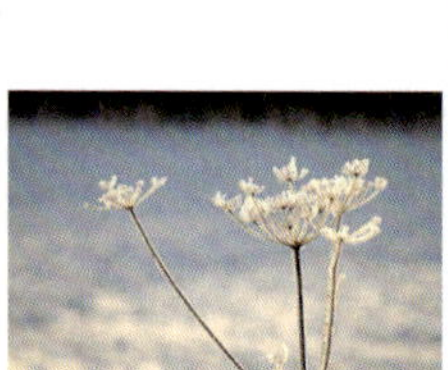
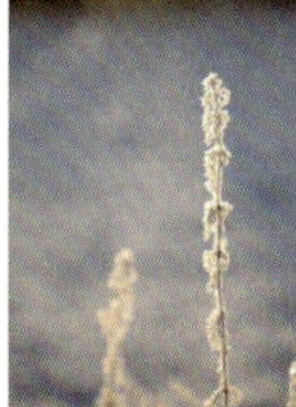
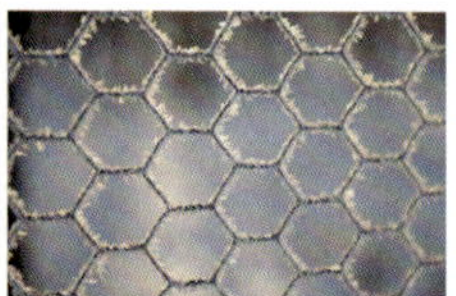

*Fotoreportage: „Winterspaziergang"*

**Anleitung „Stundenglas“**

*(In wörtlicher Rede formuliert, kann ggf. direkt so vorgelesen bzw. im Zwiegespräch mit dem Klienten angewendet werden. Der Aufbau dieser Anleitung folgt den allgemein zugänglichen Meditationsanleitungen auf dem Gebiet der Achtsamkeit.)*

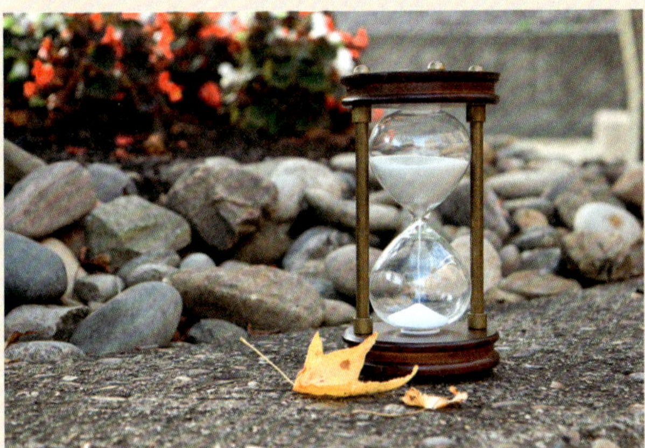

***(Einleitung)***

Nehmen Sie zunächst Ihren Körper wahr.

Ihre Haltung, den Kontakt Ihres Körpers zum Stuhl, den Kontakt Ihrer Füße zum Boden.

Die Position Ihrer Arme und Hände.

Wenn Sie möchten, können Sie Ihre Sitzposition jetzt verändern, so dass Sie bequem sitzen.

Beobachten Sie nun Ihren Atem. Wie er kommt und geht.

Wie Sie aus- und einatmen, wie Ihr Bauch sich weitet, ohne dass Sie etwas verändern.

Und nun nehmen Sie wahr, welche Gefühle gerade da sind und welche Gedanken durch Ihren Kopf gehen.

Sie beobachten dies und versuchen,

all das, was für Sie gerade überflüssig ist,

auszublenden und ihm keine Bedeutung beizumessen.

Wenn Sie möchten, können Sie sich später wieder damit beschäftigen.

Und nun möchte ich Sie bitten, Ihre Aufmerksamkeit auf die Beobachtung des Objektes zu richten, das vor Ihnen steht.

***(Anleitung)***

Beobachten Sie das Objekt, das vor Ihnen steht.

Versuchen Sie, so genau wie möglich zu beschreiben, was Sie sehen.

Und stellen Sie sich dabei vor, dass Sie nicht wüssten, was dies für ein Gegenstand ist.

Beschreiben Sie dabei, vom groben Eindruck zum feinen.

Wie groß ist der Gegenstand ungefähr?

Welche Form hat er? Welche Farbe oder Farben?

Beschreiben Sie die unterschiedlichen Teile.

Tun Sie dies so genau wie möglich.

Beobachten Sie, wo sich etwas bewegt.

Was sich wo und wie bewegt.

Wenn Sie möchten, nehmen Sie sich die Zeit,

genau zu beobachten, was dort in dem Gegenstand geschieht.

Versuchen Sie zu registrieren, ob sich an der einen oder anderen Stelle im Laufe der Zeit etwas verändert.

Schauen Sie noch eine Weile genau hin

und versuchen Sie,

Ihre ganze Aufmerksamkeit dem zu schenken, was Sie dort drinnen sehen.

Nehmen Sie sich dafür die Zeit, die Sie brauchen.

*(Anmerkung: Der Therapeut sollte die Übung nicht zu früh abbrechen, da sich im Verlauf einer länger andauernden Beobachtung, ohne dass der Therapeut weitere Fragen stellen muss, durchaus interessante Wahrnehmungen ergeben können.)*

***(Ausleitung)***

Nun soll diese Wahrnehmungsübung langsam zu Ende gehen.

Nehmen Sie Ihren Körper bewusst wahr. Den Kontakt Ihres Körpers zum Stuhl, zum Boden.

Spüren Sie Ihre Arme und Beine. Wenn Sie mögen, bewegen Sie sich.

Richten Sie Ihre Aufmerksamkeit nun noch einmal auf Ihren Atem.

Und nehmen Ihre Stimmung wahr.

Welches Gefühl oder Gefühle sind wahrnehmbar und welche Gedanken?

Sie brauchen nichts zu verändern. Alles ist in Ordnung. Und beenden Sie die Übung.

***(Feedback)***

Wie war diese Übung für Sie?

War es schwer oder leicht?

Konnten Sie bei sich innere Vorgänge bemerken?

Gab es eine Veränderung bei Ihren Körperempfindungen?

Gab es Gefühle oder Gedanken, die sich vielleicht während der Übung verändert haben? Oder ist alles gleich geblieben?

### *Übung: Tasten*

Als erste Übung zum Tastsinn bieten sich Handbäder (Erbsen-, Bohnen- oder Linsenkisten) an (s. Kap. 6.1.9.1).

**Anleitung: Fühlsäckchen**

Eine weitere Übung sind Fühlsäckchen (vgl. Pröllochs 2014)
Material:

- mehrere Säckchen
- verschiedene Alltags-Gegenstände, z. B.: Teelicht, Kuli, Radiergummi, Baumrinde etc.
- Beobachtungszettel

Aufgabe:
Zuerst sollen die Gegenstände in den Säckchen (oder Kisten) ertastet, erfühlt und dann beschrieben werden. Auch hier muss auf eine wertfreie Beobachtung ohne Interpretation und Assoziation geachtet werden. Die Beobachtungen können auf Zettel notiert werden.

- Form (rund, eckig, länglich, symmetrisch, regelmäßig ...)
- Oberflächenstruktur (glatt, rau, spitz ,...)
- Größe (groß, klein, x Zentimeter)
- Gewicht (leicht, schwer, x Gramm ...)
- Temperatur (warm, kalt)
- Konsistenz (elastisch, hart, weich, ...)

Diese Übung ist mit einem Klienten durchführbar und eignet sich auch als Gruppenangebot. Zu dieser Übung ist auf Seite 121 ein Arbeitsbogen abgedruckt.

Darüber hinaus sind eine Reihe weiterer Produkte im Handel erhältlich, wie beispielsweise das Sensibilitätsmemory.

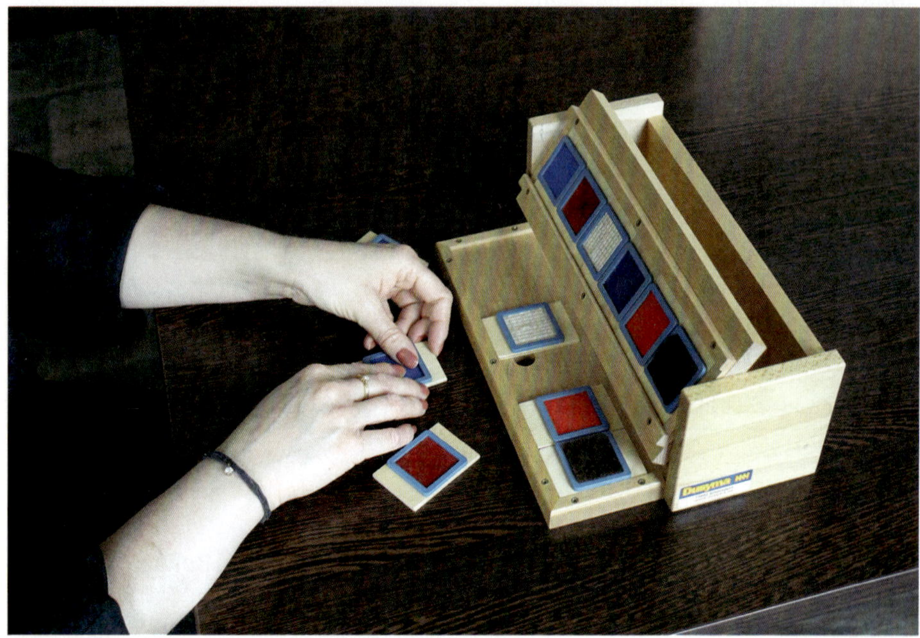

*Sensibilitätsmemory*

# Einen Gegenstand ertasten

| **Gewicht** (leicht, schwer, Gramm ...) | **Größe** (groß, klein, Zentimeter ...) | **Konsistenz** (elastisch, hart, weich, morsch ...) | **Form** (rund, eckig, symetrisch, regelmäßig ..) | **Gewicht** (glatt, rau, spitz ...) | **Temperatur** | ***Was ist es?*** |
|---|---|---|---|---|---|---|
| | | | | | | |

**Meine Körperreaktion(en):** ..............................................................................

**Mein(e) Gedanke(e):** ..............................................................................

**Mein(e) Gefühl(e):** ..............................................................................

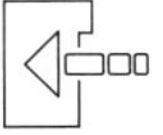

## Übungen: Hören

Um das Hören isoliert zu trainieren, kann in einem ersten Schritt der Klient aufgefordert werden, einmal nur zu hören: „Was hören Sie gerade jetzt?" Übungen zum Hören werden von Klienten oft als sehr zentral wahrgenommen, deshalb sollte hier vorsichtig gearbeitet werden. Die bewusste Konzentration auf das Hören hat eine starke Wirkung auf das *Hier-und-Jetzt Bewusstsein*.

In einer ersten einfachen Übung kann der Klient aufgefordert werden, Alltagsgeräusche aus der gerade aktuellen Situation wahrzunehmen. Vielleicht ist das Fenster gekippt, so dass Geräusche von draußen (Straßenverkehr, Vogelgezwitscher) hereindringen können.

Gut geeignet sind Geräusch-CDs, wie sie zur Video-Vertonung im Handel angeboten werden. Auch das Internet (z. B. Youtube) bietet eine Fülle von Möglichkeiten.

(Z. B.: https://tinyurl.com/geraeusche-SELWA)

Der Clip kann per Smartphone direkt über den QR-Code abgerufen werden.

## Übungen: Riechen

Zum Einstieg kann der Klient auch hier aufgefordert werden, Gerüche aus der gerade aktuellen Situation wahrzunehmen.

Er wird hierzu angeleitet, seine ganze Aufmerksamkeit auf das Riechen zu lenken. Er soll versuchen, bestmöglich wahrzunehmen, welche Informationen augenblicklich mit dem Geruchssinn feststellbar sind. Dies können Gerüche aus einem vorhergegangenen Küchentraining, das eigene Parfüm oder das des Therapeuten sein, oder durch das offene Fenster strömt der Duft von Lindenbäumen herein.

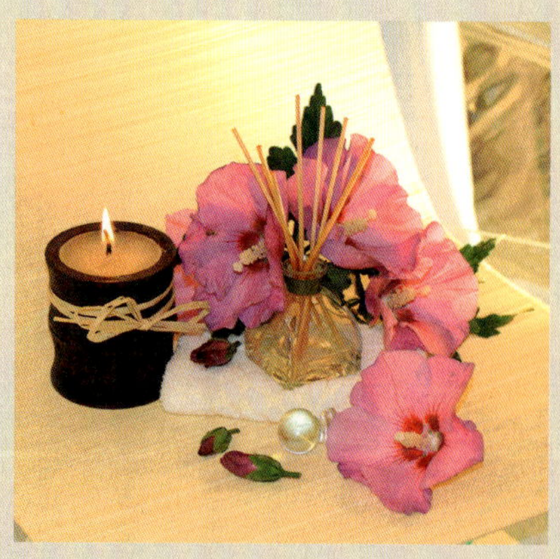

Für Wahrnehmungsübungen zum Geruchssinn können auch Duftfläschchen (der Handel bietet dazu sogenannte Geruchskoffer / Aromatherapieöle) eingesetzt werden. Ersatzweise kann der Therapeut verschiedene Duft-Erzeuger beschaffen, z. B. Kräuter, Gewürze, Blumen, Obst, diverse Teebeutel, Tasse Kaffee, Rasierwasser, duftende Öle, Deospray, Raumspray, Raumduft Diffuser, etc. (Cave: Allergien berücksichtigen!)

Die Klienten werden aufgefordert, sich ganz auf den augenblicklichen Geruch einzulassen und ihn zu beschreiben.

## Übungen: Schmecken

Zur Übung kann der Therapeut den Klienten verschiedene Nahrungsmittel in kleinen Mengen schmecken lassen. Dabei sollen die verschiedenen Geschmacksrichtungen (wie: süß, salzig, sauer, bitter) und deren Konsistenz (wie: hart-weich, flüssig-fest) unterschieden werden. Klienten, die nicht schlucken können/sollen, können die Geschmacksproben in Säckchen aus Verbandstoff gegeben werden. So können sie den Geschmack wahrnehmen, ohne schlucken zu müssen. Ebenso kann es von Bedeutung sein, das Material und die Größe des ggf. verwendeten Bestecks zu beachten.

## Kombinierte Übungen

Ein Wahrnehmungsspaziergang (Waldspaziergang) bietet hervorragende Möglichkeiten, um die Wahrnehmung unterschiedlicher Sinne zu trainieren (Siehe Kap.6.1.15).

**Anleitung: Walnuss**

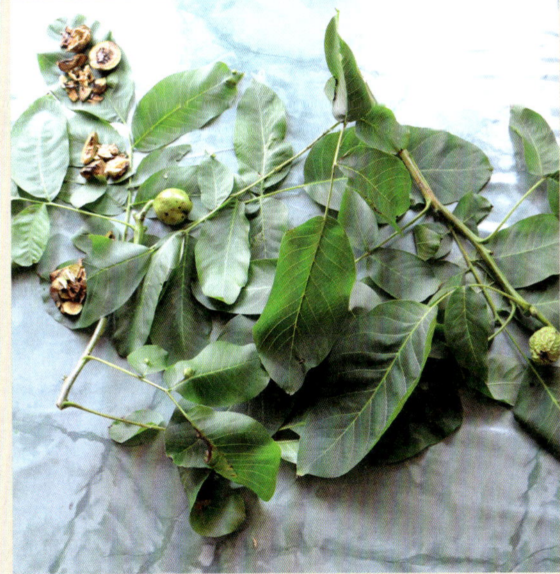

Wenn ein Walnussbaum zur Verfügung steht, kann man im Sommer einen kompletten Zweig mit noch unreifen Nüssen abschneiden und genauer untersuchen. Dabei können mehrere Sinne zum Einsatz kommen.

Hier können sowohl die Blätter im Detail untersucht werden als auch die Nuss oder Nüsse.

Eine Nuss kann glatt oder runzlig sein.

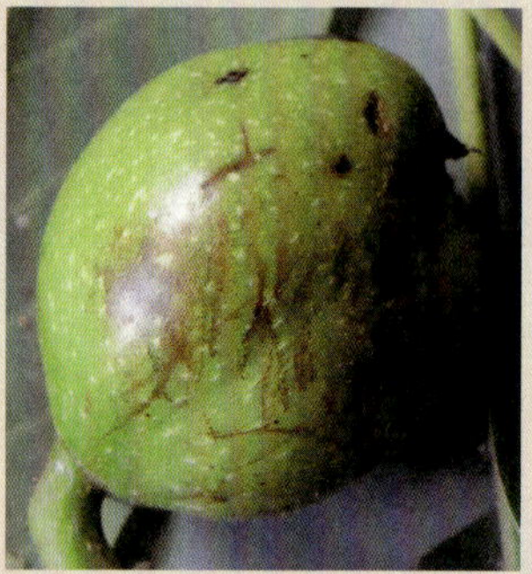

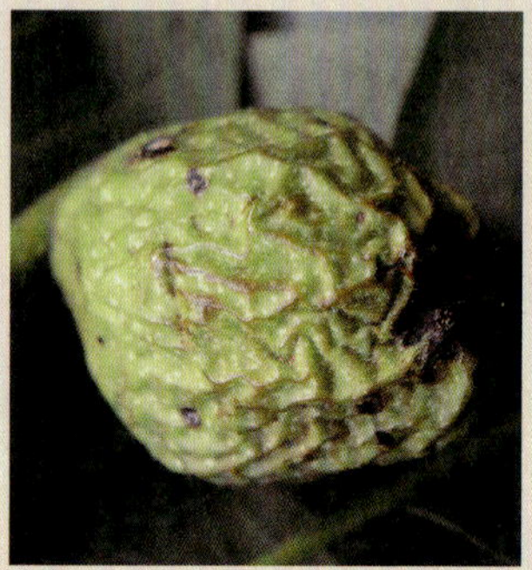

Wenn man eine solche unreife Nuss zerteilt, kann man schon gut die spätere Walnuss erkennen. Es kann auch beobachtet werden, wie viel Kraft und welche Muskeln benötigt werden, um die Nuss zu zerteilen.

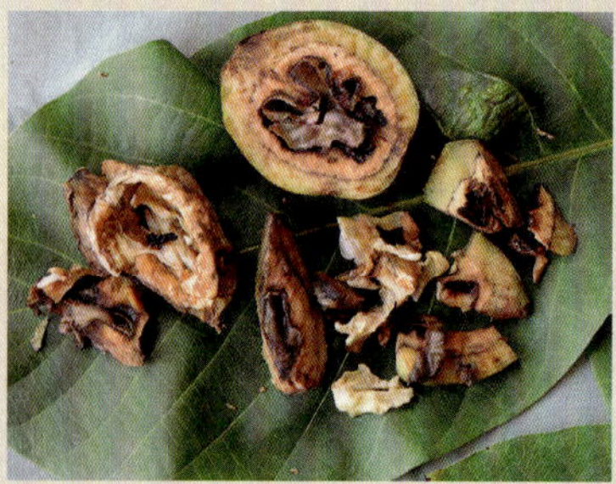

Man sieht, ob die Nuss innen noch hell oder dunkel ist.

Ist das Innere fest oder *glibberig*? Wie fühlt das Innere sich wo an?

Riecht die Nuss?

Blätter

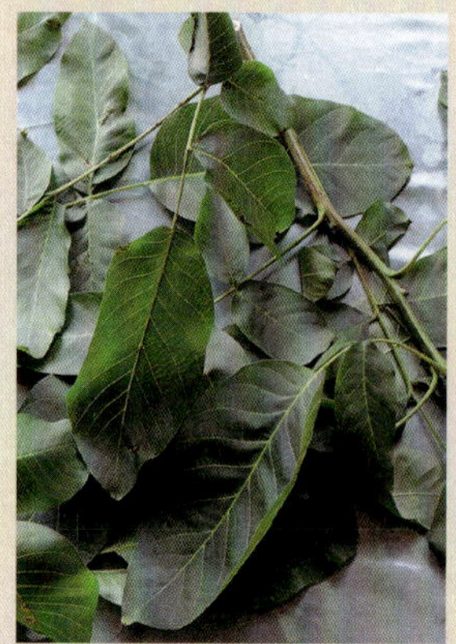

Nun können die Blätter genau angeschaut werden.

Wie sind sie am Stiel angeordnet? Wie ist die Form und die Größe? Was ist farblich zu erkennen?

Wie fühlt sich die Oberfläche des einzelnen Blattes an? Rau oder glatt? Sind Erhebungen bemerkbar?

Welcher Geruch ist feststellbar?

Sind die Blätter überall gleichmäßig? Oder gibt es auffällige Stellen?

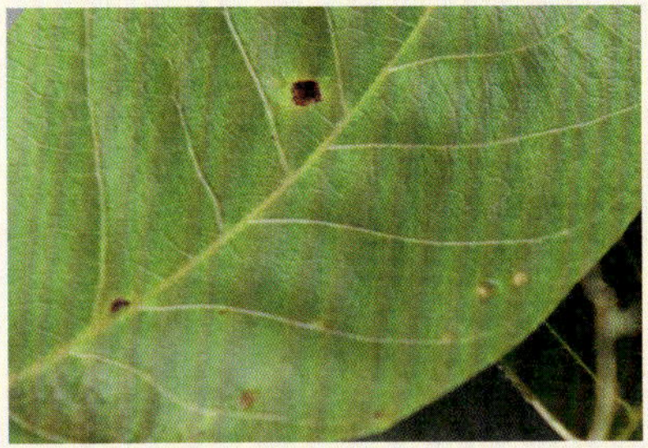

Wenn ja, kann man diese noch genauer untersuchen.

Welche Einzelheiten wie Wölbungen, Vertiefungen, Verklebungen befinden sich auf den Blättern?

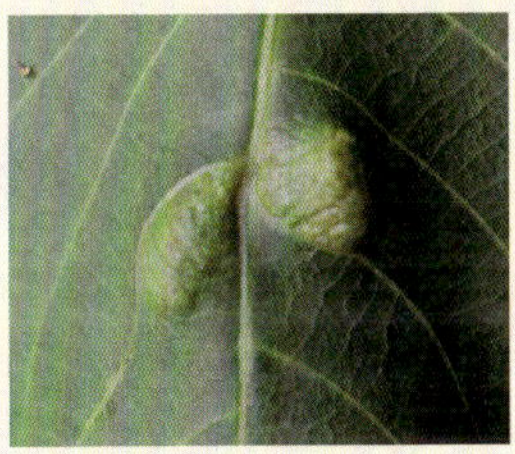

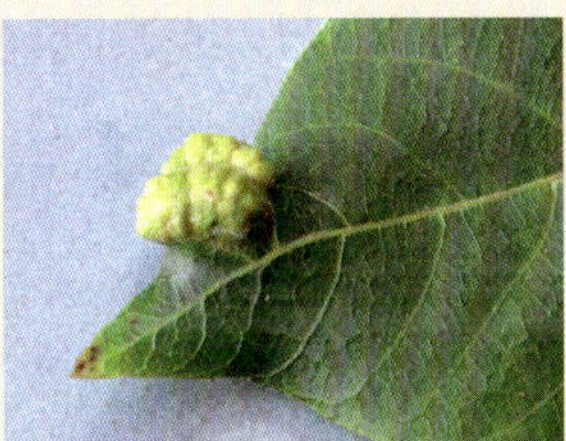

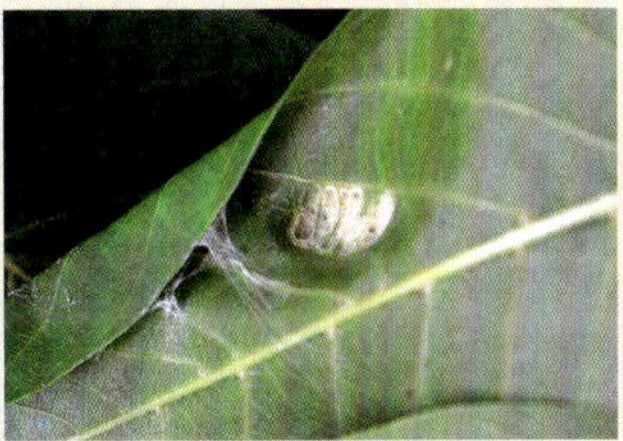

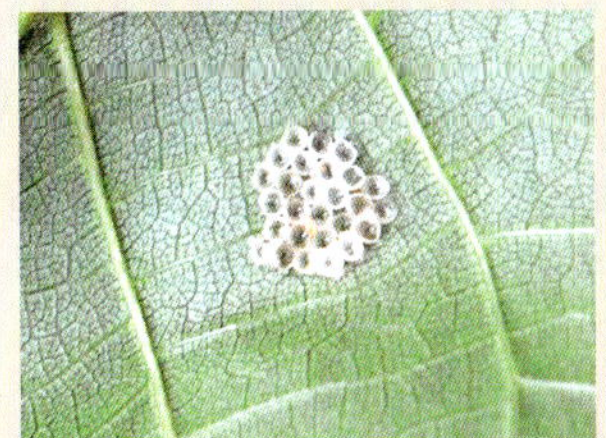

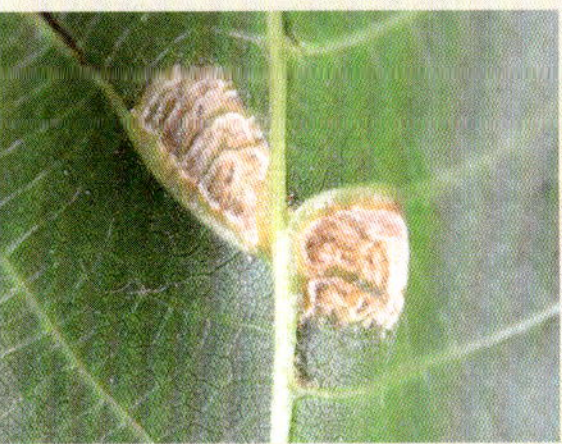

Unterscheidet sich die Blattstruktur? An welchen Stellen fühlt sich das Blatt trocken und brüchig an und wo ist es fest und elastisch?

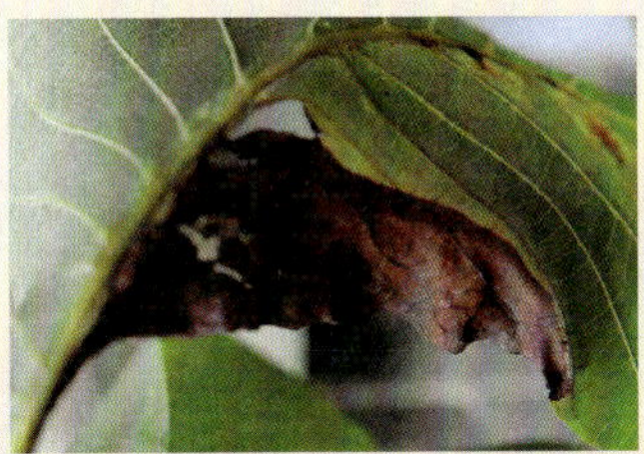

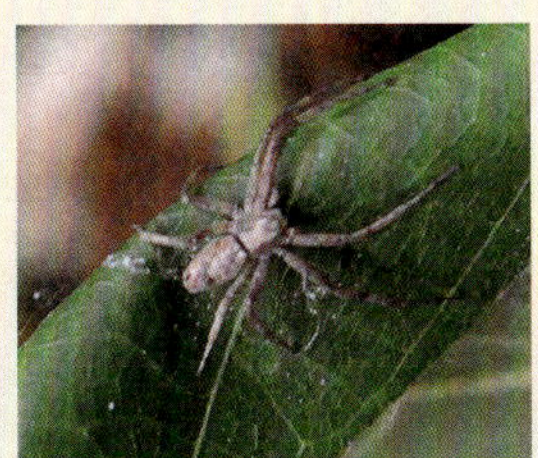

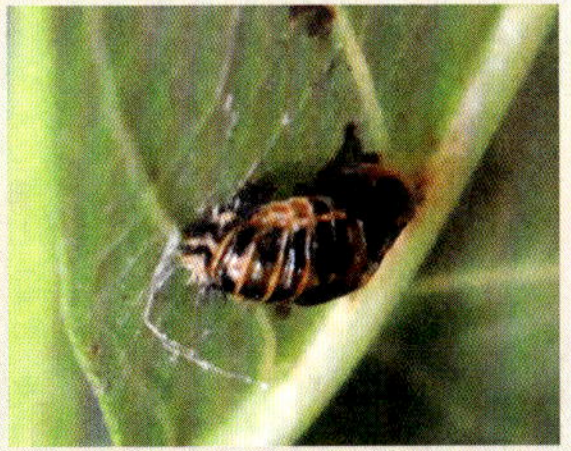

Befinden sich Lebewesen auf den Blättern? Bewegen diese sich oder verharren sie fest an einer Stelle?

Was ist mit dem Zweig (Blattstiel)?

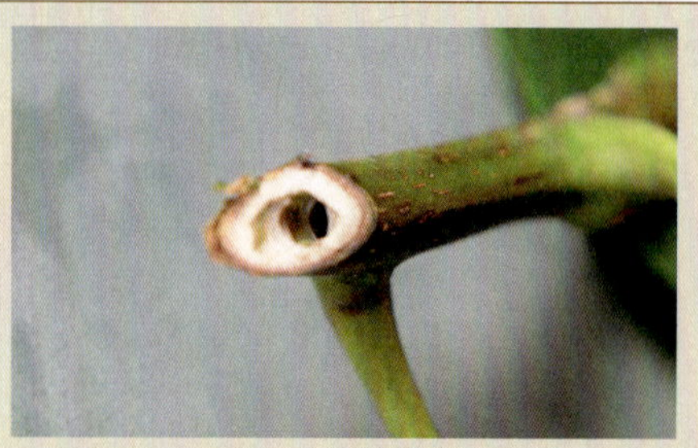
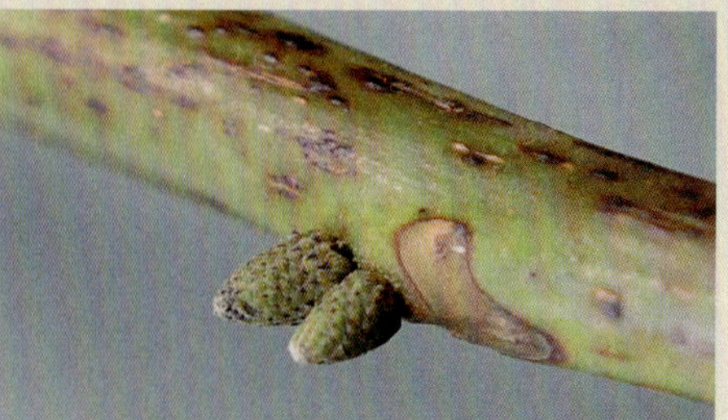

Auch hier kann die Oberfläche in Farbgebung und mit allem, was zu sehen und zu ertasten ist, untersucht werden.

Wie sieht der Blattstiel von innen aus?

Lässt er sich biegen?

### 6.1.4 Handlungsunterbrechung und detailliertes Abfragen

Das bewusste Erlernen einer detaillierten Wahrnehmung der eigenen KGG wird eingeleitet mit der Unterbrechung der gerade ausgeführten Tätigkeit. Dies geschieht mit dem aus der Verhaltenstherapie bekannten „Stopp“. Dies ist immer ein wesentlicher Schritt und wird bei vielen Klienten als der schwierigste wahrgenommen. Dieser Schritt ist jedoch enorm wichtig, denn ohne Innehalten in der aktuellen Tätigkeit, ist das Erlernen von einer bewussten Selbstwahrnehmung (und später Selbststeuerung) kaum möglich.

Das bedeutet, das Tun *und* Denken zu unterbrechen, egal in welcher Situation der Klient sich befindet. Dies kann in der Therapiesituation innerhalb der Anwendung eines psychosozialen, neuropsychologischen oder arbeitstherapeutischen Verfahrens, oder in beliebigen Alltagssituationen (beim Einkauf, am Arbeitsplatz, in der Freizeit oder Familie) sein.

Diese Unterbrechung oder das Innehalten erleichtert es dem Klienten, im nun folgenden Schritt die aktuelle Situation in allen Qualitäten zu erfassen. Er wird dann eher entscheiden können, was er verändern möchte.

Erfahrungsgemäß ist die Unterbrechung des Alltaggeschehens sehr schwer und muss deshalb konsequent zunächst innerhalb der Therapie geübt werden.

Vorgehen:

Der Klient wird aufgefordert, sich vorzustellen, sich selbst in allen Aktivitäten *anzuhalten*. Man kann sich vorstellen, in seinem eigenen Videoclip auf *Pause* zu drücken. Im nächsten Schritt wird er aufgefordert, das *angehaltene Video* quasi zu verlassen und sich von außen zu beobachten. Also die *Beobachterposition* einzunehmen (siehe Kap. 3.1).

Um den Vorgang des Stoppens zu erleichtern, ist die Vorstellung des Stop-Schildes aus dem Straßenverkehr sehr hilfreich, da dieses Symbol den meisten Menschen als *Stopp* oder *Anhalten* bereits geläufig ist. Wird dieses „Stopp" zusätzlich ausgesprochen, ist dies eine Verstärkung dieser Signalwirkung. Eine weitere Verstärkung kann ein in der Therapie angefertigtes Stop-Schild sein, das sichtbar positioniert wird oder hervorgeholt werden kann.

Je mehr unterschiedliche (Sinnes-)Kanäle genutzt werden, Stopp denken, hören, sehen und evtl. ertasten, desto intensiver ist die Wirkung bei der Verinnerlichung dieser neuen Verhaltensweise.

*Adaption für den Alltag:*

Später kann der Klient diese Übung auch alleine, außerhalb der Therapie durchführen, zu Hause, beim Einkauf, am Arbeitsplatz, etc. Um dies zu erleichtern werden mögliche Erinnerungshilfen vorgestellt:

- Ein angefertigtes Stop-Schild kann als Symbol genutzt werden, sichtbar positioniert oder leicht hervorholbar im jeweiligen Lebensraum (in der Wohnung oder am Arbeitsplatz)

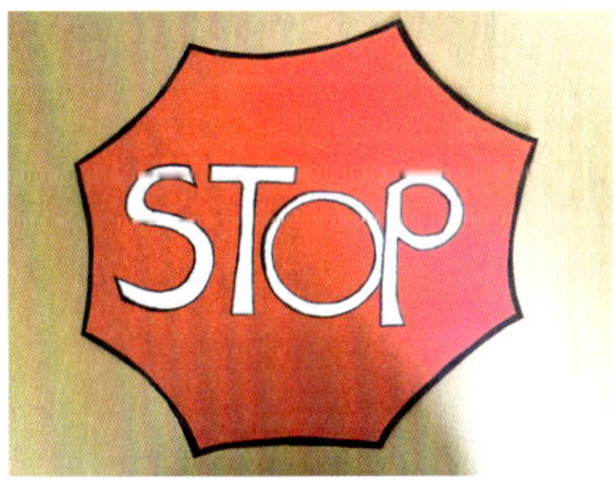


- Stop-Schild als Hintergrundbild oder Bildschirmschoner am PC oder Smartphone

- Anbringen von Erinnerungszetteln (Haftnotizen), die so positioniert werden, dass sie möglichst oft gesehen werden können, z. B. am Kühlschrank, an der Wohnungstür, etc.

- Alarmfunktion eines Weckers, einer Armbanduhr oder des Handys (hierbei sollte überlegt werden, wie oft es klingeln soll)

- SELWA App (vgl. Kap. 13)

## Detailliertes Abfragen

Anleitung:

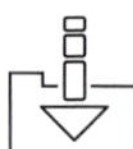

Nach einer Weile ungestörter Tätigkeit wird diese unterbrochen (STOPP).

Der Therapeut befragt den Klienten nach seinen Körperreaktionen, Gefühlen und Gedanken:

- Wie ist ihre Muskulatur? Schätzen sie den subjektiven Anspannungsgrad ein, auf einer Skala von 0 – 10 (locker – 0 bis verspannt – 10).

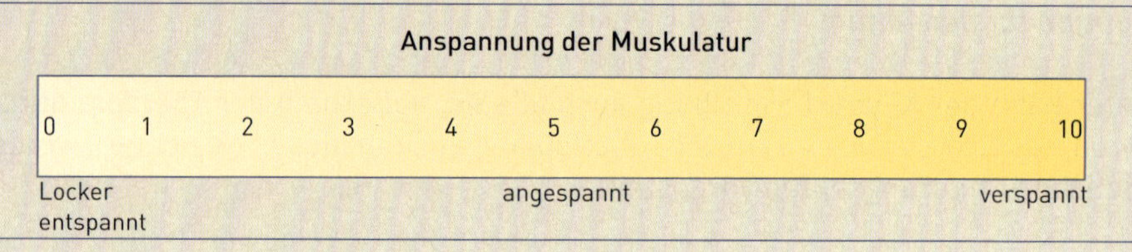


- Ist diese überall gleich, oder gibt es Unterschiede?
- Gibt es andere Körperreaktionen? Kribbeln, Schwitzen, Schmerzen ...
- Was denken sie gerade?
- Ist es ein Gedanke, oder sind es mehrere Gedanken?
- Hat dieser Gedanke mit der Aufgabe zu tun? Oder denken sie an etwas anderes?
- Gibt es Parallelgedanken?
- Sind diese aktuell oder stammen sie aus früheren Situationen, also *alt*?
- Passen diese Gedanken in die aktuelle Situation?
- Was für ein Gefühl oder Gefühle haben sie gerade jetzt?
- Sind diese Gefühle aktuell oder stammen sie aus früheren Situationen, also *alt*?
- Passen diese Gefühle in die aktuelle Situation?

Wird z. B. festgestellt, dass der Klient im Nackenbereich verkrampft ist, dass er Angst verspürt oder dass sich ihm Gedanken aufdrängen wie „Das schaffst du eh nicht im vorgegebenen Zeitrahmen“, wird die Übung unterbrochen.

Die Reflexion mit dem Therapeuten über das Wahrgenommene schafft eine Transparenz, die es dem Klienten bzw. Übenden ermöglicht zu erkennen, was im Einzelnen geschieht.

Der Therapeut hat dabei die wichtige Aufgabe, die Wahrnehmung des Klienten durch Hinweise oder Fragen zu lenken, um ihm die Verbindung zwischen Verstandestätigkeit, Gefühlen und Körperreaktionen erfahrbar werden zu lassen.

### 6.1.5 Wahrnehmen von Körperreaktionen

Auch wenn Körperreaktionen meist von Gedanken und Gefühlen ausgelöst werden, fragen wir die Wahrnehmung des Körpers zuerst ab, da sich gezeigt hat, dass dies zunächst wesentlich einfacher ist.

Die Wahrnehmung der aktuellen Körperreaktionen der Klienten beginnt mit der Beobachtung und Bewertung der Körperhaltung. Es wird überprüft, ob die Körperhaltung für die Ausführung der jeweiligen Tätigkeit günstig ist oder eine andere Körperhaltung günstiger wäre. Ist es beispielsweise besser sitzend oder stehend zu bügeln? Wird die Wirbelsäule bei der Sitzhaltung am Schreibtisch ergonomisch optimal aufgerichtet? Wie ist die aktuelle Position der Arme usw. Der Klient kann nun ggf. bereits gefragt werden, ob er an seiner Haltung etwas verändern, oder es so belassen möchte.

Nun wird die Aufmerksamkeit auf die Anspannung der Muskulatur an Armen, Beinen und schließlich dem ganzen Körper gelenkt. Bei einer möglichst detaillierten subjektiven Einschätzung bietet es sich an, den jeweiligen Anspannungsgrad auf einer Skala von 0 bis 10 zu quantifizieren.

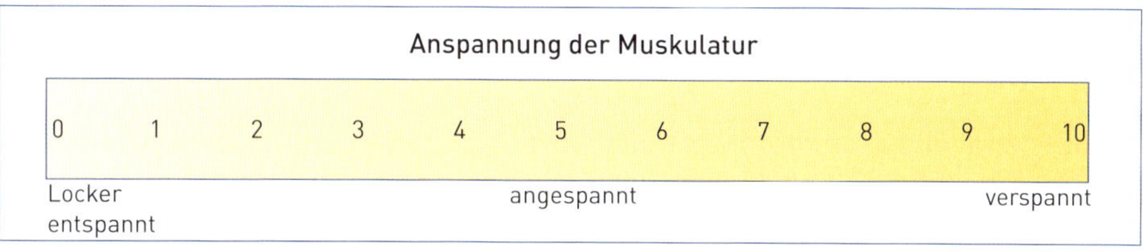


Neben der (immer vorhandenen) Körperhaltung und Muskelspannung sind immer wieder auch andere körperliche Reaktionen wahrnehmbar.

Zu derartigen *Körpersymptomen* zählen beispielsweise ohne ersichtliche Gründe auftretendes Herzklopfen (bis hin zu Herzrasen), Zittern, Schweißausbrüche, panikartige Reaktionen wie schneller Atem etc. Gänsehaut, zum Beispiel beim Erzählen über einen spannenden Roman oder einen tollen Film, kann durchaus auch eine angenehme Körperreaktion sein.

Manche Klienten berichten über *Körpersensationen*, wie beispielsweise den bekannten „Kloß im Hals" oder die „Enge in der Brust", aber auch Körpersensationen wie „ein stacheliges Etwas", das sie „erdrückt" oder in ihnen „herumboxt".

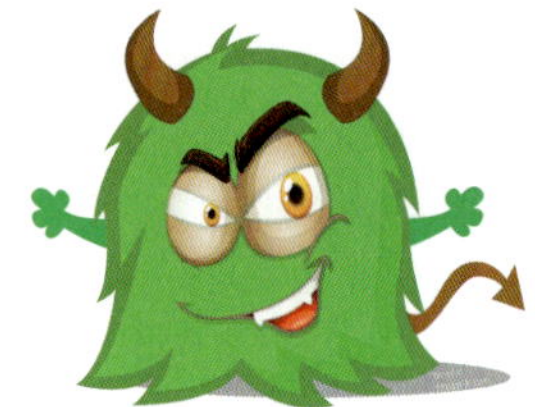



Relativ häufig treten auch *Störungen der Wahrnehmung* als Körperreaktionen auf. Klienten berichten beispielsweise, dass „die Buchstaben vor ihren Augen am PC anfangen zu tanzen", oder dass „gleichgroße Elemente auf dem PC-Bildschirm unterschiedlich groß erscheinen".

Grundsätzlich hat jeder Mensch zu jeder Zeit Körperreaktionen, die ihm zumeist auch mehr oder weniger bekannt sind. Je nach Störungsbild ist es aber ggf. sinnvoll oder hilfreich, bekannte Körpersignale anders zu interpretieren, so dass diese der aktuellen, tatsächlichen Situation entsprechen (vgl. Kap. 6.1.14.3).

### 6.1.6 Wahrnehmen von Gefühlen

Bei der Wahrnehmung von Gefühlen ist es wichtig, dem Klienten zu verdeutlichen, dass es hier zunächst um eine Bestandsaufnahme des aktuellen Zustandes geht.

Es geht also darum, zu erfassen, welches aktuelle Gefühl, welche Gefühle gerade wahrnehmbar sind.

Der Klient wird also zunächst gefragt, ob er ein Gefühl wahrnimmt.

Anschließend wird er aufgefordert, die Aufmerksamkeit dahin zu lenken, wo er in seinem Körper dieses Gefühl wahrnehmen kann und ob er dies näher beschreiben kann. Dies können sowohl angenehme als auch unangenehme Gefühle sein. Dennoch sollte der Klient versuchen, nur zu beschreiben, ohne zu bewerten, denn dies geschieht zu Anfang leicht. Klienten sagen recht schnell etwa: „Das ist aber ein blödes Gefühl, was soll ich damit tun?" Es bedarf dann einiger Übung (und ggf. Anleitung), um das Gefühl neutral zu betrachten, wie z.B. „Ach so, das fühle ich gerade ...". Unter Umständen fällt es leichter, wenn der Klient versucht sein Gefühl nonverbal darzustellen, z.B. durch Malen, Anfertigen von Skulpturen o.ä.

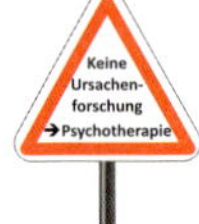


In der praktischen Arbeit hat sich gezeigt, dass Klienten durchaus im Moment der Abfrage *gar kein* Gefühl wahrnehmen. Dies kann besonders am Anfang einer Therapie der Fall und ein Hinweis auf die Schwere der Störung sein. Diese Erkenntnis ist ein erster wichtiger Schritt. Es empfiehlt sich zunächst an der Stelle nicht weiter nachzufragen. Alle weiteren Fragen in diese Richtung würden zu einer Verunsicherung des Klienten führen, denn allein die Erfahrung, kein Gefühl wahrzunehmen, führt oft schon zu Verwirrung. Deshalb ist hier eine deutliche Präsenz des Therapeuten gefragt. Er sollte hier beruhigen und erklären. Die Erklärung, dass dies leicht bei Menschen geschieht, die immer nur agieren, arbeiten, sich kümmern und nicht auf eigene Befindlichkeiten achten, kann den Klienten beruhigen.

Dabei ist es ausgesprochen wichtig, dass auch der Therapeut jegliche Wertung vermeidet. Stattdessen sollte einfach die Tatsache des Nichtwahrnehmens neutral festgestellt werden: „Ah ja, ich verstehe, Sie nehmen zurzeit kein Gefühl wahr." Die Erkenntnis, gerade kein Gefühl wahrzunehmen, kann aber auch neugierig machen.

Oftmals können auch Gefühlslisten den Klienten dabei helfen, ihre aktuellen Gefühle dennoch zu identifizieren. Derartige Listen *möglicher* Gefühle finden sich zahlreich im Internet (z.B. N.N. 2018j, N.N. 2018k). Als hilfreich hat sich auch erwiesen, dass sich Klienten (u.U. basierend auf solchen umfassenden Listen) ihre eigenen Listen anfertigen, die sie dann zur Therapiestunde mitbringen.

### 6.1.7 Wahrnehmen von Gedanken

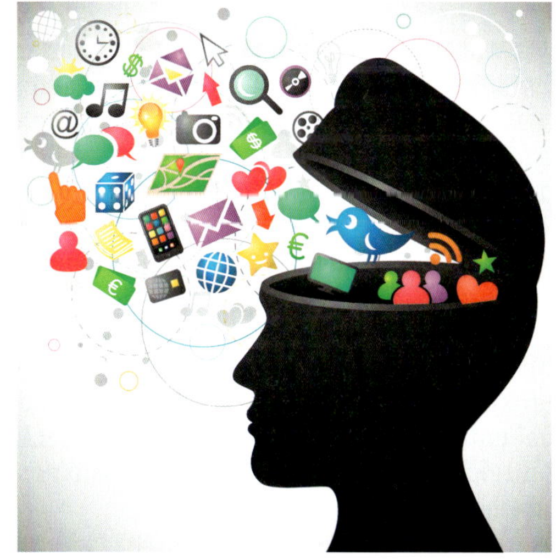

Abb.: © Rudie – stock.adobe.com

Beim Wahrnehmen der Gedanken gilt es zu erforschen, ob es einen oder mehrere Gedanken gibt und welcher Art sie sind. So können durchaus mehrere Gedanken gleichzeitig im Kopf umhergehen, die sich alle um dasselbe Thema drehen, wie „ich bin verliebt", und „der Typ ist so süß", und „heute Abend gehen wir zusammen ins Kino".

Die Gedanken können aber auch nichts miteinander zu tun haben, bis hin zu einem richtiggehenden Gedankenchaos. So denkt eine Klientin beispielsweise im Büro noch daran, dass sie eigentlich Blumen kaufen müsste, dass sie heute Morgen zu spät aufgestanden ist und was sie abends kochen will. Hinzu kommt die Erinnerung, dass der Ehemann total genervt hat.

Gedanken, die sich auf das gleiche Thema beziehen, können im negativen Fall zu einem regelrechten Gedankenkreisen führen. So führt der Gedanke „ich möchte eigentlich kündigen“ zu „aber dann lande ich in Harz IV, und das geht nicht“. Diesen Gedanken folgen dann weitere wie: „Ja, und wenn ich nicht kündige, geht es mir weiterhin schlecht.“ Und „also dann müsste ich ja doch kündigen“ und so weiter und so weiter ...

Des Weiteren können Stressgedanken vorhanden sein. Das sind Gedanken, die Druck auslösen, wie „ich muss meine Arbeit schneller und besser schaffen“, oder „alle anderen sind besser als ich“.

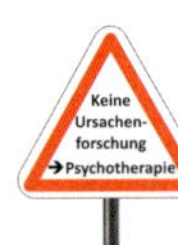


Demgegenüber können auch Gedankenblockaden entstanden sein, so dass gar nichts mehr zu gehen scheint. Dies wird manchmal mit einem „nebel- oder wolken-artigen“ Gefühl, das sich im Kopf breitmacht, oder einem Kurzschluss im Gehirn beschrieben.

#### 6.1.7.1 Mögliche auftauchende Probleme

Bei einer derartigen intensiven Form des Wahrnehmungstrainings hat sich in der Praxis gezeigt, dass nicht selten Fragestellungen zu spirituellen oder sexuellen Themen ins Bewusstsein rücken. Dies gilt besonders bei schon langanhaltenden oder schweren Erkrankungen. Derartige Themen werden oft als Tabuthemen nicht thematisiert. Klienten empfinden es daher oft als wohltuend, wenn dies in der Ergotherapie zumindest erwähnt werden kann. Es kommt dann auch nicht so sehr darauf an, Lösungen zu finden, sondern vielmehr, dass dieser Teil des Lebens auch wertschätzend beachtet wird.

Es ist wichtig, dass der Therapeut nicht versucht, in eine bestimmte spirituelle Richtung zu intervenieren, sondern dem Klienten hilft, die eigenen Wünsche und Vorstellungen zu erkennen und ihn dabei unterstützt, wie er diese auch praktisch umsetzen kann. Es ist auch manchmal hilfreich, allein die Frage nach dem Sinn des Lebens einfach mal aussprechen zu dürfen.

Ebenfalls ergeben sich in Folge verschiedener psychischer Erkrankungen auch Probleme im sexuellen Bereich. Partner zu finden, die mit den zahlreichen Symptomen und Beeinträchtigungen umgehen können, ist meist schwer.

#### 6.1.7.2 Die Bedeutung von inneren Regeln (Glaubenssätzen)

Um selbstbestimmt handeln zu können, ist es wichtig zu erkennen, welche inneren Regeln oder gar Verbote (Glaubenssätze, Grundbotschaften, vgl. Gürtler-Bayer 2019, Hall 2019, Schlegel 2019, N.N. 2018a) ggf. vorhanden sind.

Solche inneren Regeln oder inneren Überzeugungen, die destruktiv, aber durchaus auch konstruktiv wirken können, kennt wahrscheinlich jeder. Es handelt sich um Aussagen, die uns prägen, und von denen wir annehmen, dass sie wahr sind. Sie haben sich in unseren Köpfen festgesetzt und bestimmen unser Handeln, ohne dass wir uns dessen bewusst sind (vgl. Gürtler-Bayer 2019). Sie wurden uns von den Menschen mitgegeben, die uns (vor allem in den ersten Jahren unseres Lebens) begleitet haben. Meistens sind das unsere Eltern. Aber auch die Erzieherin im Kindergarten, Lehrer in der Schule, der Pfarrer oder andere, die Einfluss auf uns und unsere Erziehung hatten, können prägende Wirkung auf unser Verhalten haben. (Weitergehende Informationen finden sich z. B. auch in N.N. 2018a.)



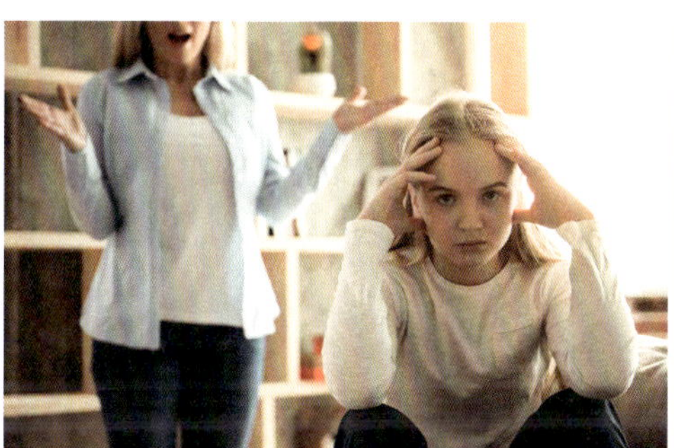

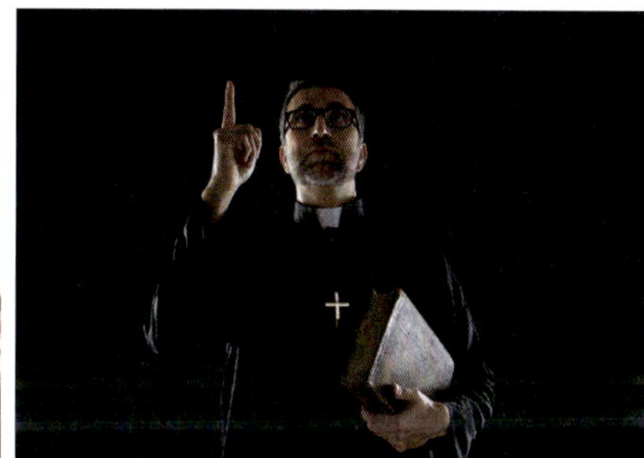

*Beispiele:*
- „Erst die Arbeit, dann das Vergnügen."
- „Beende, was Du angefangen hast."
- „Sei zuverlässig und verantwortungsvoll."
- „Wer zu spät kommt, den bestraft das Leben."
- „Zuerst kommen immer die Anderen, dann erst du selbst."

Für einen Beispielklienten bedeutete der Glaubenssatz „Erst die Arbeit – dann das Vergnügen ...": „Ich darf keine Pause machen, bevor die Aufgabe erledigt ist." Bei dem Versuch in der Therapie Belastungsgrenzen zu erkennen und Selbstfürsorge zu trainieren, fragte der Klient: „Ja, darf ich das denn? Schauen, dass es mir gut geht?"

Infolge einer religiösen Anschauung führte bei einer Beispielklientin die Idee, „engelsgleich" (und somit dünn) sein zu wollen zu einer Essstörung. Hier hat dann keine von außen kommende Ernährungsberatung Erfolg, da innere Widerstände immer dagegensprechen. Dies gilt umso stärker, wenn die Klientin noch zu Hause lebt und elterliche Vorgaben sie in die gleiche Richtung deutlich beeinflussen.

Für die ergotherapeutische Behandlung ist in diesem Zusammenhang nur wesentlich, dass der Klient erkennt und versteht, dass solche inneren Regeln offensichtlich vorhanden sind. Folglich bedarf es nur der Klärung, ob diese Art Glaubenssätze im Augenblick noch gewünscht sind oder ggf. als störend abgelegt werden sollten.

Manchmal reicht es aus, derartige Grundbotschaften zu erkennen, und den Klienten wird schon vieles klar. Das heißt, sie verstehen ihre eigene Verhaltensweise, was sich bereits beruhigend auswirkt, und können ggf. selbstständig Änderungen einleiten.

Andere benötigen hierzu die *Erlaubnis* des Therapeuten. Hier wird dann deutlich, dass der Therapeut unter Umständen Kenntnis von sehr intimen, zentralen Fragestellungen und Einstellungen des Klienten erhält. Deshalb ist es unbedingt notwendig, dass er sehr wertschätzend und vorsichtig vorgeht.

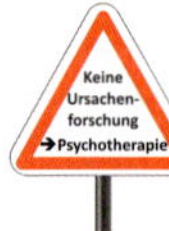


Gelingt dies, ist die Basis für eine vertrauensvolle und konstruktive Arbeit gelegt. Auch hier gilt nochmal, dass die Inhalte von inneren Regeln ausschließlich im Rahmen der Psychotherapie, oder in diesen Fällen ggf. mit Hilfe anderer Experten, wie Beratungsstellen für Lebens- und Glaubensfragen, Priester, Eheberatung, Paarberatung, bearbeitet werden sollten.

Die Erkenntnis, dass ihn alte Glaubenssätze blockieren, entsteht für den Klienten nicht selten erst während der ersten Wahrnehmungsübungen. Dann sollte der Umgang damit unbedingt (noch einmal) geklärt werden, bevor die Behandlung fortgesetzt werden kann. An dieser Stelle kann auch nochmal deutlich gemacht werden, dass jeder Mensch das Recht hat, jederzeit aufs Neue für sich zu entscheiden, ob er überhaupt eine Veränderung möchte. Das ist auf jeden Fall vom Therapeuten zu akzeptieren.

**Wichtig ist, dass die Behandlung nach SELWA nur mit einer bewussten Entscheidung zur Veränderung zum Erfolg führen kann (s. Grafik S. 135).**

Wenn ein Klient sein Verhaltensmuster erkennt und dann feststellt „ich habe das schon immer so gemacht, das mache ich auch weiter so ... das bin ich ... Ich will das nicht ändern“, fehlt die bewusste Entscheidung zur Veränderung. So wird sich wahrscheinlich das Störungsbild, auch im Rahmen einer ergotherapeutischen Behandlung nach SELWA, nicht grundlegend verändern können.

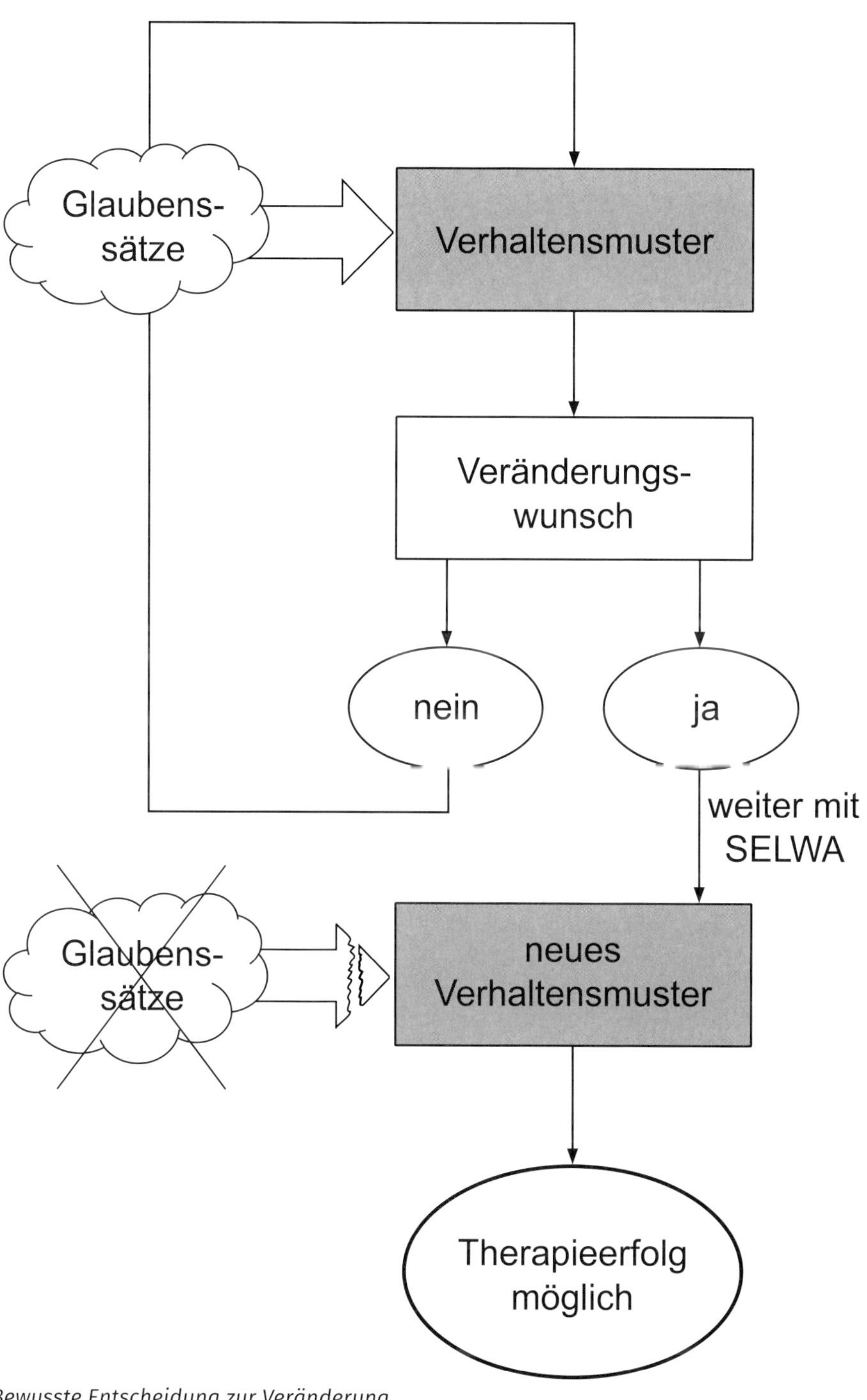


*Bewusste Entscheidung zur Veränderung*

**Praktische Übung „Innere Regeln (Glaubenssätze, Grundbotschaften)"**

Diese Übung kann sowohl einzeln als auch in der Gruppe durchgeführt werden.

Material: Karten (Zettel) mit aufgeschriebenen Glaubenssätzen, leere Karten und Stift(e), um eigene Grundbotschaften aufzuschreiben.

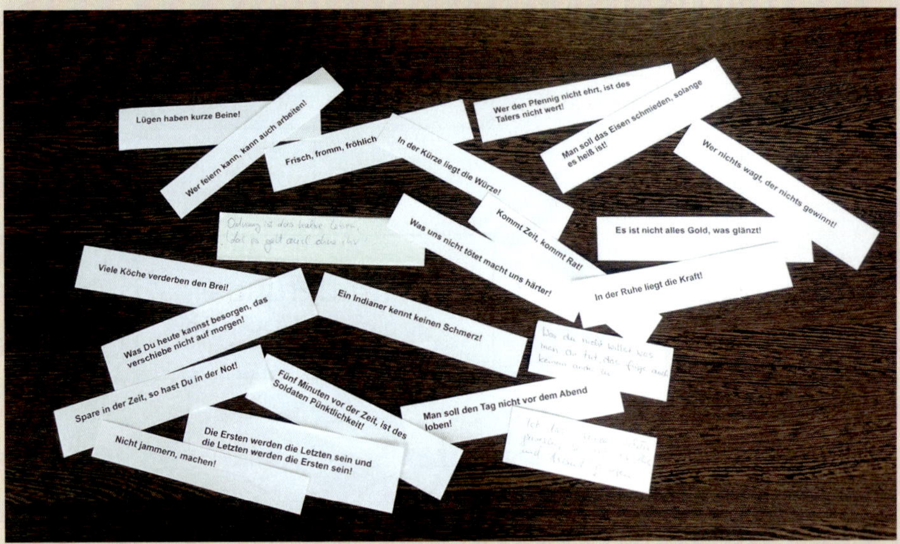


Die Klienten werden zu Beginn gebeten, sich spontan eine oder mehrere Karten mit einer Aussage herauszusuchen, die jeweils etwas mit ihnen selbst zu tun hat. Die Klienten können auch eigene *Sätze* auf die leeren Karten schreiben.

Nun wird über die Karten bzw. Glaubenssätze gesprochen. Die Klienten werden gefragt, woher und seit wann sie die jeweilige Aussage kennen. Dies gibt Aufschluss darüber, wie lange die jeweiligen Grundbotschaften bereits eine Wirkung ausüben.

Welche Personen haben die Regel ausgesprochen und was haben diese damit evt. beabsichtigt? In vielen Fällen dienten die Regeln im Kindesalter einfach dem Schutz des Kindes.

Welchen Einfluss haben die Glaubenssätze heute noch auf die Klienten?

Möchten die Klienten diese Regel(n) beibehalten oder ggf. anpassen oder gar gänzlich abschaffen?

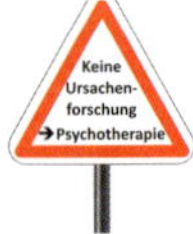


Hauptziel der Übung ist, dass sich die Klienten bewusst werden, *dass* es solche Glaubenssätze gibt, dass es sie auch bei ihnen selbst gibt, und ob und welchen Einfluss diese hatten und ggf. immer noch haben. Wenn solche Grundbotschaften wirklich störend wirken und bearbeitet oder gar *abgeschafft* werden sollen, sollte dies ggf. in der Psychotherapie oder mit Hilfe anderer Experten (s.o.) geschehen.

#### 6.1.7.3 Wahrnehmung von inneren Bildern

Die Praxis zeigt, dass innere Bilder nicht selten entstehen, wenn Klienten ruhig werden, beispielsweise durch die Wirkung sensorischer Reize während des Hantierens in Handbädern (Linsen, Erbsen, Bohnen ...). Innere Bilder entstehen in der Therapiesituation oft spontan. Sie werden in der Ergotherapie nicht bewusst provoziert.

Die meisten Menschen kennen innere Bilder. Manchmal sehen wir bei den inneren Bildern etwas, das es in der realen Welt nicht zu geben scheint, oder irgendetwas verhält sich in den inneren Bildern anders, als wir es gewohnt sind (vgl. Olschewski 2019).

Werden diese Bilder, nachdem sie im Rahmen des Wahrnehmungstrainings in einem ersten Schritt nur wahrgenommen wurden, im nächsten Schritt vom Klienten als angenehm oder positiv bewertet, können sie als Ressource dienen. Hier gilt es dann, sich möglichst intensiv mit diesen Bildern zu beschäftigen, damit sie dem Klienten möglichst präsent sind und bleiben. Je detailreicher diese inneren Bilder wahrgenommen und beschrieben werden können, und je intensiver die dazugehörigen KGGs, umso leichter ist in der Regel die Verankerung. Mit den unterschiedlichen kreativ-gestalterischen Maßnahmen kann in der Folge versucht werden, diese Beobachtungen dann auch zu externalisieren. Dazu wird versucht, die inneren Bilder darzustellen, sie sichtbar zu machen. Dies kann beispielsweise durch Malen geschehen, oder durch Collagen, Skulpturen etc. Auf derartig sichtbar gemachte innere Bilder können die Klienten leichter zugreifen.

Sind die inneren Bilder für den Klienten eher unangenehm oder lösen sie gar Ängste aus, empfiehlt es sich, in der Ergotherapie nicht näher auf sie einzugehen und dies in der Psychotherapie zu thematisieren.

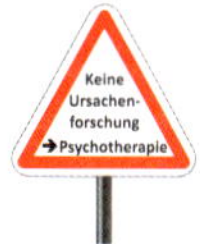


### 6.1.8 Handlungsimpulse

Gedanken und Gefühle können nicht nur Körperreaktionen, sondern auch Handlungsimpulse auslösen.

So kann die Wut auf den Chef im Büro den inneren Impuls auslösen, mit dem Fuß gegen den Schreibtisch zu treten. Andere Gedanken und Gefühle können Impulse zu selbstverletzendem Verhalten, z. B. Ritzen zur Folge haben.

Ein häufig zu beobachtender Impuls ist, einfach wegzugehen (Weglauftendenz) oder auch einfach liegenzubleiben.

Weitere Impulse sind beispielsweise, sich mit Alkohol betäuben zu wollen, um Ruhe zu finden oder sich wegzuträumen.

### 6.1.9 Wahrnehmung von KGG bei gezielt gesetzten SI-Reizen

Nachdem zunächst nur die Wahrnehmung einzelner Sinne und dann die Wahrnehmung von KGG bei einfachen Tätigkeiten geübt wurde, soll nun die Wahrnehmung von KGG bei gezielt gesetzten Reizen beobachtet werden.

Dem Klienten werden dazu verschiedene Angebote aus dem Bereich der Sensorischen Integration gemacht, aus denen er auswählt, was er nutzen möchte (vgl. Kap. 5.1.4 ff.). Während der Nutzung des jeweiligen Angebotes wird der Klient nun wiederum zur Wahrnehmung der aktuellen KGG aufgefordert. So kann er erkennen, welcher Reiz ihm guttut und für ihn hilfreich sein kann.

#### 6.1.9.1 Wahrnehmung von KGG unter Anwendung von Handbädern

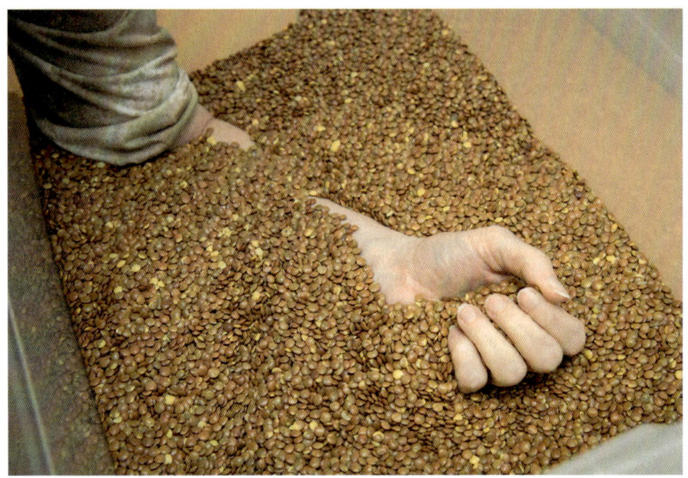

Der Klient steckt seine Hände in entsprechende Wannen mit Linsen, Bohnen, Erbsen, Reis, oder Ähnlichem und *hantiert* mit den *Medien.*

Zu Beginn ist darauf hinzuweisen, dass der Klient selbst bestimmt, wie lange er die Übung durchführen will. Wichtig ist, dass er dabei nichts *aushalten* muss. Es handelt sich (wie bei allen SI-Übungen) um ein Angebot, das es ihm ermöglichen kann, sich selbst einmal unter völlig anderen oder gar neuen Bedingungen zu spüren. Es gibt hier kein *Richtig* und *Falsch.* Der Klient spürt, was er spürt und er beobachtet, ob er es als angenehm oder unangenehm empfindet.

Der Therapeut gibt nur Hinweise, die helfen sollen, die Wahrnehmung zu lenken. Der Klient entscheidet, wann die Übung beendet wird.

Die folgende Übung kann als Beispiel für eine isolierte Wahrnehmung dienen:

**Anleitung: Wahrnehmung Linsenkiste**

*(In wörtlicher Rede formuliert, kann ggf. direkt so vorgelesen bzw. im Zwiegespräch mit dem Klienten angewendet werden.)*

Bei dieser Übung ist es wichtig, dass Sie jetzt versuchen, sich im ersten Schritt nur auf einen Sinn, nämlich den Tastsinn zu konzentrieren. Es ist wichtig, dass Assoziationen und Wertungen zunächst völlig außen vor gelassen werden. Es kommt hier auf die Isolierung der Reize an, um den Prozess zu üben, sich in der Handlung nur auf *eine* Tätigkeit zu konzentrieren.

Erst im zweiten Schritt erfolgt eine Bewertung.

Sie können Ihre Hände tief in die Linsen eintauchen und einfach nur ruhen lassen. Sie dürfen die Linsen aber auch mit den Händen bewegen.

Es ist ebenfalls möglich, die Linsen auch nur an der Oberfläche zu ertasten und zu bewegen.

Probieren Sie alles einmal aus.

Wenn Sie Ihre Hände in das Linsenbad eintauchen: Welche Temperatur haben die Linsen? Sind sie kühl oder warm? Kühler oder wärmer als Ihre Hände? Oder gleich?

Wie würden Sie die Oberflächenstruktur beschreiben? Sind sie rau, glatt, geriffelt, oder ganz anders?

Und die Konsistenz? Sind die Linsen hart oder weich? Veränderbar? Elastisch?

Welche Form haben die Linsen?

Welche Größe?

Welches Gewicht haben die Linsen?

Wenn sie ganz tief eintauchen: Welchen Widerstand setzen die Linsen Ihnen entgegen? Können Sie dies, wenn Sie die Linsen bewegen, auf einer Skala von 0-100% beziffern?

Spüren Sie einen Unterschied, wenn Sie sie nur oberflächlich bewegen?

Und jetzt noch einmal tief eintauchen ...

Achten Sie einmal darauf, welche Muskeln Sie anspannen, während Sie die Linsen bewegen.

Welche sind das?

Auf einer Skala von 0-10, zu wie viel Prozent sind die Muskeln angespannt?

**Anspannung der Muskulatur**

| 0 | 1 | 2 | 3 | 4 | 5 | 6 | 7 | 8 | 9 | 10 |
|---|---|---|---|---|---|---|---|---|---|---|
| Locker entspannt | | | | | angespannt | | | | | verspannt |

Gibt es da Unterschiede? Welche Muskeln oder Muskelgruppen sind ggf. unterschiedlich stark angespannt?

Am Anfang habe ich nach der Temperatur gefragt ...

Spüren Sie jetzt noch einmal: Hat die Temperatur der Linsen sich im Verlauf der Übung verändert? Oder die Temperatur Ihrer Hände?

Nehmen Sie die Linsen nun zuerst einmal in die linke und dann in die rechte Hand. Fühlt sich das auf beiden Seiten gleich an? Oder gibt es einen Unterschied?

Und nun bewerten Sie Ihre Erfahrung: Sind die Linsen für Sie angenehm oder unangenehm? *(Hier dürfen jetzt auch Assoziationen zugelassen werden.)*

Welche Gedanken sind gerade da?

Gibt es einen oder mehrere?

Haben diese Gedanken mit dieser Situation zu tun?

Beobachten Sie nun, ob Gefühle bemerkbar sind.

Gibt es ein Gefühl oder mehrere?

*(Anm.: Auch hier wird nicht kommentiert. Es wird zunächst so stehengelassen.)*

Und nun möchte ich Ihnen die Gelegenheit anbieten, etwas über Ihre eigene Grenze zu erfahren.

Darf ich mit meinen Händen auch mal mit in die Kiste kommen?

Wenn ja, wo soll ich stehen?

Dürfen die Hände sich berühren?

Jetzt bitte ich Sie, dies auch noch einmal zu bewerten: Ist Ihnen das grundsätzlich angenehm oder eher unangenehm? Welchen Abstand empfinden Sie als den angenehmsten?

#### 6.1.9.2 Wahrnehmung von KGG unter Anwendung anderer SI-Angebote

Hier kann ausprobiert werden, was an SI-Angeboten in der Praxis oder Einrichtung vorhanden ist (vgl. Kap. 5.1.4 ff.).

Beispielhaft wird hier eine Übung mit einer Sanddecke (Gewichtsdecke) vorgestellt. Andere Angebote können mit entsprechend angepassten Wahrnehmungsanleitungen durchgeführt werden.

Zu Beginn der Wahrnehmungsübung mit der Sanddecke werden dem Klienten Rollen oder Kissen zur Unterstützung von Nacken und Knie angeboten, damit eine möglichst bequeme Position erreicht werden kann.

**Anleitung: Wahrnehmung Sanddecke**

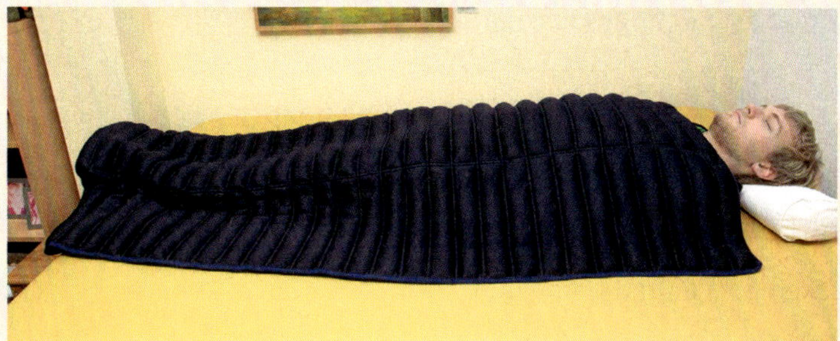

*(In wörtlicher Rede formuliert, kann ggf. direkt so vorgelesen bzw. im Zwiegespräch mit dem Klienten angewendet werden.)*

Wenn Sie sich nun auf diese Wahrnehmungsübung einlassen, nehmen Sie zunächst den Kontakt Ihres Körpers zur Liege wahr.

Beginnen Sie bei Ihrem Kopf.

Spüren Sie, wie groß die Auflagefläche des Kopfes zum Kissen (zur Nackenrolle, Liege) ist?

Hat Ihr Nacken ebenfalls Kontakt zum Kissen?

Spüren Sie dann den Kontakt der Schultern zur Liege.

Wandern Sie nun mit Ihrer Aufmerksamkeit den Rücken entlang.

Wie ist hier der Kontakt Ihres Körpers zur Liege?

Wie ist er im Beckenbereich?

Wie im Bereich der Beine ... der Fersen?

Lenken Sie nun Ihre Aufmerksamkeit auf Ihre Arme.

Wo spüren Sie den Kontakt der Arme zur Liege?

Wie ist das bei den Händen?

Nun haben Sie intensiv den Kontakt Ihres Körpers nach unten zur Liege hin wahrgenommen.

Als Nächstes gilt es, den Kontakt Ihres Körpers nach oben, zur Sanddecke genauer wahrzunehmen.

Verfahren Sie da genauso, wie hier zuvor nach unten zur Liege.

Beobachten Sie also, Stück für Stück, wie Sie den Kontakt des Körpers zur Decke wahrnehmen.

Nachdem Sie nun den Kontakt nach oben und unten genau beobachtet haben, waren Unterschiede zu bemerken? Und wenn ja wo?

Fühlen Sie sich bei diesen Kontakten Ihres Körpers zur Liege und/oder zur Decke wohl, oder ist Ihnen dabei irgendetwas unangenehm?

Und nun, richten Sie einmal Ihre Aufmerksamkeit auf ihre Muskeln.

Wie ist der Anspannungsgrad Ihrer Muskulatur?

Ist er überall gleich, oder gibt es Unterschiede?

Beobachten Sie der Reihe nach die einzelnen Muskel- und Körperpartien.

Gibt es Anspannungen oder gar Verspannungen?

Wenn ja, wo?

Oder sind die Muskeln locker und entspannt?

Können Sie die Muskeln lockerlassen?

*Anm.: Wenn ja, ist es gut. Wenn nein, auch. Wir lassen beides so stehen, ohne weitere Kommentare.*

Beobachten sie weiter, gibt es irgendwo Schmerzen?

Gibt es etwas, das Sie tun können, um die Schmerzen zu reduzieren?

*Anm.: Auch hier wird die Antwort des Klienten vom Therapeuten nur registriert. Bei Schmerzen kann der Therapeut noch mal nachfragen, ob diese Schmerzen immer da sind oder ob sie erst während dieser Übung aufgetreten sind. Und ob sie aushaltbar sind, oder ob die Übung beendet werden sollte.*

Welche Gedanken sind gerade da?

Gibt es einen oder mehrere?

Haben diese Gedanken mit dieser Situation zu tun?

*Anm.: Auch hier wird nicht kommentiert. Es wird zunächst so stehengelassen.*

Beobachten Sie nun, ob Gefühle bemerkbar sind.

Gibt es ein Gefühl oder mehrere?

*Anm.: Auch diese lassen wir unkommentiert so stehen. Hier kann es sein, dass zunächst ein Impuls entsteht, sich gegen die Decke „wehren" zu müssen. Es können auch Gefühle von Enge oder Erdrücktwerden auftreten. Ist dies für den Klienten zu belastend, sollte die Übung beendet werden.*

*In vielen Fällten wirkt jedoch die Erklärung des Therapeuten bereits beruhigend, dass da (je nach Decke) tatsächlich bis zu 30 kg auf dem Klienten liegen, die natürlich eine Wirkung haben – und dass der Impuls, sich gegen dieses Gewicht wehren zu wollen, auch normal ist. So kann sich der Klient ggf. eher darauf einlassen, die Übung fortzusetzen.*

*Der Hinweis, zu versuchen diesem Impuls nicht nachzugeben, wäre ein erster Schritt in eine Selbststeuerung.*

*Der Therapeut wird auch hier Gefühle nicht kommentieren.*

Können Sie dieses Gefühl, diese Gefühle irgendwo im Körper wahrnehmen?

Wenn ja, können Sie dies noch genauer beschreiben?

Welche Form, welche Konsistenz (hart, weich, stachelig, breiig, etc.), welche Farbe hat es?

Nun kommt die Bewertung hinzu: Ist es angenehm oder unangenehm?

*Anm.: Ist es ein angenehmes Gefühl, kann der Therapeut die Aufforderung geben, sich dieses angenehme, guttuende Gefühl noch stärker bewusst zu machen. Noch genauer und intensiver hinzuspüren und präsent werden zu lassen.*

*Beim Klienten kann das Bewusstsein entstehen, die Möglichkeit zu haben, immer und jederzeit dieses gute Gefühl bei sich zu haben und nutzen zu können. Gelingt dies, ist dies ein wesentlicher Schritt hinsichtlich Selbstwertstärkung.*

*Ist es ein unangenehmes Gefühl, wird es als solches zunächst nur registriert, inhaltlich jedoch nicht weiter besprochen.*

*Ist es jedoch für den Klienten zu unangenehm oder gar angstmachend, wird die Übung sofort beendet.*

*Insgesamt gilt, dass es Aufgabe des Therapeuten ist, den Klienten genau zu beobachten und durch gezielte Fragen und Hinweise dessen Wahrnehmung zu lenken. Er wird aber auch darauf achten, dass keine Fehlinterpretationen oder für den Klienten schädliche Zustände (Angst, Panik, o.ä.) entstehen.*

*Wie intensiv die Selbstbeobachtung angeleitet und praktiziert wird, richtet sich nach den jeweiligen Möglichkeiten und Notwendigkeiten des einzelnen Klienten.*

*Dabei ist es auch wichtig, ein gutes Tempo beim Abfragen zu finden. Einerseits sollte dem Klienten genug Zeit zum Spüren gegeben werden. Andererseits dürfen die Pausen nicht zu lang sein, damit der Kontakt zum Klienten nicht abreißt.*

## 6.1.10 Wahrnehmung von KGG bei alltagspraktischen Tätigkeiten

Damit der Klient erkennen kann, was ihn bislang daran gehindert hat, eine bestimmte Problemsituation im Rahmen einer bestimmten alltagspraktischen Tätigkeit (wie Tätigkeit am Arbeitsplatz, am PC, in der Küche, beim Einkaufen usw.) zu meistern, wird in der Therapiesituation diese Situation nachgestellt. Dies kann zum Beispiel in Form eines Rollenspiels oder auch nur verbal/imaginativ geschehen. Weitere Möglichkeiten bieten sich durch die Unterbrechung einer *real ausgeführten* Tätigkeit. So kann während des Einkaufstrainings im Supermarkt oder beim Küchentraining usw. die jeweilige Tätigkeit für die Wahrnehmungsübung unterbrochen werden.

Dabei wird dann die Wahrnehmung auf den Körper und die momentane psychische Situation (KGG) während dieser Handlung gelenkt und detailliert abgefragt.

Beispiel:

Die (in diesem Buch mehrfach erwähnte) überforderte Klientin schilderte im Rollenspiel eine konkrete Situation: Sie arbeitete gerade an betrieblichen Vorgängen, als eine Kollegin hereinkam und um Hilfe bat. Dann klingelte auch noch das Telefon. Die Klientin fühlte sich dieser Situation nicht gewachsen und wollte der Kollegin sagen können, dass sie stört und später wiederkommen soll. Die Körperreaktionen waren beispielsweise Nackenschmerzen, Herzrasen und ein Verkrampfen der Muskeln am ganzen Körper. Der Klientin wurde das dahinterliegende Signal klar: „Lasst mich doch alle in Ruhe, das ist mir alles zu viel!" Das Gefühl von Hilflosigkeit, Wut und mentalem Durcheinander wurde körperlich spürbar. Im Rahmen dieser Wahrnehmungen begriff die Klientin, dass sie versuchte, die verschiedenen Aufgabenstellungen am Arbeitsplatz gleichzeitig zu bewältigen (die Bearbeitung schriftlicher Vorgänge, die Hilfestellung für die Kollegin und das Annehmen des Anrufs). Dies erzeugte Stress und Druck mit der Folge körperlicher, emotionaler und mentaler Blockaden (Thielen 2016).

### 6.1.11 Wahrnehmung von KGG bei handwerklich-gestalterischen Tätigkeiten

Hier geht es darum, den Klienten anzuleiten, sich bei den unterschiedlichen handwerklich-gestalterischen Tätigkeiten zu unterbrechen und dann die jeweils vorhandenen KGG wahrzunehmen.

Dabei stellen Klienten nicht selten fest, dass sie beispielsweise für bestimmte Tätigkeiten (beim Malen, Schreinern, Gipsen, ...) viel mehr Muskeln oder Muskelgruppen einsetzen, als dies eigentlich erforderlich ist, und dabei ggf. sogar verkrampfen.

Ebenso kommt es vor, dass Klienten bemerken, dass sich ihre Gedanken um ganz andere Dinge drehen, als die gerade ausgeführte Tätigkeit.

So erleben die Klienten während des Tuns, welche Faktoren (falsche Muskelanspannung, Gedankenkreisen, etc.) die eigene Handlungsfähigkeit beeinflussen. Dies kann dann im weiteren Verlauf für die Ausarbeitung und Anwendung geeigneter SST hilfreich sein.

### 6.1.12 Situationsüberprüfung / Realitätsüberprüfung

Nach der bisher intensiven Innenwahrnehmung wird nun die Beobachtung erweitert, indem die komplette, aktuelle Situation, in der sich der Klient gerade befindet, genauer betrachtet wird. Dies ist wichtig, um entscheiden zu können, ob wirklich gemäß der aktuellen Situation reagiert wird, oder ob sich gemäß bekannter Verhaltensmuster verhalten wird, die nicht der tatsächlichen aktuellen Situation entsprechen.

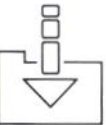

### 6.1.12.1 Überprüfung der aktuellen Situation

Dazu wird die Aufmerksamkeit zunächst nach außen gerichtet.

1. Wie sieht die aktuelle Situation tatsächlich aus?

Dazu wird der Klient aufgefordert genau zu beschreiben, in welcher Situation er sich tatsächlich befindet.

Also, wie sieht der Raum z. B. wirklich aus? Was tut der- oder diejenige ggf. beteiligte andere Person tatsächlich? Was sagt diese Person tatsächlich? Und was ist Interpretation?

Was sehen (riechen, hören, tasten) Sie tatsächlich?

Danach wird diese Situation bewertet z. B. ob sie gefährlich ist oder nicht. Und in einem späteren Schritt auch, ob sie verändert werden soll oder nicht.

Nun wird die Aufmerksam nach innen gerichtet: „Was bedeutet das für Sie?"

2. Welche Körperreaktionen gibt es?
3. Welche Gedanken / Gefühle gibt es, sind diese aktuell oder alt?
4. Zu wie viel Prozent sind Sie im „Hier-und-jetzt"?

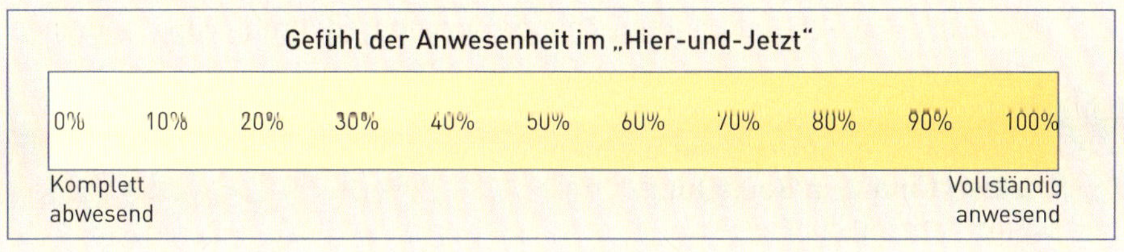


Die Realitätskontrolle / Situationsüberprüfung ermöglicht es dem Klienten nach einigem Üben zu erkennen, in welchem inneren Zustand er sich gerade befindet, wie seine aktuelle innere Situation aussieht und ob er dies verändern möchte oder nicht. Er lernt zu erkennen, wie seine Anwesenheit/Präsenz im gegenwärtigen Moment ist. Das ist sehr wichtig, denn von dem Grad der Präsenz ist es abhängig, ob eine Selbststeuerung möglich ist. Hier gilt: Je größer die Präsenz, desto größer die Möglichkeit der Selbststeuerung.

### 6.1.12.2 Überprüfung der Umweltfaktoren

Bei der Analyse der Handlung finden auch die Umweltfaktoren, die äußeren Bedingungen der aktuellen Situation des Klienten Beachtung. So kann dann überlegt werden, wo Veränderungen gewünscht sind und was verändert werden kann. Es wird auch betrachtet, welche äußeren Faktoren der aktuellen Lebenssituation als *unveränderbare Randbedingungen* bestehen bleiben sollen oder müssen.

Zu den unveränderbaren Randbedingungen kann es beispielsweise gehören, dass der Arbeitsplatz nicht gewechselt werden soll oder kann. In der Familie lebende und eventuell zu versorgende Personen können ebenfalls eine solche Randbedingung darstellen.

Zu den Umweltfaktoren gehören unter anderem:

**Individueller Lebensraum**:
- Situation am Arbeitsplatz
- Beruf, aktuell auszuführende Tätigkeiten, Position, Kollegen, Chef, Arbeitsmenge
- Lebens- und Wohnsituation
- finanzielle Situation, Selbstversorgung (Ess- und Trinkverhalten, Ernährung, persönliche Hygienemaßnahmen)
- Fremdversorgung (im Haushalt lebende Menschen)
- Haushaltsführung
- Freizeitgestaltung
- außerfamiliäre Kontakte, Ausübung sozialer Rollen (Häkelclub, Bibelkreis, Chor, Clique, (Sport)-Vereine, ...)
- weitere Therapien (Psychotherapie, Beratungen, Naturheilkunde, Physiotherapie etc.)
- kulturelle Aspekte und entsprechende soziale Bedeutung von Handlungen

**Mobilität**
- innerhalb / außerhalb der eigenen Wohnung
- selbstständig, in Begleitung
- Auto, Fahrrad, zu Fuß
- Öffentliche Verkehrsmittel (Bus, Bahn, Taxi)
- Flexibilität (bei z. B. Stau)

**Räumliche Bedingungen**
- Gestaltung der Wohnung, des Arbeitsplatzes, der Freizeitumgebung
- Ergonomie, Organisation
- Geräusche
- Lichtverhältnisse, Lage des Arbeitsplatzes zum Fenster, Lampe an oder aus
- Luft, Fenster, geschlossen oder offen?
- Arbeitsplatzposition im Raum
- evtl. Fluchtmöglichkeiten

**Nähe – Distanz**
- räumliche Distanz zu Kontaktpersonen
- in welcher räumlichen Beziehung findet der Kontakt statt
  vor / neben / hinter jemandem

- im Gespräch Anrede:
  Du – Sie
  Vertraulichkeit von Inhalten
- im direkten, körperlichen Kontakt
  Handgeben zur Begrüßung, Berührungen, Umarmungen, Küsse
- weitere anwesende Personen

**Zeitliche Gegebenheiten**
- Arbeitszeiten
  Schichtdienst, Gleitzeit, Überstunden, individueller biologischer Rhythmus
- Pausen
  Zeiten, Gestaltung

Zusammenfassend kann man sagen, dass dieses Verfahren der Analyse der eigenen Handlung für Klienten eher ungewöhnlich ist. Deshalb bedarf es der wiederholten Übung. Es ermöglicht den Klienten eine völlig selbstständige Reflexion der eigenen Handlungsweise, welche dann die Grundlage für selbstbestimmtes Handeln ist. Die Klienten können auf diesem Weg lernen, (wieder) Verantwortung für das eigene Tun zu übernehmen.

### 6.1.13 Mögliche auftretende Schwierigkeiten

Bei allen Menschen hängt es von der persönlichen Lebens- und Lernerfahrung ab, welche Wahrnehmungen wie genutzt werden. Dabei ist es durchaus normal, dass bestimmte Wahrnehmungen ausgeblendet werden oder dass nur durch bestimmte, unbewusste Filter wahrgenommen wird.

Bei vielen psychisch belasteten Klienten ist zu beobachten, dass dies innerhalb des Störungsbildes eine besondere Stellung einnimmt.

So werden unterbewusst beispielsweise oft eine oder mehrere Sinneswahrnehmung(en) ganz oder teilweise ausgeblendet. Das Ziel ist, *nicht zu spüren.* Dies wird ausgelöst von der Lernerfahrung, dass durch bestimmte Wahrnehmungen, etwas Bestimmtes zu fühlen (ertasten), zu riechen (sehr starker Effekt), zu sehen oder zu hören Assoziationen ausgelöst werden, die der Klient unterbewusst vermeiden möchte. Dieses *Nichtwahrnehmen* kann bekanntermaßen als Schutz vor (seelischer) Verletzung interpretiert werden.

Dies kann dann im Umkehrschluss natürlich auch negative Folgen (tatsächliche *mechanische* Verletzungen) haben. Werden beispielsweise Temperaturempfindungen ausgeblendet, kann es passieren, dass heiße Getränke einfach so in sich hineingeschüttet werden, mit den offensichtlichen Folgen (z. B. Zunge verbrannt).

Es kann auch vorkommen, dass bestimmte Umstände nur grob oder oberflächlich wahrgenommen werden. So wird in einem Beispiel zwar festgestellt, *dass* der Chef hereinkommt. Es wird aber nicht bewusst realisiert, *wie* er hineinkommt. Der Gesichtsausdruck des Chefs und was er in dem Moment genau sagt, wird nicht wahrgenommen – wird ausgeblendet. Man kann auch sagen, dass die Detailwahrnehmung fehlt oder nur unzureichend ausgeprägt ist. *Wichtige* Details werden dann unter Umständen nicht bemerkt.

Durch diesen Schutzmechanismus werden aber nicht nur die vom Klienten als negativ empfundenen Reize abgeblockt. Es werden dann ggf. auch die Reize ausgeblendet, die eine positiven Wirkung haben könnten. Wenn im obigen Beispiel dieser Chef dann mal lächelt, wird dies ebenfalls ausgeblendet – also nicht wahrgenommen. In der weiteren Folge geht dann möglicherweise die *Fähigkeit zu genießen* verloren.

Waren die Klienten es bislang gewohnt, in ihrem bekannten *Wahrnehmungsraum* zu agieren, birgt jedes Wahrnehmungstraining, das diese Abkapselung beendet, natürlich gewisse Gefahren.

Wenn Klienten im Rahmen des Wahrnehmungstrainings (wieder) in die Lage versetzt werden, deutlicher, differenzierter, umfassender oder überhaupt bewusst wahrzunehmen, kann dies zunächst auch verunsichernd wirken. Sie haben plötzlich mit Umständen zu tun, mit denen sie bislang nicht gewohnt waren umzugehen. Es gibt also neue, andere oder insgesamt mehr Reize, die erstmal verarbeitet werden müssen.

Beispielsweise nehmen sie innerhalb der Therapiesituation das Ticken der Uhr wahr, was sie vorher nicht *gehört* haben. Oder sie bemerken Einzelheiten der Raumgestaltung, die sie vorher nicht *gesehen* haben. Sie erkennen aber, dass dies alles Einfluss darauf hat, ob sie sich in dem Raum wohlfühlen oder nicht.

Manche Klienten berichten von der Wahrnehmung, dass ihr Rücken abhängig von ihrer Sitzhaltung unterschiedlich stark schmerzt und sie dies durch Veränderung der Sitzhaltung leicht beeinflussen können. Einige Klienten sind von dieser Erkenntnis, selbst Einfluss nehmen zu können verunsichert, andere eher positiv überrascht.

Es kommt auch vor, dass die Wirkung bestimmter Reize zunächst vom Klienten als ungünstig interpretiert wird, weil er sie auf der Grundlage alter Erfahrungen einordnet. So bemerkt er beispielsweise das Gewicht der schweren Sanddecke, die auf ihm liegt. Ein Gefühl von Enge und Machtlosigkeit entsteht, da dieser Kontakt an frühere bedrohliche Situationen erinnert.

Im Rahmen von Wahrnehmungsübungen auftretende Erinnerungen an belastende Erfahrungen können durchaus auch ein *Trigger* (siehe 6.1.13.2) sein und entsprechende Gedanken, Gefühle und Körperreaktionen auslösen.

Wenn Klienten zum ersten Mal bemerken, dass sie im Zuge eines Wahrnehmungstrainings *ruhig* werden, stellen sie mitunter fest, dass sie dies kaum *aushalten können*. Ein Grund kann sein, dass sie diese Erfahrung nicht einordnen können. Es ist auch denkbar, dass ihnen dies wie ein Kontrollverlust vorkommt. Dies kann sich im Verlauf der Therapie ändern, wenn der Klient gelernt hat mit dem Aspekt Ruhe besser umzugehen oder wenn im Rahmen der Psychotherapie ursächliche Auslöser behoben wurden.

Eine verbesserte Wahrnehmung zeigt natürlich auch im Alltag Auswirkungen, die nicht immer ausschließlich positiv oder unproblematisch sind.

So nahm ein Klient beispielsweise bei einem Familienfest die Stimmen der anderen Anwesenden wesentlich lauter wahr als er es bis dato gewohnt war. Er versuchte Gesprächsinhalten zu folgen und stellte nach kurzer Zeit fest, dass er die erforderliche Konzentration nicht ausreichend lange aufrechterhalten konnte. Zudem erschien ihm das Licht heller und greller.

#### 6.1.13.1 Verhalten des Therapeuten bei Unwohlsein des Klienten

Wenn in der jeweiligen Therapiesituation eine Wahrnehmungsübung als unangenehm empfunden wird, kann der Therapeut dem Klienten helfen, indem er die Übung zunächst unterbricht und den Klienten dabei unterstützt, sich die aktuelle Situation bewusst zu machen und kleinschrittig den Handlungsablauf und die dazugehörenden Gegebenheiten zu beschreiben. Der Klient wird angeleitet durch eine Handlungsanalyse die Ursache für dieses Unwohlsein zu erkennen und ggf. Einfluss zu nehmen.

Wenn bei einem Angebot Erinnerungen an belastende Erfahrungen auftauchen und als unangenehm empfunden werden, empfiehlt es sich, den Klienten genau zu beobachten und die Befindlichkeit detailliert abzufragen. Der Therapeut kann darauf hinweisen, dass derartige Reaktionen durchaus vorkommen können. Je nachdem, ob der Klient erst am Anfang der Therapie steht, oder sich schon länger im Veränderungsprozess befindet, also schon viel von sich weiß und auch Selbststeuerungsmöglichkeiten kennt, kann dies sehr unterschiedlich ausfallen. Der Therapeut kann dann möglicherweise unterschiedliche geistige oder körperliche Stabilisierungsmaßnahmen anbieten.

Abhängig vom Ausmaß der auftretenden Symptomatik, oder wenn das Angebot gar einen Trigger darstellt, ist die Übung zu beenden.

Der Therapeut sollte in jedem Fall selbst ruhig bleiben und beruhigend auf den Klienten einwirken und ggf. fragen, was diesem jetzt guttun würde. Die Situation sollte keinesfalls dramatisiert werden. Der Therapeut hat die Aufgabe, dafür zu sorgen, dass der Klient sich wieder sicher fühlen kann.

Je nach Schwere der Reaktionen kann eine solche Situation aber durchaus auch als Chance gesehen werden. Es gilt, dem Klienten zu verdeutlichen, was zur Erinnerung (das *Alte*) gehört und was jetzt gerade hier passiert. Es ist meist hilfreich noch einmal deutlich zu machen, dass hier in der Therapiesituation des Wahrnehmungstrainings sensorische Reize auf den Körper einwirken, und dem Klienten zu erklären, welche Wirkung dies auf Körper und Psyche haben kann.

Es sei noch einmal daran erinnert, dass der Klient nicht mehreren Wahrnehmungsaspekten gleichzeitig Aufmerksamkeit schenken sollte. Der Therapeut gibt Hilfestellung, um die Konzentration auf die jetzt gerade durchgeführte, einzelne Aufgabenstellung der Wahrnehmungsbeobachtung zu lenken. „Sie haben Ihre Hände jetzt gerade in der Linsenkiste, es geht jetzt nur um die Tastwahrnehmung. Alles andere darf gerade jetzt einmal unwichtig sein."

Es gilt aber stets: Sicherheit geht vor. Der Therapeut sollte sich sicher sein, den Prozess begleiten zu können und dem Klienten die für ihn notwendige Sicherheit vermitteln. Stellt sich jedoch heraus, dass der Klient aufgrund seines derzeitigen Therapiestandes nicht in der Lage ist, entsprechend zu reagieren, sollte die jeweilige Wahrnehmungsübung beendet werden. Gegebenenfalls passt für den Klienten in der aktuellen Situation ein anderes Angebot besser.

#### 6.1.13.2 Trigger

Unter *Trigger* (englisch für Abzug einer Waffe, Auslöser) versteht man den Auslöser für einen Vorgang, der eine Empfindung, einen Gedanken, einen Affekt, ein Symptom (z. B. Schmerz) oder möglicherweise auch eine Erkrankung auslösen kann (vgl. Wikipedia 2018a).

In unserem Zusammenhang haben die Klienten ein durch den Trigger ausgelöstes plötzliches, intensives Wiedererleben eines vergangenen Erlebnisses oder früherer Gefühlszustände. Das kann so stark sein, dass die Person unfähig ist, sie als Erinnerung zu erkennen und sie erlebt diese förmlich als aktuelles Ereignis (nach Wikipedia 2018a).

Wird ein Trigger aktiviert, kann sich der betroffene Mensch plötzlich in die belastende Situation der Vergangenheit zurückgeworfen fühlen (Flashback), sodass Gefühle wie Hilflosigkeit, Kontrollverlust, Schmerz, Wut, Trauer, aber vor allem Angst (Todesangst) wieder aufleben, obwohl sie der eigentlichen (gegenwärtigen) Situation nicht angemessen sind (N.N. 2018b).

Als Trigger können sowohl intensive als auch ganz schwache Signale wirken. Gerüche haben oft eine starke Wirkung. Weitere Beispiele für Trigger sind Gedanken an ein Erlebnis, bestimmte Berührungen an bestimmten Körperteilen, bestimmte Wortkombinationen (z. B. „Das hast du gut gemacht"), bestimmte Kleidungsstücke (z. B. ein grauer Pullunder) oder Muster in Kleidungsstücken (z. B. Pepita), aber auch ein Jahrestag, eine Geste, ein Geräusch. Trigger stehen meist im Zusammenhang mit schweren seelischen oder körperlichen Verletzungen (PTBS, s. Kap. 10.2.1).

Im ergotherapeutischen Kontext ist es sinnvoll, mit den Klienten zu üben, Trigger als solche zu erkennen und ggf. rechtzeitig Stabilisierungsmaßnahmen einzuleiten.

> Als Beispiel sei eine Klientin genannt, auf die der Anblick einer großen Kaffeetasse als Trigger wirkte. Die Klientin war sich dessen durchaus bewusst, so dass in der Ergotherapie entsprechende Selbststeuerungstechniken als Stabilisierungsmaßnahme eingeübt werden konnten.

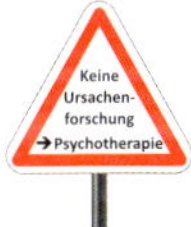


Insofern ist es ist sinnvoll, Klienten mit entsprechender Diagnose zu Beginn der Therapie zu fragen, ob sie bereits wissen, wodurch sie getriggert werden. Vielleicht wissen die Klienten dann auch bereits, wie der Therapeut sich dann verhalten sollte. Wichtig ist vor allem, was der Therapeut nicht tun sollte. Da dies individuell sehr unterschiedlich sein kann, der Therapeut dies in der Regel aber nicht weiß, ist eine diesbezügliche Abklärung meist sehr hilfreich, um die Therapiesituation möglichst sicher zu gestalten. Diesen Aspekt gemeinsam zu besprechen schafft oft eine gute Möglichkeit, eine vertrauensvolle Klienten-Therapeutenbeziehung zu stärken.

### 6.1.13.3 Dissoziation

Bei Dissoziationen handelt es sich um ein teilweises oder vollständiges Auseinanderfallen psychischer Funktionen, die normalerweise zusammenhängen, wie Bewusstsein, Gedächtnis und personale Identität, eigene Gefühle und Körperempfindungen (Schmerz, Hunger, Durst, Angst), die Wahrnehmung der eigenen Person und/oder der Umgebung. Der Verlust dieser Fähigkeiten kann von Stunde zu Stunde unterschiedlich ausgeprägt sein und unterschiedlich lange andauern (vgl. Pschyrembel 2017, Wikipedia 2019c).

Zu unterscheiden sind *Alltagsdissoziationen*. Wer hat nicht schon mal das Gefühl erlebt „nicht ganz bei sich" zu sein oder sich nicht mehr erinnern zu können, wie man mit dem Auto von einem Ort zum anderen gekommen ist. Viele Menschen kennen auch das Gefühl, dass die Welt um sie herum an manchen Tagen „wie im Nebel" erscheint oder beim Lesen eines spannenden Buchs fast vollständig ausgeblendet wird (vgl. N.N. 2019d).

Klienten beschreiben ernstere Dissoziationen oft mit: „Ich bin nicht so wirklich da ...“ oder „Ich bin wie hinter einer Nebelwand“, „Ich habe eine Matratze im Kopf“. Oft wird ein wolken- oder watteartiges Gefühl beschrieben.

Eine Klientin berichtete, sie kenne Zustände bei sich, in denen sie normale Alltagsaktivitäten (Kochen, Putzen etc.) durchführen könne, bei denen sie auch Aufforderungen wie „Hol mir bitte einen Kaffee“ nachkommen könne, aber dabei kein „eigenes Wollen“ mehr empfinde.

Dissoziative Zustände, die im Rahmen der Therapiestunde auftreten, können sehr unterschiedlich ausfallen. Dies kann ein leichtes *Wegtreten* von wenigen Sekunden/Minuten oder einer ganzen Stunde sein. In anderen Situationen bleiben die Klienten handlungsfähig, können sich aber später an nichts mehr erinnern. In extremeren Fällen sitzt der Klient minutenlang *stocksteif* da oder wird gar ohnmächtig und erinnert sich anschließend ebenfalls nicht mehr, was passiert ist.

Auslöser von Dissoziationen in unserem Zusammenhang können beispielsweise Überforderungen, Reizüberflutung oder einzelne bestimmte Reize (Trigger, s.o.) sein. Es ist also wichtig zu erkennen, was beim jeweiligen Klienten einen dissoziativen Zustand auslöst, beispielsweise ob es mögliche Trigger gibt. Dann gilt es entsprechende Selbststeuerungsmaßnahmen (vgl. Kap.7) zu identifizieren und einzuüben.

Darüber hinaus ist es grundsätzlich wichtig, mit den Klienten Strategien zu erarbeiten, die dem Auftreten von Überforderungssituationen entgegenwirken, also die Belastbarkeit zu erhöhen.

In diesem Zusammenhang sei angemerkt, dass es auch Trigger gibt, die einen dissoziativen Zustand wieder beenden können.

So gab es eine Klientin, die man, so unglaubwürdig das klingt, tatsächlich allein durch das Aussprechen des Wortes „Leberwurstbrot“ *zurückholen* konnte. Das Leberwurstbrot war aus der Kindheit der Klientin sehr positiv besetzt. Immer wenn sie als Kind Kummer hatte, hatte die Oma gesagt „Komm, ich schmier dir ein Leberwurstbrot“, um sie zu trösten.

### 6.1.14 Sortieren von Körperreaktionen, Gefühlen und Gedanken

**Handlungsanalyse**

Nachdem bislang großer Wert daraufgelegt wurde, Körperreaktionen, Gedanken und Gefühle nur wertfrei wahrzunehmen, folgt nun in den nächsten Schritten eine Analyse und Bewertung.

Um abschätzen zu können, welche Faktoren die Schwierigkeiten im eigenen Handeln beeinflussen und wie, lernt der Klient, sich mit seinen Handlungen auseinanderzusetzen. Das bedeutet, dass nicht der Therapeut, sondern der Klient die Analyse seiner Handlungen selbst durchführt. Mit Hilfe des Therapeuten lernt er, seine konkreten Aktivitäten genauer zu beleuchten und zu analysieren.

Der Klient erhält so nicht nur einen Überblick über kognitive und emotionale Anteile, sondern auch über selbstregulierende (automatisierte) motorische, sensorische und perzeptive Funktionen, die seine Handlungsfähigkeit beeinflussen. Umweltbedingte Voraussetzungen und soziale Beziehungen werden ebenso in ihrer Bedeutung für die aktuelle Handlung erfasst (nach Nieuwesteeg-Gutzwiller 2009, S. 244). Dies geschieht mit dem Ziel, herauszuarbeiten, was der Klient verändern möchte, um seine Handlungsfähigkeit zu verbessern. Dabei müssen vorhandene Gedanken, Gefühle oder Körperreaktionen nicht zwangsläufig *schlecht* sein, sondern es geht ausschließlich darum, ob diese jetzt in dieser Situation gebraucht werden, hilfreich sind oder stören. Dies gilt ebenso für umweltbedingte Faktoren. Hierdurch gelangt der Klient zu Erkenntnissen, die ihm die Filterung von gewollten, gewünschten, gesunden Anteilen und ungewollten, unerwünschten, störenden, schadenden oder gar gänzlich fehlenden Anteilen möglich macht.

Dabei ist im Sinne einer Situations- bzw. Realitätsüberprüfung stets zu unterscheiden, ob es sich um aktuelle oder frühere, nun wiederkehrende Gedanken und/oder Gefühle und daraus resultierende Körperreaktionen handelt.

Dazu wird der Prozess der gerade betrachteten Tätigkeit kleinteilig zerlegt. So ist der Klient in der Lage, emotional wie kognitiv nachzuvollziehen, was mit ihm geschieht. Dabei ist es wichtig, dass stets der Klient das Tempo bestimmt.

Um eine so differenzierte Handlungsanalyse selbst durchführen zu können, bedarf es einer guten Wahrnehmungsfähigkeit.

Die zunächst wertfreie Wahrnehmung und Beschreibung der inneren Vorgänge (KGG) ermöglicht im nächsten Schritt das *Sortieren* von Körperreaktionen, Gefühlen und Gedanken. Auch bei diesem Vorgang ist Achtsamkeit von besonderer Bedeutung.

In der buddhistischen Achtsamkeitsschulung (vgl. Kap. 3.3.1) wird u. a. Wert darauf gelegt, sich von negativen Anteilen und Verhaltensweisen zu trennen, um ein konstruktives Denken und Handeln zu erleichtern. So betonte Buddha immer wieder, darauf zu achten, welches Denken und Handeln *heilsam* und welches *unheilsam* ist (vgl. Tibetisches Zentrum 1999).

Wenn man nun voraussetzt, dass Ergotherapie möglichst systematisch auf die Veränderung von Handlungen, Wahrnehmungen usw. im Alltag abzielt, geschieht dies anhand der Vorstellungen, was der Klient verändern möchte. Es geht um die

Frage, ob die jeweiligen Vorgänge gewollt sind oder nicht, ob sie stören oder gar schaden. Damit kristallisiert sich heraus, was verändert werden soll, da das jeweilige Problem genauer erfasst wird. Beispielsweise kann sich herausstellen, dass die Unsicherheit des Klienten im Kontakt mit anderen Personen verändert werden soll. Eine andere Aufgabenstellung kann sein, wie der Klient beispielsweise mit innerer Unruhe, Muskelverkrampfungen oder störenden Gedanken umgeht.

In jedem Fall ist sehr ernsthaft zu prüfen, ob der Klient sich ganz bewusst entschieden hat, Veränderungen anzustreben, zuzulassen und zu wollen. Anderenfalls besteht die Gefahr, dass ergotherapeutische Anleitungen ins Leere laufen und ein Erfolg der Bemühungen ausbleibt.

Bei einer derart intensiven Auseinandersetzung mit dem inneren Geschehen, ist es ausgesprochen wichtig, dem Klienten zu vermitteln, dass es bei diesem Verfahren nicht um die Bewertung seiner Person geht, sondern darum festzustellen, welche KGG er als hilfreich erlebt. Aus diesem Grund ist es die Aufgabe des Therapeuten, ihm die Bestätigung und die erforderliche Sicherheit zu vermitteln, dass jedwede Art von Gefühlen und Gedanken erlaubt ist und sein darf. Außerdem ist es wesentlich, dem Klienten zu verdeutlichen, dass der Therapeut nicht in die Bewertung einbezogen wird, sondern dass es ausschließlich um das Bewertungssystem des Klienten geht.

Auch hier, wie bei der Wahrnehmung von Körperrektionen, Gefühlen und Gedanken, hat es sich als sinnvoll und hilfreich erwiesen, kleinschrittig und detailliert vorzugehen. Durch ein immer gleiches Aufräum- und Sortierverfahren entsteht auch hier Klarheit, die den Klienten in seiner Handlungsplanung sichert, so dass er schneller eine eigene Struktur entwickeln kann, die es ihm ermöglicht, für ihn sinnvolle Handlungsfolgen zu entwickeln.

#### 6.1.14.1 Trennen von störenden und nicht störenden Körperreaktionen

Die festgestellten körperlichen Wahrnehmungen werden dahingehend überprüft, wie sie vom Klienten interpretiert werden. Sind sie für ihn in diesem Moment nützlich und hilfreich oder eher störend, wenn nicht gar schadend?

Die Analyse der körperlichen Bedingungen beginnt mit der Beobachtung und Bewertung der Körperhaltung (vgl. Kap. 6.1.5). Der Klient entscheidet dann, ob er an seiner Haltung etwas verändern, oder es so belassen möchte. Der Therapeut ist hier nur hinsichtlich ergonomischer Gesichtspunkte beratend tätig.

Nun wird die Aufmerksamkeit auf die Anspannung der Muskulatur an Armen, Beinen und dem ganzen Körper gelenkt. Wie schon bekannt, wird dies detailliert festgestellt und durch eine subjektive Einschätzung auf der Skala von 0-10 verdeutlicht. Werden Muskelverspannungen wahrgenommen, erfolgt die Bewertung, ob es sich hier um störende Verspannungen handelt, oder nicht. Es kann erfahrungsgemäß durchaus sein, dass ein gewisses Maß an Anspannung als angenehm empfunden wird. In einem solchen Fall besteht auch kein Veränderungswunsch und es würde nichts unternommen, diesen Zustand zu verändern. Wird die Muskelanspannung als ungünstig interpretiert, und es besteht ein Veränderungswunsch, kann die Veränderung eingeleitet werden.

Nun wird die Beobachtung auf weitere mögliche Körperreaktionen gelenkt z. B. Herzrasen, Schwitzen, Schmerzen, Kribbeln usw. Auch hier werden die Reaktionen genau beschrieben und dann bewertet, ob sie stören oder schaden, ob sie verändert werden sollen oder ob sie als Ausdruck eines Gefühls *wirken dürfen*.

Eine störende Körperreaktion kann beispielsweise das Herzrasen bei einem Gespräch mit einer Kollegin sein. Demgegenüber wird das Herzklopfen bei einem Gespräch mit der oder dem Liebsten nicht als störend empfunden.

### 6.1.14.2 Trennen von alten und aktuellen Gefühlen

Auch hier hat der Klient zuerst die Aufgabe, das aktuell wahrnehmbare Gefühl oder die Gefühle genau zu beschreiben und zu benennen und dabei die Wertung zunächst außen vor zu lassen. Im Weiteren wird die Aufmerksamkeit darauf gelenkt, wo das Gefühl im Körper wahrnehmbar ist (vgl. Kap. 6.1.6).

Nun wird überprüft, ob dieses Gefühl inhaltlich mit der Situation zu tun hat, ob es zur aktuellen Situation passt oder nicht. Dabei betrifft diese Bewertung nur die Frage, ob das Gefühl in die aktuelle Situation *passt*, nicht jedoch, ob das Gefühl *an sich* schlecht oder gut ist.

- Aktuelles Gefühl: ja, passt, hat mit der aktuellen Situation zu tun.
- Altes Gefühl: nein, passt nicht. Das Gefühl stammt aus einer früheren Situation und ist bereits aus anderen Situationen bekannt. Es taucht automatisch auf. Es hat somit nicht direkt mit der aktuellen Situation zu tun.

Beispiel: Wut

*Aktuelles Gefühl:* Am Arbeitsplatz unterbricht eine Kollegin mehrfach den Arbeitsfluss einer Kollegin, um nach Unterstützung zu fragen. Es entwickelt sich ein Gefühl der Wut.

*Bewertung:* das Gefühl ist aktuell, es hat mit der aktuellen Situation zu tun. Es passt.

*Altes Gefühl:* Die Kollegin betritt den Raum und das bloße Erscheinen der Kollegin löst dieses Wutgefühl aus.

*Bewertung:* Die Kollegin hat aktuell noch keinen Grund für Wut gegeben. Da dieses Gefühl als bekannt identifiziert wird, hat es wohl mit einer anderen, früheren Situation zu tun und entspricht somit nicht der aktuellen Situation, und ist daher alt. Es passt nicht.

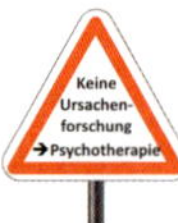


Hierbei gilt für die ergotherapeutische Behandlung: „Es ist nicht erforderlich zu wissen, aus *welcher* früheren Situation das Gefühl stammt!" Aus diesem Grund wird hier auch nicht weiter nachgefragt.

Allerdings ist es ausgesprochen wichtig, dem Klienten zu erklären, welche Mechanismen beim Auftauchen alter Gefühle wirken. Hierbei sind die eigenen Erfahrungen der Klienten bei den Wahrnehmungsübungen hilfreich, und der Therapeut kann auf sie zurückgreifen. Bei den Übungen haben die Klienten erlebt, wie schnell sich Erinnerungen und Interpretationen einstellen. Auf Grund dieser eigenen Erfahrungen fällt es dann dem Klienten leichter zu verstehen, dass Gefühle auftauchen können, die nicht unmittelbar mit der aktuellen Situation zu tun haben, sondern durch ganz unterschiedliche äußere und innere Reize hervorgerufen werden können. Die so entstandene Klarheit wirkt sich meist schon beruhigend aus, weil der Klient zu verstehen beginnt, was in ihm geschieht.

Nun kann es durchaus geschehen, dass gerade auch durch diese Analyse der Situation bei Klienten Erinnerungen an frühere Situationen auftauchen. Diese werden dann im ergotherapeutischen Kontext als Fakten betrachtet, die für die aktuelle Situation nicht von Bedeutung sind und deshalb auch nicht weiter betrachtet werden. Es kommt allerdings auch nicht selten vor, dass Klienten bereits zu diesem Zeitpunkt der Therapie, aus sich selbst heraus die Erklärung für ihr Verhalten finden.

Die Fähigkeit, ohne weitere Intervention seitens des Therapeuten, das eigene Verhalten zu begreifen, ist besonders häufig zu beobachten, wenn durch psychotherapeutische Vorerfahrungen bereits Ursachen und Gründe für Verhaltensweisen bearbeitet wurden, der direkte Bezug zum Alltag jedoch noch nicht ausreichend geübt werden konnte. Dies ist aber auch bei relativ frischen oder gering ausgeprägten Störungsbildern, wie z. B. bei akuten Belastungs- oder Überforderungssyndromen, zu beobachten.

Eine solche Unterscheidung der Gefühle wie hier beschrieben, ermöglicht es dem Klienten zu verstehen, warum dieses Gefühl *gerade jetzt wahrnehmbar* ist.

### 6.1.14.3 Trennen von störenden und nicht störenden Gefühlen

Beim weiteren Sortieren der Gefühle wird unterschieden und überprüft, ob sie gewollt sind oder nicht, ob sie nützlich sind oder stören, hilfreich sind oder schaden. Es wird sich also mit der Frage beschäftigt, welches Gefühl hinderlich ist und welches nicht, so dass deutlich wird, welches Gefühl verändert werden soll.

**Beispiel Wut:**

*Störendes Gefühl:* Das Gefühl *Wut* kann als störend interpretiert oder bewertet werden, wenn die Handlungsfähigkeit beeinträchtigt wird und es den Klienten an der Ausführung der geplanten Aktivität hindert. Dies ist beispielsweise der Fall, wenn der Klient aufgrund der Existenz dieses Gefühls den eigenen Arbeitsfluss unterbricht und nicht fortsetzen kann. Dabei spielt es dann keine Rolle, ob die Wut ein aktuell begründetes Gefühl ist, oder ein altes, aus einer früheren Situation begründetes, ob es passt oder nicht passt (6.1.14.2).

*Veränderungswunsch:* So kann die Entscheidung getroffen werden, dass das Gefühl *Wut* verändert werden soll, weil es zu diesem Zeitpunkt den Klienten hindert zu tun, was er tun möchte, in diesem Fall seine Arbeit erledigen.

Hierbei kann sowohl der Umgang mit aktuellen als auch alten Gefühle angegangen werden. Die Entscheidung, was verändert werden sollte, trifft ausschließlich der Klient und nicht der Therapeut.

*Nicht störendes Gefühl:* Es kann natürlich durchaus vorkommen, dass das Gefühl Wut wahrgenommen wird, die Handlungsfähigkeit aber nicht beeinflusst. Der Klient sieht sich in der Ausführung seiner Aktivität nicht beeinträchtigt.

*Kein Veränderungswunsch:* In diesem Fall entscheidet sich der Klient dafür, dass er keine Maßnahme zur Veränderung oder Beeinflussung dieses Gefühls ergreifen möchte, da er, obwohl er dieses Gefühl Wut wahrnimmt, tun kann was er tun möchte, und somit keine Einschränkung in seiner Handlungsfähigkeit erlebt.

Nach diesem Schema werden Gefühle bewusst wahrgenommen, sortiert und entschieden ob Veränderungen eingeleitet werden sollen.

### 6.1.14.4 Trennen von alten und aktuellen Gedanken

Bei dem Sortieren der Gedanken wird nach dem gleichen Prinzip verfahren. Die Gedanken werden zunächst wertfrei beobachtet und beschrieben und dann in alte und aktuelle Gedanken getrennt.

Dabei wird auch hier unterschieden und somit bewertet, ob die Gedanken ausschließlich mit der augenblicklichen Situation (aktuelle Gedanken) zu tun haben (passen), oder ob die Gedanken, aus früheren Situationen (alte Gedanken) bereits bekannt sind (jetzt aber nicht passen).

Dabei betrifft die Bewertung nur die Frage, ob der Gedanke in die Situation *passt*, nicht ob der *Inhalt* schlecht oder gut ist.

Bei alten, nicht zur aktuellen Situation passenden Gedanken werden häufig auch innere Regeln (Glaubenssätze) deutlich, wie z. B. „Das hat meine Mutter auch schon immer gesagt: erst die Arbeit, dann das Vergnügen" (vgl. Kap. 6.1.7.2).

**Beispiel:**

Gedanke: „Die Kollegin soll weggehen. Sie stört mich!"

*Aktueller Gedanke:* Die Kollegin unterbricht mehrfach den eigenen Arbeitsfluss, um nach Unterstützung zu fragen.

*Bewertung:* Der Gedanke passt in die aktuelle Arbeitssituation, da der Grund für den Gedanken der aktuellen Situation entspricht.

*Alter Gedanke:* Die Kollegin betritt den Raum und das bloße Erscheinen der Kollegin löst diesen Gedanken aus.

*Hintergrund:* Am Tag vorher war die Verhaltensweise der Kollegin störend und belastend. Die Erinnerung an die am Vortag gemachte Erfahrung mit der Kollegin löst den Gedanken aus. Unbewusst wird erwartet, dass die Kollegin sich heute wieder so verhält.

*Bewertung:* Die Kollegin hat aktuell noch keinen Grund für diesen Gedanken gegeben. Der Gedanke hat mit einer früheren Situation zu tun und entspricht somit nicht der aktuellen Situation, und ist daher alt.

### 6.1.14.5 Trennen von störenden und nicht störenden Gedanken

Beim weiteren Sortieren der aktuellen Gedanken wird unterschieden und überprüft, ob sie gewollt sind oder nicht, ob sie nützlich sind oder stören, hilfreich sind oder schaden. Es wird sich also mit der Frage beschäftigt, ob der Klient die existierenden aktuellen Gedanken nutzen möchte oder nicht. So kann die Entscheidung getroffen werden, was verändert werden soll.

Die Entscheidung, was verändert werden soll, trifft ausschließlich der Klient und nicht der Therapeut.

**Beispiel:**

Gedanke: „Die Kollegin soll weggehen. Sie stört mich!"

*Nicht störender Gedanke.* Entscheidung: der Klient will diesen Gedanken denken. Es besteht kein Veränderungswunsch bezüglich des Gedankens.

Dann kann sich der Klient im Folgenden mit der Frage beschäftigen, was er weiter tun kann, um die Situation für ihn zufriedenstellend zu gestalten, z. B. wie er auf die Kollegin reagieren kann, damit sie ihn nicht weiter stört.

*Störender, ungewollter Gedanke:* Der Gedanke kommt automatisch. Er ist aktuell nicht gewollt, ist nicht hilfreich und stört. Es besteht ein Veränderungswunsch.

Dann ist zu beobachten, ob mehrere Gedanken gleichzeitig wahrnehmbar sind (Parallelgedanken, die nichts miteinander zu tun haben, oder die sich alle mit dem gleichen Thema beschäftigen). In diesem Fall kann ebenfalls nach dem gleichen Schema verfahren und entschieden werden, ob die Gedanken gerade hilfreich sind oder nicht.

Es kann auch überprüft und entschieden werden, ob der aktuelle Gedanke inhaltlich mit der Situation zu tun hat. Wenn beispielsweise während einer Arbeit am PC der Gedanke an eine Auseinandersetzung am Morgen mit dem Ehemann kommt, hat dieser Gedanke nichts mit der aktuellen Situation zu tun.

Dieses Vorgehen zum Aufräumen und Sortieren der Körperreaktionen, Gefühle und Gedanken ist immer gleich und kann in jeder beliebigen Alltagssituation angewendet werden. Dies kann unter Anwendung von SI-Angeboten, aber auch ohne geschehen.

## 6.1.15 Weitere praktische Übungen zur Wahrnehmung

### 6.1.15.1 Wahrnehmungsübung im Sitzen

*(In wörtlicher Rede formuliert, kann ggf. direkt so vorgelesen bzw. im Zwiegespräch mit dem Klienten angewendet werden.)*

Sie sind eingeladen einmal wahrzunehmen, wie Sie jetzt gerade hier sitzen.

Setzen Sie sich und nehmen eine Position ein, die Ihnen bequem ist.

Und lenken Ihre Aufmerksamkeit auf Ihren Körper.

Spüren Sie zunächst in Ihre Füße hinein.

Haben beide Füße Kontakt zum Boden?

Wo spüren Sie den Boden?
Mehr auf den Außenkanten? Den Innenkanten? Auf dem Ballen? Der Ferse?

Wandern Sie dann mit der Aufmerksamkeit in Ihre Beine.

Wo spüren Sie die Unterlage, auf der Sie sitzen? Bis zu den Kniekehlen? Zu zwei Drittel auf der Rückseite der Oberschenkel? Beobachten Sie das so genau wie möglich!

Lenken Sie dann Ihre Aufmerksamkeit auf Ihren Rücken.
Hat der Rücken Kontakt zur Lehne? Wenn ja, wo genau spüren Sie die Lehne?

Und dann spüren Sie in die Arme und Hände.
Haben die Arme und Hände auch irgendwo Kontakt? Zum Körper? Zu einem Gegenstand?

Und jetzt wandern Sie mit der Aufmerksamkeit in Ihre Schultern.
Sind die Schultern hochgezogen? Zurück gespannt? Hängen Sie nach vorne?
Beobachten Sie das so genau, wie möglich.

Und nun achten Sie einmal auf Ihren Kopf.

Sitzt er mittig ausbalanciert zwischen den Schultern?
Oder hat er Gewicht nach vorne, zu einer Seite, nach hinten?

Und jetzt nehmen Sie Ihren Körper noch einmal als Ganzes wahr.

An dieser Stelle kommt die Bewertung hinzu.

So, wie Sie jetzt sitzen, ist das bequem?
Oder würden Sie lieber eine andere Haltung einnehmen?

*(Wenn ja)* Hätten Sie das auch vorher so bemerkt, bevor wir diese Übung gemacht haben?

*Reflexion*

*Es ist hilfreich, die Fragen möglichst klar und einfach zu formulieren:*

Wie war es? Einfach oder schwer? Angenehm oder unangenehm?

Konnten sie der Anleitung folgen?

Was konnten sie beobachten?

Gab es Schwierigkeiten?

Veränderungen?

Konnten sie die Anspannung der Muskulatur, die Gedanken, die Gefühle wahrnehmen?

*Der Klient sollte aufgefordert werden, dies möglichst kurz zu benennen, ohne Interpretation und Wertung. Beispielsweise:*

Körper: „Die Nackenmuskeln waren angespannt, ansonsten fühlte ich mich locker."

Gedanke: „Das ist aber leicht, ich muss mal zur Toilette."

Gefühl: „Ich war unsicher, ob es noch lange dauert".

*Hinweis:*

Welchen der beobachteten Aspekte würden Sie gerne verändern?

Was stört Sie?

Was ist hinderlich?

Was schränkt Sie ein?

### 6.1.15.2 Wahrnehmungsspaziergang

Ein Wahrnehmungs-Spaziergang (bei der Autorin meist in Form von Waldspaziergängen) bietet eine alltagsnahe Möglichkeit, um die Sinneswahrnehmungen gezielt bewusst zu machen. Je nach Aufgabenstellung können einzelne oder mehrere Sinne beobachtet werden.

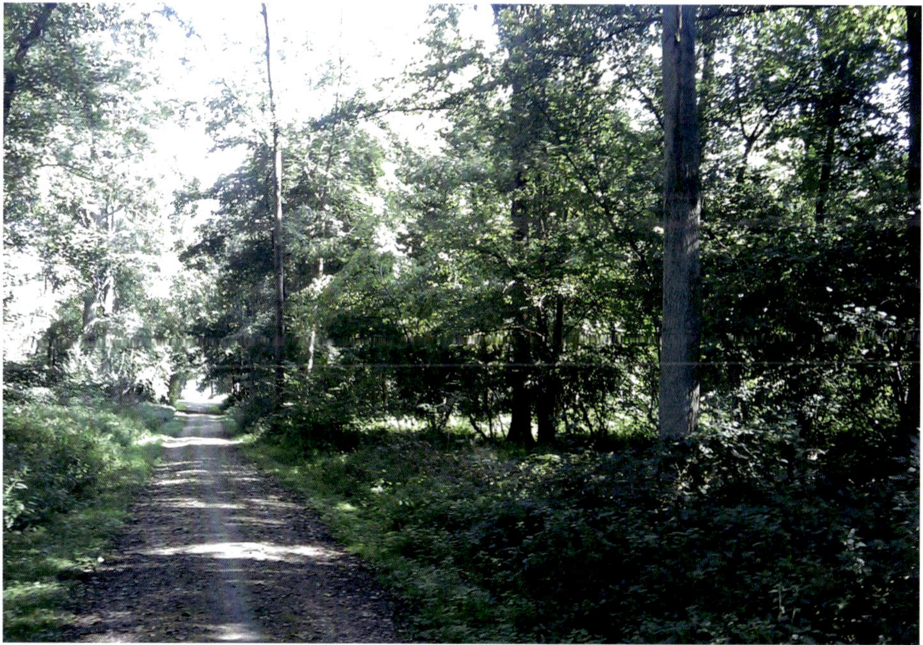

Eine Reihe solcher, gemeinsam durchgeführter Wahrnehmungs-Spaziergänge bietet oft eine gute Möglichkeit, Klienten in einer entspannten Umgebung zu ermutigen, die eigenen Sinneswahrnehmungen überhaupt erst zuzulassen. Dabei kann es wichtig sein, immer wieder die zu Beginn der Therapie geschlossene Klienten-Therapeuten-Vereinbarung in die Erinnerung zu rufen, um dem Klienten Sicherheit und Vertrauen in der jeweiligen Situation zu geben. Der Therapeut kann im wahrsten Sinne des Wortes *an der Seite des Klienten* gehen, wenn dieser das möchte. Auch den Abstand zwischen Therapeut und Klient sollte dieser frei wählen können.

Es ist sinnvoll, vorher den Zusammenhang zwischen körperlichen Funktionsabläufen und psychischem Stress sowie deren Beeinflussbarkeit zu erklären. Im Rahmen eines Waldspaziergangs kann der Therapeut die Möglichkeit aufzeigen, wie der Klient dem eigenen hilflosen Zustand mit Aktivität begegnen kann.

**Wichtige Anmerkung:** Überhaupt das Haus oder gewohnte Wege zu verlassen oder auch in Begleitung spazierenzugehen, kann für den Klienten bereits eine erste Unsicherheit bedeuten, deren Überwindung dann ein Erfolgserlebnis darstellen kann.

*Vorbereitung des Waldspaziergangs:*

Die Länge des zu wählenden Weges ist abhängig von der momentanen Leistungsfähigkeit des Klienten. Sie sollte so angesetzt werden, dass der Spaziergang gut zu schaffen ist.

Im Idealfall wählt man einen Rundweg. Das hat den Vorteil, dass man nicht zurückgehen muss (Assoziation mit Abbruch = Misserfolg). Noch besser ist ein Weg, der bei Bedarf Abkürzungen ermöglicht. Hilfreich sind auch Möglichkeiten zum Ausruhen, wie etwa eine Bank.

In jedem Fall ist es ratsam, den Weg mit dem Klienten vorab zu besprechen. Dazu kann man gemeinsam eine Wanderkarte zu Hilfe nehmen. Wo ein Internetzugang am PC oder auch auf Tablet oder Smartphone zur Verfügung steht, kann man z. B. http://maps.google.de oder http://www.openstreetmap.org nutzen.

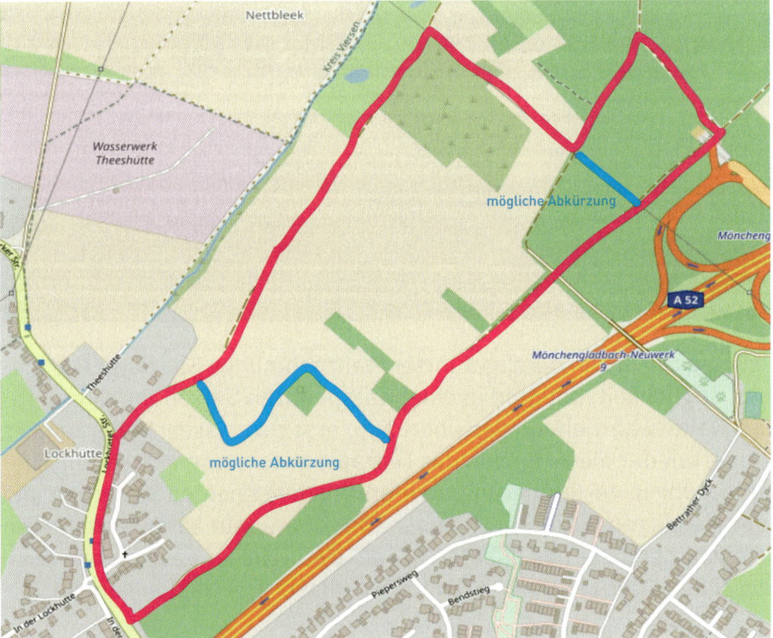


*Wegplanung (Kartenmaterial: openstreetmap.org)*

Zu guter Letzt sollte der Klient auf geeignete Kleidung, insbesondere auch passendes Schuhwerk hingewiesen werden.

*Durchführung des Waldspaziergangs:*

Zunächst sollte mit dem Klienten die Situation noch einmal geklärt werden: „Wir gehen jetzt zu zweit[3], so wie wir sind, zwei völlig unterschiedliche Personen mit unterschiedlichen Gefühlen, Erlebnissen und Wünschen – aber mit dem gleichen Grund diesen Spaziergang zu machen, nämlich uns auf die jetzigen, aktuellen Wahrnehmungen zu konzentrieren:

„Was sehe ich – fühle (ertaste) ich – rieche ich – höre ich – schmecke ich – JETZT ?"

Während des Spaziergangs spielt die Geschwindigkeit eine nicht zu unterschätzende Rolle. Der Therapeut sollte sich unbedingt dem Rhythmus des Klienten anpassen. Der Klient macht so die (Wahrnehmungs-)Erfahrung, wie es sich für ihn auswirkt, schneller oder langsamer zu gehen. Hier kann auch ein Pulsmessgerät oder ein tragbares Blutdruckmessgerät (für das Handgelenk) hilfreich sein. Es ermöglicht eine objektive Kontrolle, wie der Körper tatsächlich reagiert.

Nach den ersten Minuten, in denen sich der Klient mit der Situation vertraut machen konnte, gibt der Therapeut Impulse für den Fokus. Ziel ist es, die Aufmerksamkeit zunächst nach außen zu richten und die Sinne *Hören, Sehen* und *Fühlen (Tasten)* zu sensibilisieren.

Während des gesamten Spazierganges erkundigt sich der Therapeut immer wieder nach dem Befinden des Klienten. Dies soll dem Klienten die Sicherheit geben, zu wissen, dass der Therapeut stets in der Nähe ist und ihm bei Bedarf jederzeit Hilfestellung geben kann. Bei Körperreaktionen, wie beispielsweise Schwindel, sollte der Klient angeregt werden, ggf. zuvor eingeübte Selbststeuerungstechniken (vgl. Kap.7) anzuwenden.

*Fokus extern:*

Der Klient wird nun aufgefordert wahrzunehmen:

- Was höre ich?
  Vogelstimmen, Windrauschen, Blätter rascheln, Schnee knirscht, andere Menschen, Autos in der Entfernung, Zug, Traktor, ...?
- Wie höre ich?
  Laut – leise? nah – fern? Hallend (Echo), ...?
- Was sehe ich?
  Bäume, andere Pflanzen, den Weg, Tiere, Himmel ... hell – dunkel?

[3] Je nach Stabilität des/der Klienten kann ein solcher Waldspaziergang auch zu dritt (Therapeut und zwei Klienten) oder mehr Personen durchgeführt werden.

Was fühle ich (Tastsinn)?
Wind, Regen, Sonnenstrahlen, kalt – warm?

Wo fühle ich (Tastsinn)?
auf der Haut, im Gesicht, am Hals, an den Armen, Beinen,
evtl. durch die Strickjacke, durch die Kleidung, durch die Schuhe?

Bodenbeschaffenheit: hart – weich, rutschig, glatt, fest
(spüre ich Sand, Wiese, Steine, Schnee, Pfütze, Matsch?)

Die Wahrnehmungen sind oft zunächst sehr allgemein. Fühlt der Klient sich sicherer, kann er die Dinge genauer beschreiben. Er sieht dann z. B. unterschiedliche Bäume, Sträucher und kann vielleicht Arten benennen. Er nimmt Formen, Farben und Größen wahr, kann leuchtende und trübe Farben unterscheiden. Er kann verschiedene Tierarten allgemein benennen, wie Vögel, Hasen, Regenwürmer, Schnecken, Käfer, Grillen, Schmetterlinge usw.

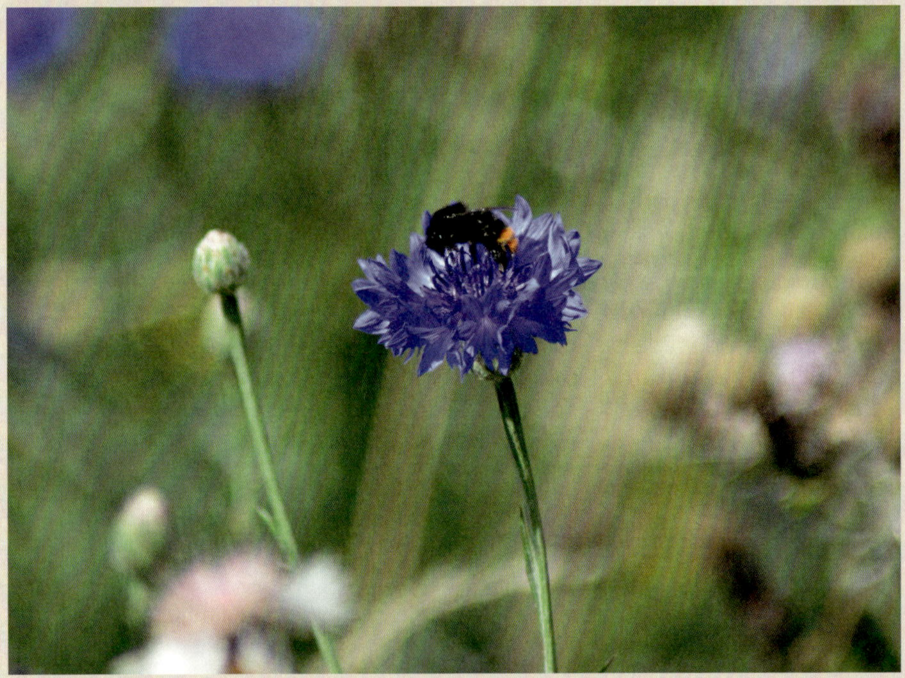

Je sicherer der Klient sich fühlt, desto genauer kann er beschreiben, welches Tier oder welche Pflanze er gesehen hat (Taube, Spatz, Fasan, rote Mauerbiene auf Kornblume [s. Foto] ...). Er kann beschreiben, wie sich verschiedene Blätter, zum Beispiel der Form nach unterscheiden. Manche Blätter sind rundlicher, andere haben Zacken. Sind die Blätter rau oder glatt? Wie sind sie am Stiel angeordnet? Kann er Bäume oder Sträucher benennen, wie Eiche, Holunder? Wie nimmt der Klient Geräusche wahr (beruhigend, bedrohlich)?

Es besteht auch jederzeit die Möglichkeit, stehenzubleiben, um Dinge genauer zu betrachten. Wenn das Interesse des Klienten durch irgendetwas Bestimmtes geweckt wurde, kann der Therapeut durch Fragen oder Hinweise versuchen zu unterstützen: Wie ist der Größenunterschied zwischen Ameise und Mistkäfer? Dort ist eine riesige Heuschrecke – wieso lebt die hier? Was ist der Unterschied zwischen einer Landtaube und einer Stadttaube? Auf ihrem Hügel laufen Ameisen geschäftig hin und her. Es kann die Frage aufgeworfen werden, wo die Brennnessel brennt, am Blatt oder am Stiel? Dies kann bis hin zu einem Selbstversuch fortgesetzt werden – ein massiver Reiz.

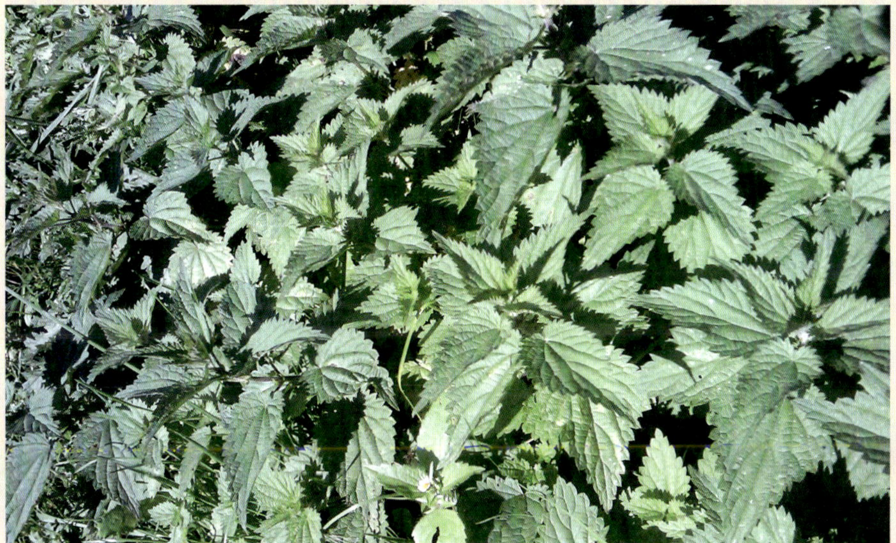

Die Aufforderung, sich etwas zu suchen, was man während des Spaziergangs in der Hand hält (Stein, Kastanie, Stock, Blatt) kann sinnvoll sein und dem Klienten zusätzlich helfen, im *Hier-und-Jetzt* zu bleiben (taktiler/propriozeptiver Reiz).

Wenn es für die Klienten ungewohnt ist, die Aufmerksamkeit nach außen zu richten und externe Dinge zu beobachten, kann es hilfreich sein, wenn der Therapeut seine eigenen Wahrnehmungen schildert: „Ich fühle den Wind im Gesicht; durch meine Jeanshose fühle ich ihn nicht." Hierbei kann die Stimme des Therapeuten hilfreich sein, indem sie den Klienten „aus dem Nebel lotst". Dies sollte der Therapeut aber unbedingt vorsichtig dosieren. Die Diskrepanz in der Wahrnehmungsmöglichkeit des Klienten und der des Therapeuten kann sonst schnell zu Versagensängsten führen.

Aufkommende Assoziationen können einen positiven Charakter haben. So kann z. B. durch das Betrachten eines Rehs und dessen Verhalten die Assoziation *„angenehm – gutes Gefühl"* geweckt werden. Es kann aber ebenso eine negative Assoziation auftreten, beispielsweise das plötzliche Auftauchen eines Gefühls von Einsamkeit oder *„Alleinsein"*.

Dann ist dringend eine *„Realitätsüberprüfung“* (vgl. Kap. 6.1.12) angeraten: Der Klient soll versuchen, zwischen altem und neuem Gefühl zu unterscheiden: Ist dies ein Gefühl von jetzt, das in diesem Moment durch ein jetziges Ereignis ausgelöst wird? Oder ist es ein altes, bekanntes Gefühl aus früherer Situation? Es kann auch sinnvoll sein, die Jetztsituation noch einmal deutlich zu machen: „Wir sind hier zu zweit und tun beide das gleiche, nämlich spazierengehen.“

*Fokus intern:*

Im nächsten Schritt kann die Aufmerksamkeit auf innere Vorgänge im Klienten gerichtet werden: Der Klient wird angeleitet, sich zu überprüfen, welches Körpergefühl er hat. Wie ist es? Was ist es? Wo ist es? Verändert es sich? (Z. B. *„Knubbel“* im Bauch, der evt. an eine andere Stelle rutscht, Gefühl von Nebel, aus dem man zeitweise auftaucht, leichter Schwindel.)

Der Klient soll auch seine Bewegungsabläufe beobachten: Wo setzt er den Fuß auf (Ballen, Ferse)? Wie rollt er ab? Wie verhält sich sein Sprunggelenk? Wie verhalten sich Hüfte, Rücken, Nacken? Was machen die Arme? Hängen sie schlaff herunter oder schlenkern sie locker? Sind sie verkrampft gebeugt? Sind die Hände in den Taschen? Sind sie ruhig oder in Bewegung? Feucht oder trocken? Warm oder kalt?

*Befindlichkeit erfragen:*

Der Therapeut sollte beim Klienten in regelmäßigen Abständen hinterfragen, was ihm angenehm und was unangenehm ist? Insbesondere sollte auch die Erholungsphase im Anschluss besprochen werden. Der Klient kann dann nach dem Spaziergang überlegen, was er tun kann, um beim nächsten Spaziergang Unangenehmes zu verändern und sich zu schützen. Er kann Art oder Intensität der Eindrücke verändern, beispielsweise ein Halstuch oder Stirnband anziehen, eine andere Jacke, eine Sonnenbrille, anderes Schuhwerk, Mützen, Schirm etc. Eine Creme für das Gesicht kann auch sinnvoll sein.

Dies ist ein wichtiger Aspekt, dem Klienten die Bedeutung der Selbstbestimmung zu verdeutlichen: Er kann etwas tun, um für sich etwas Unangenehmes zu verändern, sich zu schützen: „Ich bin verantwortlich für mich, meinen Körper.“

Sobald sich der Klient sicher genug fühlt und es sich zutraut, kann er einen solchen Spaziergang jederzeit auch allein oder mit dem Lebenspartner, Freunden durchführen. Dabei kann es Spaß machen, zu vergleichen, was jeder Einzelne auf demselben Weg wahrnimmt.

# 7. Modul 5: Selbststeuerungstechniken (SST)

Nachdem durch das Wahrnehmungstraining deutlich geworden ist, wie das Problem aussieht und der Klient weiß, was er verändern möchte, ist nun das gezielte Einflussnehmen der nächste Schritt. Dabei werden bei SELWA ganz unterschiedliche Möglichkeiten genutzt, um die eigenen inneren Vorgänge zu steuern und so die Handlungsfähigkeit zu verbessern.

Hierzu gehört, dass bekannte ergotherapeutische Methoden neu miteinander verknüpft werden oder auch eine Verknüpfung mit anderen Methoden, die nicht nur von Ergotherapeuten genutzt werden, zum Einsatz kommen (s.u.).

Die Möglichkeiten der Einflussnahme auf die Strukturierungsfähigkeit für das eigene Handeln sind vielfältig und werden, basierend auf den während des Therapieverlaufs gemachten individuellen Erfahrungen des Klienten, gemeinsam mit dem Therapeuten erarbeitet und erprobt. Werden diese Techniken individuell und situationsbezogen gewählt und strukturiert eingesetzt, können sie in kleinen Schritten direkt in das alltägliche Handeln übertragen werden. Dadurch behält der Klient den Überblick über seine Entwicklung und ist in der Lage, auch schon kleine positive Veränderungen zu bemerken. Dies hat meist eine deutliche Steigerung des Selbstwertgefühls zur Folge.

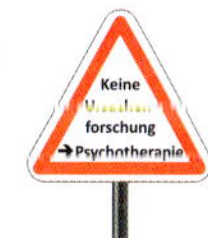


Grundsätzlich gilt hier, je detaillierter die Wahrnehmung praktiziert wird, desto größer wird die Möglichkeit der Einflussnahme. Dies kann auch die Veränderung von störenden Körperreaktionen, Gefühlen oder Gedanken einschließlich des Wertesystems beinhalten. Auch hier gilt wieder die Regel, dass nicht die jeweiligen inhaltlichen Aspekte in der Behandlung relevant sind, sondern dass ausschließlich zielgerichtete Selbststeuerungstechniken erlernt werden sollen.

## 7.1 Was sind Selbststeuerungstechniken?

Selbststeuerungstechniken sind Techniken, die das gewollte, bewusste, gesteuerte Umgehen mit Gedanken, Gefühlen, Impulsen und Körperreaktionen einschließlich des Wertesystems zielgerichtet ermöglichen können. Dies schließt den bewussten und gezielten Umgang mit äußeren und inneren Reizen ein. Das bedeutet, das Anwenden von SST hat Auswirkungen auf die Reizverarbeitung und somit auf die Handlungsfähigkeit.

Viele Selbststeuerungstechniken basieren auf der *einfachen* Anwendung oben beschriebener SI-Reize (s. Kap. 5.1.4). Andere SST wurden neu entwickelt, oder es wurden bekannte Methoden aus anderen Bereichen adaptiert.

Dazu gehören auch verhaltenstherapeutische Methoden, die ins Praktische Tun transferiert werden (z. B. die Containertechnik s.u. Kap. 7.3.4.4), so dass sie auf handlungsorientierte Weise wirken. So können beispielsweise Alltagsgegenstände mit imaginierten inneren Unterstützern kombiniert werden.

Es können auch andere bekannte körperorientierte Methoden, z. B. Atemtechniken, zum Einsatz kommen.

Wenn Selbststeuerungstechniken aktiv und eigenverantwortlich die Handlungsfähigkeit fördern, kann dies auch den Umgang mit unerwünschten Wahrnehmungsanteilen betreffen. Das heißt, es wird dann auch der Umgang mit bestimmten Gedanken, Gefühlen, Erinnerungen, Impulsen oder Körperreaktionen, die auftauchen und sich scheinbar immer wieder aufdrängen, aktuell aber nicht erwünscht sind, stören oder gar schaden, geübt.

## 7.2 Einsatz von Selbststeuerungstechniken

Selbststeuerungstechniken können im Prinzip in allen aktuellen Situationen des Alltags eingesetzt werden, in denen aufgrund innerer Vorgänge eine Einschränkung in der Alltagsbewältigung besteht. Dies kann beispielsweise der Fall sein, wenn durch das Gefühl einer inneren Überflutung der Wunsch entsteht, die inneren Prozesse ordnen zu wollen, um so die gewünschte Handlung ausführen zu können. Der Klient soll dabei unterstützt werden zu lernen, (wieder) die Kontrolle über die eigenen inneren Vorgänge zu bekommen, beispielsweise, nur die Auslagen in einem Schaufenster betrachten zu können. Dies wird möglich, indem gelernt wird, zunächst möglichst nur einem einzelnen bestimmten Reiz folgen zu können. So können die Schwierigkeiten bei der selbstbestimmten Ausführung alltäglicher Handlungsabläufe vermindert und so die Lebensqualität gesteigert werden.

SST können unterstützend wirken, wenn es darum geht, beispielsweise eine Opferrolle oder eine Passivität (wie auch immer ausgelöst) zu verlassen und in die Aktivität zu kommen. Dazu sollen Möglichkeiten entwickelt werden, sich selbst zu steuern und sich den eigenen inneren Vorgängen nicht mehr hilflos ausgeliefert zu fühlen.

Die Anwendung von Selbststeuerungstechniken kann hilfreich sein, wenn Klienten

- sich an der Ausführung alltagsrelevanter Tätigkeiten gehindert fühlen,
- sich bedroht fühlen (Angst),
- sich Situationen nicht gewachsen fühlen (Überforderung),
- das eigene Leben nicht nach ihren Wünschen und Bedürfnissen gestalten können (Machtlosigkeit), nicht selbstbestimmt, zufrieden leben
- mit der eigenen Leistungsfähigkeit nicht zufrieden sind,
- oder ähnlich formulierbare Probleme haben,

sie darunter leiden UND ein Veränderungswunsch besteht.

Es hat sich gezeigt, dass die meisten der genannten Probleme mit vier übergeordneten Hauptproblemstellungen einhergehen, und in der Folge durch Selbststeuerungstechniken beeinflusst werden können. Es sind dies:

- Innere Unruhe (vgl. Kap. 2.2.2.1, 7.5.1)
- Abgrenzungsfähigkeit (vgl. Kap. 2.2.2.2, 7.5.2)
- Umgang mit starken Emotionen und Impulskontrolle (vgl. Kap. 2.2.2.3, 7.5.3)
- Gefühl mangelnder Anwesenheit (Verbleiben im „Hier-und-Jetzt") (vgl. Kap. 2.2.2.4, 7.5.3)

Um Selbststeuerungstechniken erfolgversprechend anwenden zu können, sind gewisse Fähigkeiten wie Kommunikationsfähigkeit, Geduld, Konzentration und Mut erforderlich, die ggf. separat gefördert werden sollten.

## 7.3 Welche Selbststeuerungstechniken gibt es?

Wie oben erwähnt, basieren viele Selbststeuerungstechniken auf der *einfachen* Anwendung oben beschriebener SI-Reize, andere SST wurden neu entwickelt, oder es wurden bekannte Methoden aus anderen Bereichen adaptiert. Die erstgenannten (vgl. Kap. 5.1.4 und 6.1.3) werden im Folgenden nur aufgezählt, die weiteren werden ausführlicher erläutert.

### 7.3.1 Gezielt gesetzte SI-Reize als Selbststeuerungstechniken

- Alle bekannten Übungen zur Wahrnehmung der einzelnen Sinne (Hören, Sehen, Tasten, Riechen, Schmecken)
- Hängematte
- Therapieschaukel
- Schaukelbrett
- Hand- und Fußbäder (Linsen, Erbsen, Reis und andere Getreide)
- Bohnenbad
- Fühlsäckchen
- Sanddecke, Sandkragen, Sandwesten, Gewichtsmanschetten
- Unterschiedliche schwere Säckchen
- Sitzecke
- Wachsbad (Paraffinbad)
- Tischklingel

***Alltagstätigkeiten (mit SI-Wirkung):***

- Lenkrad oder Griff vom Einkaufswagen bewusst auf eine bestimmte, eingeübte Art und Weise festhalten
- Handschmeichler anfassen
- Anwendung unterschiedlicher Bürsten

- Vibrationsgeräte
- laute Musik hören, leise Musik hören
- Instrument spielen
- Singen
- tiefe Töne mit der „Lippenbremse“ erzeugen
- Schimpfen
- in Kissen schreien
- Spazierengehen
- mit den Füßen trampeln
- in die Hände klatschen
- die Hände reiben
- die Hände zur Faust ballen und wieder öffnen
- gegen eine Wand drücken
- Duschen
- Haushaltsaktivitäten, z. B. Bügeln
- Handwerklich-gestalterische Tätigkeiten z. B.:
  - Collage
  - Skulptur
  - Malen
  - Holzarbeiten
- enge Kleidung tragen (z. B. Korsage)
- Haarreif aufsetzen
- schweren Schmuck (z. B. Halskette, Armband) tragen
- sich unter eine schwere Bettdecke legen
- scharfe Bonbons lutschen
- Hollywoodschaukel nutzen
- sich selbst hin- und herwiegen
- mit dem Oberkörper vor- und zurückbewegen
- Fotos aufstellen
- persönliche Symbole und Ritualketten entwickeln etc.
- visuelle Hilfestellungen sichtbar platzieren (Schilder, Zettel, Tages- oder Wochenpläne)
- Fotoreportage

***Aktivitäten aus Sport und Spiel (mit SI-Wirkung):***

- Boingball
- Seilspringen
- Hüpfen
- Kniebeugen
- Wurfwand
- Batakas
- Schwimmnudeln
- Boxsack
- Dart-Scheibe

### 7.3.2 Stocktechnik

Bei der von der Autorin entwickelten Stocktechnik oder Stockübung geht es darum, einen Stock auf eine bestimmte Art und Weise festzuhalten (taktile/propriozeptive Reize) und dabei die eigene Kraft zu spüren.

Ziel der Stockübung ist es, hohe innere Spannungen (starke Emotion) zu reduzieren, indem über die Muskulatur der Hände ein Druckausgleich ermöglicht wird. Die dahinterstehende Idee ist, dass allein durch die Konzentration auf die Hände, und die Art, wie *zugepackt wird* der inneren Spannung fast automatisch eine bestimmte Richtung gegeben wird, in die sie *fließen* kann.

Die Stocktechnik kann auch der Verankerung im *Hier-und-Jetzt* dienen.

*Hintergrund*

Diese Übung ist eine Ableitung vom asiatischen Stockkampf. Hierbei stellt der Stock die Verlängerung des Armes des Kämpfers dar. Dahinter steht die Idee, dass die Kraft (Energie) des Kämpfers in den Stock übergeht und so dem Kämpfer eine größere Handlungsfähigkeit ermöglicht. Für den Klienten heißt dies, dass seine vorhandene innere Energie nicht verloren-, sondern in den Stock übergeht. Dies bedeutet eine bewusste, von ihm gewollte Steuerung innerer Energie. Dies kann dem Klienten Sicherheit geben, denn oft ist zu Beginn von Stabilisierungsarbeit die Angst, etwas von sich abzugeben, noch sehr groß. Auf die hier beschriebene Weise wird es auch für traumatisierte Personen gegebenenfalls leichter, sich auf Veränderungsprozesse einzulassen.

Auch wenn der Ursprung im asiatischen Stockkampf liegt, sollte diese Übung im therapeutischen Kontext natürlich nur angewendet werden, wenn keine Gefahr besteht, dass der Stock als Waffe genutzt wird.

*Vorübung*

Manchmal ist es sinnvoll, sehr unsichere, ängstliche oder sehr schnell dissoziierende Klienten mit einer Vorübung langsam an ein eigenes Handeln bzw. aktive Selbststeuerung – hier über die eigene Muskelkraft – heranzuführen. Dies erfordert eine stabile, vertrauensvolle Klienten-Therapeuten-Beziehung. Dabei ist es außerordentlich wichtig, dass sich der Klient sicher fühlt. Selbst dann erfordert es eine Menge Mut, sich auf dieses aktive Handeln einzulassen. Es bedeutet für den Betroffenen, sich aus dem bekannten, wenn auch unliebsamen Zustand des *Ausgeliefertsein* herauszubegeben und sich auf etwas für ihn völlig Unbekanntes und Neues einzulassen. Wenn dies gelingt, kann es eine enorme Motivation schaffen, weiter an sich zu arbeiten.

Bei der Vorübung sitzen sich Klient und Therapeut gegenüber.

Der Therapeut bietet dem Klienten seine Hände an.

Der Klient nimmt beide Hände des Therapeuten.

Nun wird der Klient aufgefordert, die Hände des Therapeuten im Wechsel so fest wie möglich zu drücken und dann wieder locker zu lassen.

Im nächsten Schritt soll der Klient die Hände nur ganz leicht zu drücken – und wieder locker lassen.

Jetzt wird der Klient aufgefordert, im Händedruck ein Mittelmaß zu finden – und wieder locker zu lassen.

Schließlich wird die Eigenbeobachtung des Klienten abgefragt.
Welche Wahrnehmung hatte er? Was ist passiert?
Welche Gefühle, Gedanken, Reaktionen, Veränderungen gab es?

Es empfehlen sich zwei bis drei Wiederholungen, bis der Klient sich mit der Stärke des ausgeführten Druckes sicher fühlt. Wichtig ist es, dabei auf die Atmung zu achten. Klienten neigen dazu, die Luft anzuhalten, was vermieden werden sollte.

Wenn aus therapeutischer Sicht ein direkter Körperkontakt vermieden werden soll, kann die Hand des Therapeuten durch einen Handkraftmesser (wie von orthopädischen Befundungen bekannt) ersetzt werden. Hierbei ist die eigene bewusste Muskelkraftsteuerung direkt zahlenmäßig ablesbar. Alternativ kann auch direkt mit der folgenden Hauptübung begonnen werden.

*Stockübung (Hauptübung)*

Der Stock muss stabil genug sein, um ausreichend Widerstand zu bieten (auch bei sehr kräftigen Personen). Die Oberfläche des Stocks sollte glatt sein, um eine eventuelle Verletzungsgefahr durch Splitter auszuschließen. Der Durchmesser sollte so bemessen sein, dass der Stock angenehm in der Hand liegt. Etwa besenstieldick liegt die optimale Länge bei etwa 50 cm. Als Materialien bieten sich verschiedene Harthölzer an.

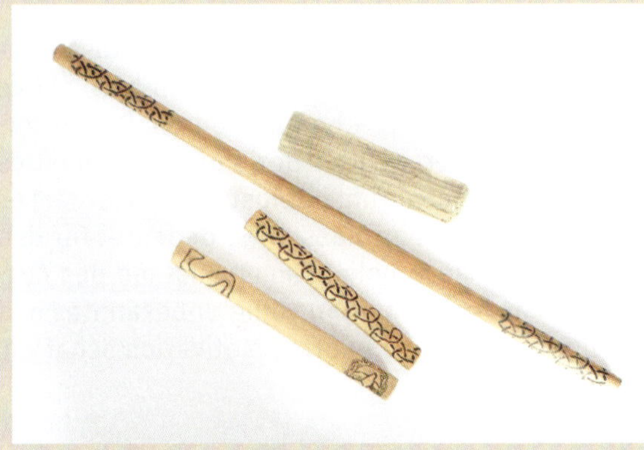

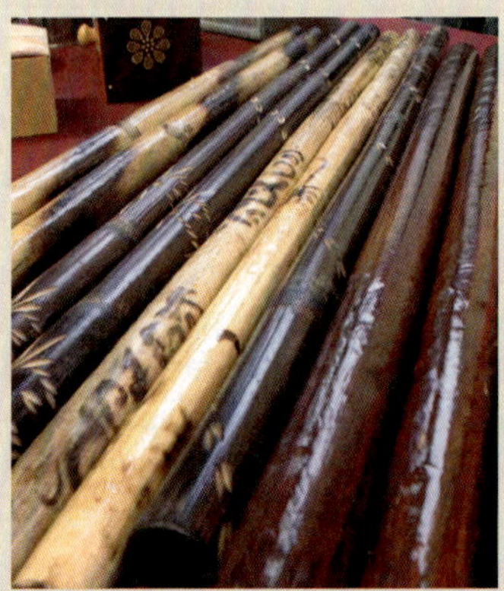

Auch hier sitzt der Klient dem Therapeuten gegenüber. Beide Füße stehen fest auf dem Boden, die Knie weisen leicht nach außen, der Rücken ist gerade (aufrechte Haltung).

Der Therapeut hat bei der Übung auch einen Stock in seinen Händen und führt die Übung ebenfalls aus. Das bietet die Möglichkeit, dass der Klient sich nicht beobachtet fühlt.

Der Klient wird aufgefordert, den Spannungszustandes der Muskulatur, z. B. auf einer Skala zwischen 0 (ganz entspannt) und 10 (sehr angespannt) einzuschätzen, dies aber nicht zu bewerten.

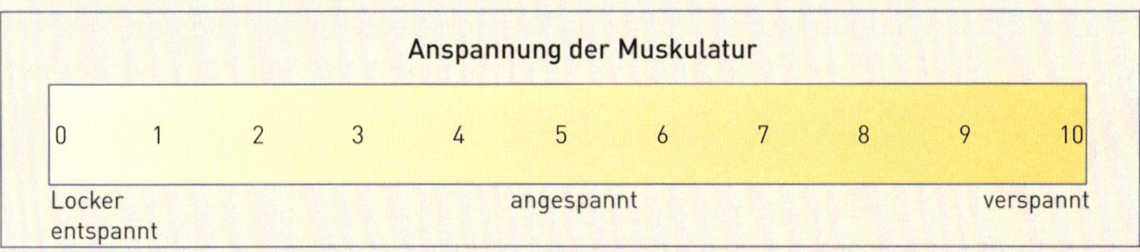


Nun soll der Klient versuchen, Körperreaktionen (z. B. Kopfdruck, Nebelgefühl, Herzrasen, Schwitzen etc.) wahrzunehmen und zu benennen.

Anschließend wird die Wahrnehmung von Gefühlen wie Angst, Unsicherheit, Neugier usw. sowie schließlich das Wahrnehmen der Gedanken abgefragt.

Der Klient wird auf die Eigenverantwortung hingewiesen. Er kann die Übung jederzeit unterbrechen oder auch ganz abbrechen. Er muss hier nichts durchhalten.

Nun nimmt der Klient seinen Stock. Er probiert nun zunächst aus, ob es für ihn angenehmer ist, den Stock waagerecht oder senkrecht zu halten.

Der Klient soll den Stock nun mit unterschiedlicher Kraft festhalten und wieder lösen:

a) so fest wie möglich halten ... lösen
b) so leicht wie möglich halten, so dass der Stock gerade nicht aus der Hand fällt ... lösen
c) im Mittelmaß festhalten ... lösen

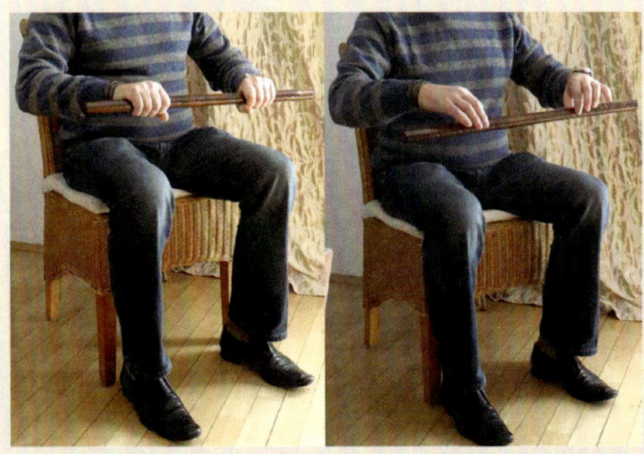

Dies kann eventuell einige Male ausprobiert werden. Dabei sollte immer wieder die Wahrnehmung der Muskelspannung in unterschiedlichen Körperteilen abgefragt werden. Ist sie überall gleich oder unterschiedlich?

Der Klient soll nun berichten, welches Festhalten er am angenehmsten empfunden hat. Dabei ist jede Erfahrung richtig. Es gibt kein *Falsch*.

Nun wird der Klient aufgefordert, den Stock so festzuhalten, wie es ihm am angenehmsten erscheint. Er soll dies so lange tun, wie es ihm gerade jetzt guttut und er den inneren Spannungszustand als angenehm empfindet. Dabei wird die Haltekraft aufrechterhalten und nicht wie zuvor immer wieder gelöst.

Bei der gesamten Übung ist die Ruhe des Therapeuten wichtig, da dieser Vorgang unterschiedlich lange dauern kann. Der Klient benötigt das Gefühl der Sicherheit. Er darf sich sicher sein, dass er Zeit hat, sich auszuprobieren und nicht gestört wird.

Auch hier ist auf die Atmung zu achten. Die Luft sollte nicht angehalten werden. Es besteht unter Umständen auch die Gefahr der Hyperventilation. Um dies zu vermeiden soll ggf. von Anfang an beruhigend auf den Klienten eingewirkt werden. Der Therapeut sollte auf eine eigene ruhige Stimme achten.

*Nach der Übung*

Es ist erneut die Wahrnehmung des Klienten hinsichtlich Muskelspannung (Selbsteinschätzung), innerer Vorgänge, Gefühle, Gedanken, Körperreaktionen abzufragen. Hat sich etwas verändert? Wenn ja, was hat sich verändert?

Je nach Möglichkeiten des Klienten wird diese Technik während der Therapiestunde noch einige Male geübt. Oft ist es den Klienten jedoch schon nach der ersten Erfahrung möglich, dies selbstständig zu Hause zu üben. Die Suche nach einem für sie *passenden* Stock macht vielen Klienten Spaß und bedeutet eine weitere aktive, bewusste Handlung auf dem Weg in ein selbstbestimmtes Leben und trägt zur Vergrößerung des Selbstwertes bei.

*Adaptionsmöglichkeiten für den Alltag*

Um diese Erfahrungen in den Alltag übertragen zu können, kann man den Stock ersetzen. Hierbei sollte man darauf achten, dass der Gegenstand stabil genug ist, um heftige Spannungen, Kraft oder Wut zu überstehen. Hierzu eigenen sich beispielsweise ein Taschenschirm oder eine zusammengerollte feste Zeitung (besser Illustrierte oder Katalog).

Für die Anwendung der Technik zum Verbleiben im *Hier-und-Jetzt* können eine Stuhllehne, das Lenkrad im Auto oder auch der Griff am Einkaufswagen genutzt werden.

Wenn die Technik gut geübt ist, werden nicht mehr so stabile Gegenstände benötigt, und es reicht z.B. auch ein Kugelschreiber. Später reicht der bloße Gedanke an den Stock, um das Abfließen von Spannungen (sowohl muskulär als auch in Form belastender Gedanken, Gefühle) zu erreichen.

Der Gedanke des Festhaltens oder Haltens spielt bei dieser Übung eine wesentliche Rolle. Dazu gehört auch, dass diese Maßnahmen Gedanken und Gefühlen eine Richtung geben können, da traumatisierte Personen sich oft in einer nebel- oder wolkenartigen Umgebung oder in einem Chaos aus Gefühlen und/oder Bildern erleben. Die Vorstellung, sich selbst im *Hier-und-Jetzt* zu halten und nicht abzudriften, ist für viele ein enormer Schritt in die Unabhängigkeit. Somit birgt die Übung mit dem Stock die Möglichkeit, sich selbst eine gewisse Sicherheit zu geben.

### 7.3.3 Handwerkliche und gestalterische Techniken

Bei den handwerklich-kreativen und kreativ-gestalterischen Techniken kommt es nicht darauf an, anspruchsvolle Kunstwerke zu erschaffen. Es geht vielmehr darum, durch die Beschäftigung mit Materialien und – im Rahmen eines *Projektes* – etwas zu gestalten. Dadurch kann die Motivation gefördert werden, „dranzubleiben und zu vollenden". Der Erfolg bei Fertigstellung steigert dann zusätzlich das Selbstwertgefühl (Kubny-Lüke 2009).

Beim handwerklichen oder gestalterischen Tun kommt es darauf an, sich selbst bei den einzelnen Schritten der Tätigkeit zu beobachten und sich so direkt während des Tuns selbst wahrzunehmen und eine Handlungsanlyse durchzuführen.

Während bei den handwerklich-kreativen Techniken sowohl gelten kann „der Weg ist das Ziel", als auch die Herstellung eines bestimmten Gegenstandes das Hauptziel sein kann, ist bei den kreativ-gestalterischen Techniken *(fast) immer* vorrangig der Weg das Ziel (Kubny-Lüke 2009).

Dies soll im Folgenden kurz erläutert werden.

#### 7.3.3.1 Handwerklich-kreative Techniken

Bei handwerklich-kreativen Techniken geht es also in erster Linie darum, sich prozessorientiert mit einem bestimmten Material (oder Materialien) auseinanderzusetzen, und dadurch möglichst auch etwas für den Klienten Sinnvolles herzustellen (Kubny-Lüke 2009).

Dabei werden sowohl Körpereinsatz (Körperhaltung, Muskelkraft, Kraftdosierung, Koordination und Gleichgewicht) als auch kognitive Fähigkeiten (Konzentration, Handlungsplanung und Flexibilität) kombiniert eingesetzt.

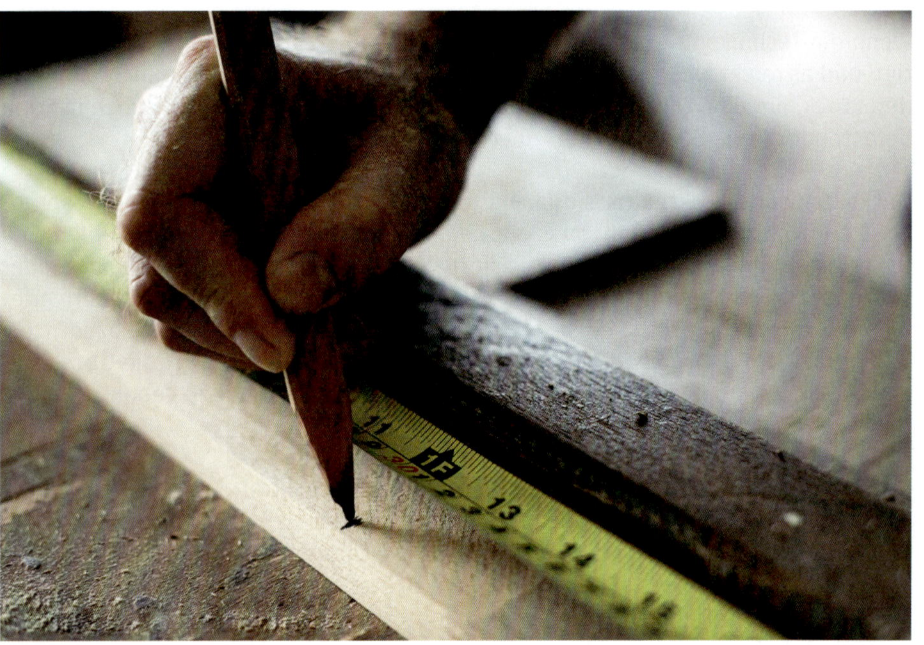




Hierzu werden dem Klienten zunächst die Möglichkeiten der Praxis vorgestellt, wobei ein möglichst breites Angebot an Techniken vorhanden sein sollte. Die Entscheidung, welche Technik mit welchem Material und welchen Werkzeugen durchgeführt werden soll, liegt allein beim Klienten. Somit bestimmt er selbst den Schwierigkeitsgrad und die Art der Auseinandersetzung mit dem Material, was für ihn einen weiteren Schritt in die Selbstbestimmung bedeutet.

Während der aktiven handwerklichen Tätigkeit beobachtet der Klient unter Anleitung des Therapeuten die Veränderung am Material bzw. am Werkstück. Dabei wird überlegt, wie das Material beim jeweiligen Bearbeitungsschritt reagiert und was erforderlich ist, damit es so reagieren kann. So ist beispielsweise beim Flechten von Peddigrohr-Objekten erforderlich, das Peddigrohr zuvor einzuweichen, damit es weich und geschmeidig wird und leichter verarbeitet werden kann.

Gleichzeitig (oder abwechselnd) beobachtet der Klient sich unter Anleitung des Therapeuten selbst. So wird beispielsweise ermittelt, wie viel Kraft für den jeweiligen Bearbeitungsschritt erforderlich ist, und wo diese Kraft eingesetzt wird. Welche Muskeln werden angespannt, und welche können locker bleiben?

Darüber hinaus kann abgefragt werden, was *im Klienten* passiert, während er sich mit dem Material und dessen Bearbeitung beschäftigt. Dabei wird beobachtet ob der Prozess *schwer oder leicht* ist, wo ggf. Schwierigkeiten auftreten, und welche KGG sich einstellen.

Handwerklich-kreative Techniken können beispielsweise helfen, innere Bilder, Blockaden, Gefühle, aber auch innere Helfer (vgl. Kap. 7.3.4.1), in Form von praktischen Darstellungen *sicht*bar zu machen. Hier gilt: *Der Weg ist das Ziel.*

Es können dabei durchaus auch reale und nützliche Dinge entstehen. Beispiele sind das Herstellen eines Handschmeichlers aus Holz durch Sägen, Raspeln, Schmirgeln und Schleifen (Klientin mit der Diagnose PTBS) oder das Herstellen einer Garderobenstange aus einem langen und mehreren kurzen Holzstäben (Klientin mit der Diagnose Autismus).

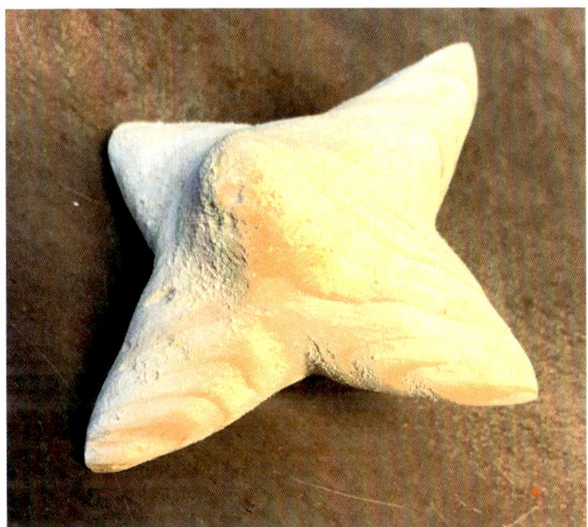

*Handschmeichler*

*Übertragung in den Alltag*

Die Weiterarbeit an Werkstücken zu Hause fördert Kreativität und die Motivation in Aktivität zu kommen. Vorbereitende Arbeiten wie Materialbeschaffung fördern selbstbestimmtes Handeln und wirken selbstwertsteigernd.

#### 7.3.3.2 Kreativ-gestalterische Techniken

Auch hier kommt es nicht darauf an, anspruchsvolle Kunstwerke zu gestalten, sondern ein Projekt zu planen, durchzuführen und fertigzustellen.

Neben Fällen einer rein ablenkenden oder Struktur gebenden Beschäftigung geht es hier in erster Linie um die praktische (non-verbale) Darstellung innerer Bilder, von Situationen, Blockaden, Gefühlen oder Gedanken in Form kreativ-gestalterischer Tätigkeiten. In beiden Fällen gilt, *der Weg ist das Ziel.*

Auch hier gilt es, während der aktiven gestalterischen Tätigkeit sowohl die Veränderung am Material bzw. am Werkstück als auch bei sich selbst (KGG) zu beobachten.

### *Skulpturen, Collagen, Gemälde*

Dabei kann es eine Hilfe sein, die imaginären Vorstellungen bildhaft darzustellen, also zu malen, als Collage zu erstellen oder als Skulptur darstellen zu lassen, um diese so zu externalisieren. Auf diese Weise können sie *sicht*bar und dadurch ggf. leichter *(be)greif*bar werden.

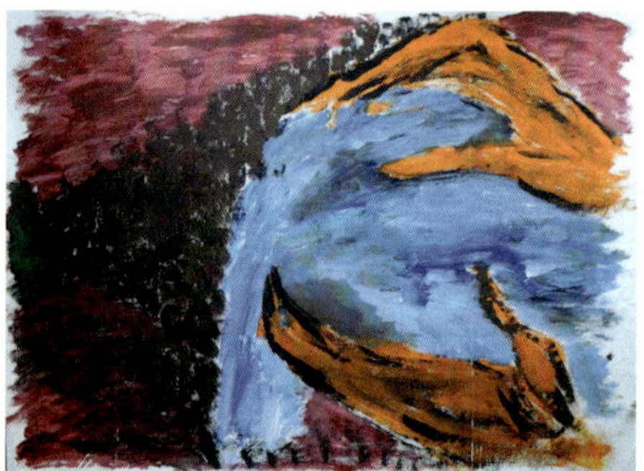

*Gefühl: Angst*

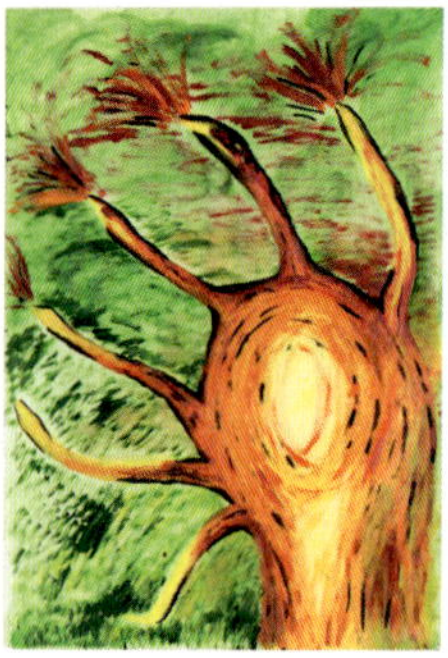

*Gefühl: Hoffnung*

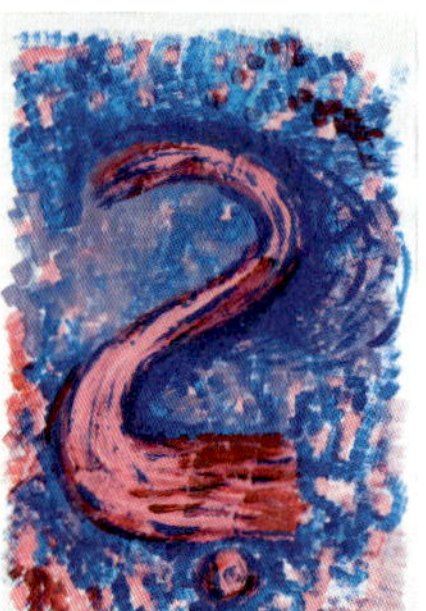

*Gefühl: Ratlosigkeit*

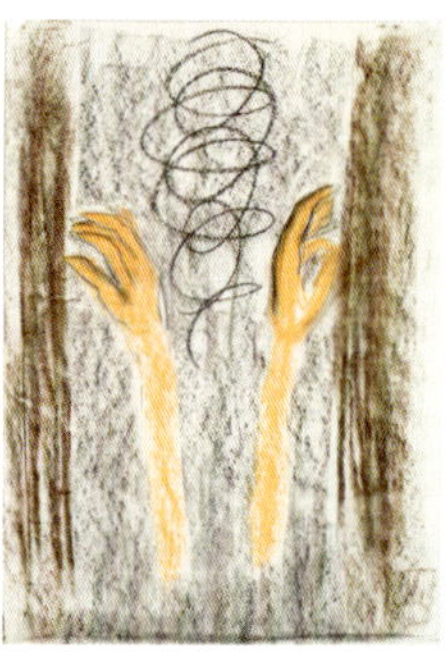

*Gefühl: Hilflosigkeit*

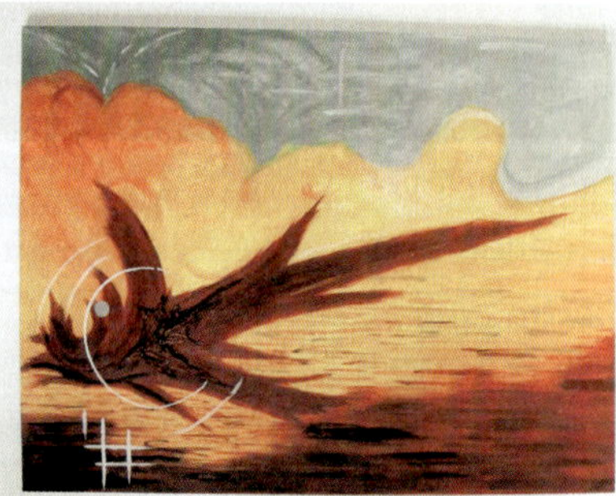

*Kopfschmerz*
*Der Schmerz ist geringer geworden*

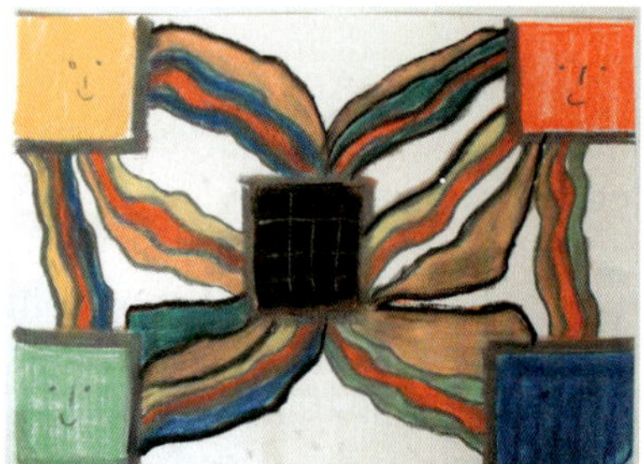

*Beziehung des Klienten zu seiner Problemstellung*

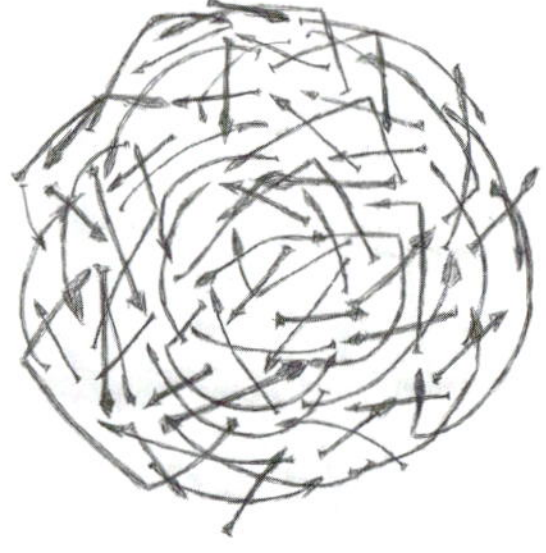

*Darstellung „Durcheinander im Kopf"*

**Serie: Prozess vom „Wehrlosen" zum „Wehrhaften", Darstellung der inneren Stimmen**

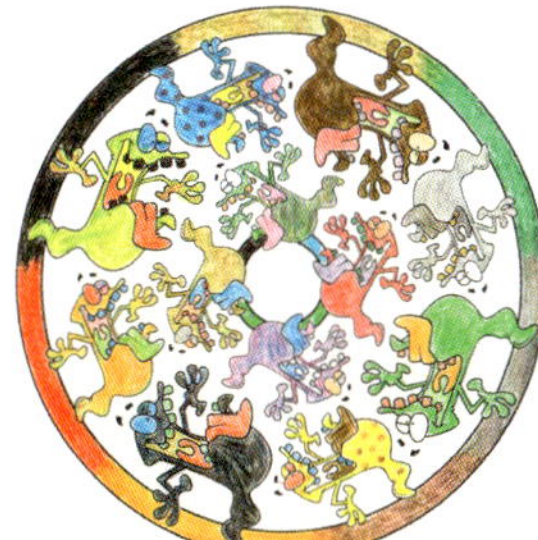

Schritt 1: Klient malte ein Mandala

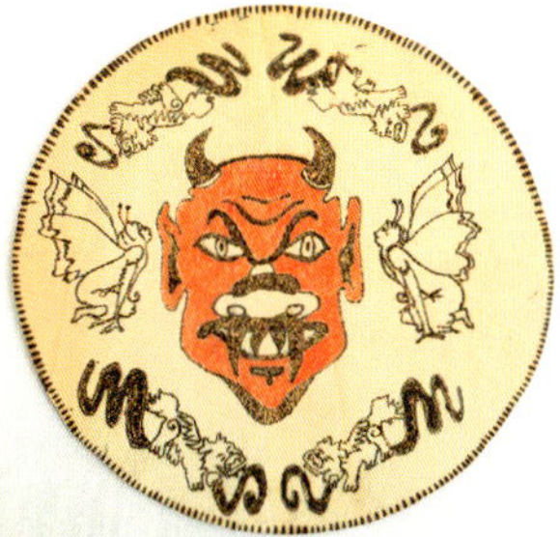

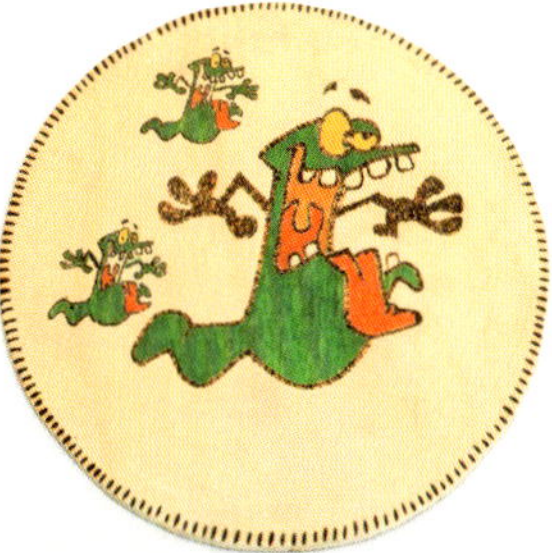

Schritt 2: Brennpeter, links „Selbstportrait", das von guten Stimmen (den Feen) beeinflusst wird, rechts (Rückseite), so möchte der Klient gerne sein: „wehrhaft"

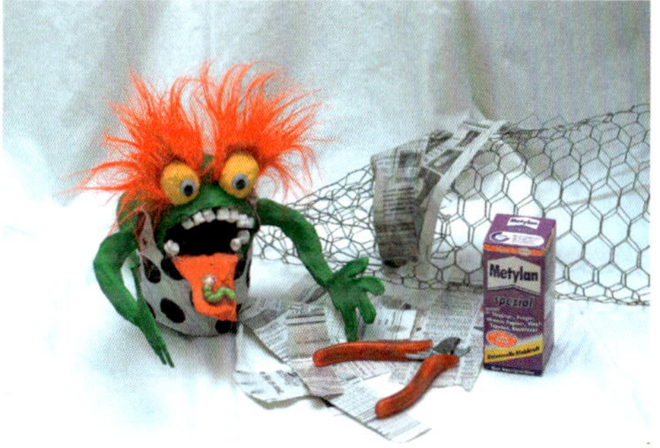


Schritt 3: Skulptur aus Pappmaché, zur Bekräftigung des „Wehrhaften"

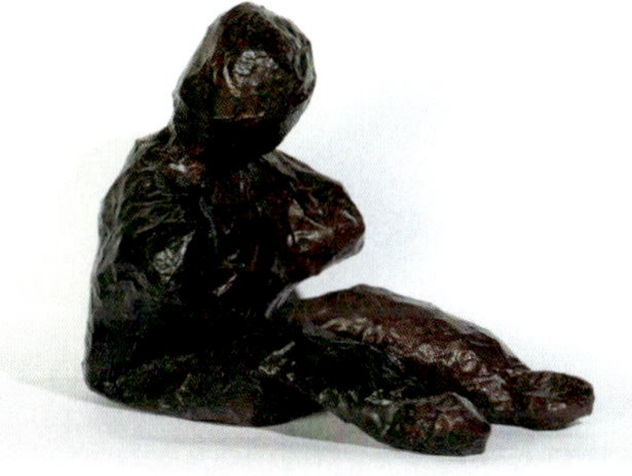

Selbstportrait: Wehrlosigkeit, Pappmaché

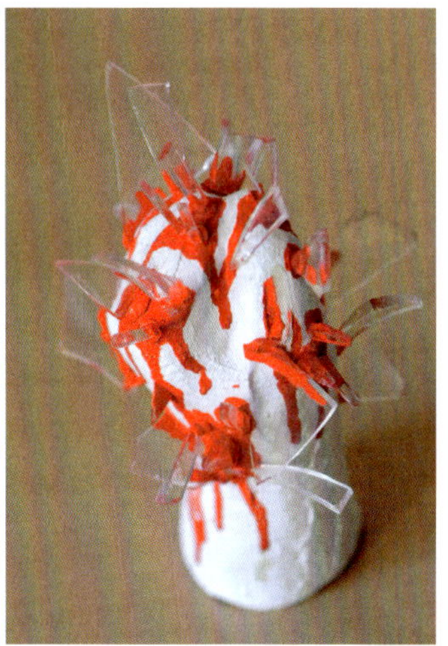

Eigene Hand in Gips abgegossen, Impuls zur Selbstverletzung inkl. Schmerz in Skulptur dargestellt

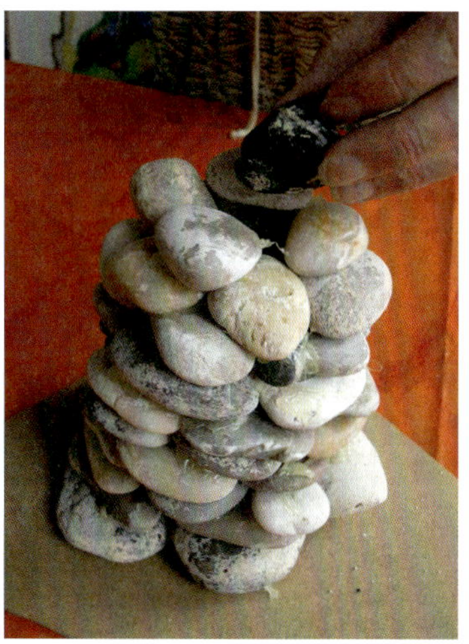

Sich gefangen fühlen. Befreiung ist möglich (der letzte Stein ist lose), Aber die Klientin weiß noch nicht wie

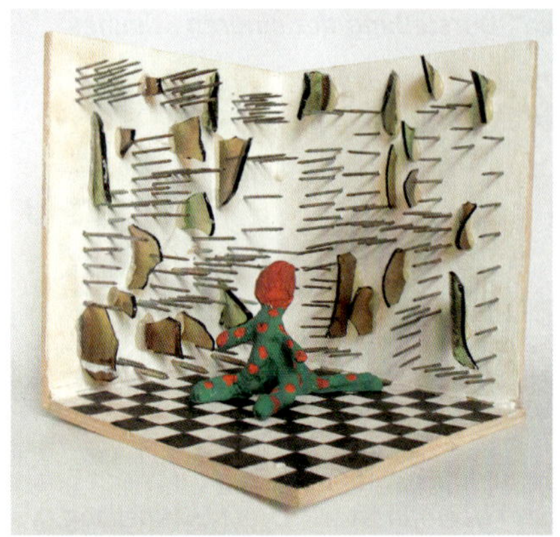

*Darstellung, wie der Klient sich fühlt*

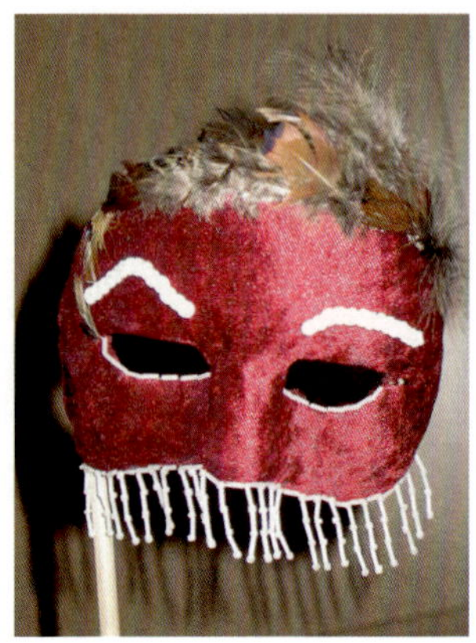

*Klientin möchte unerkannt bleiben*

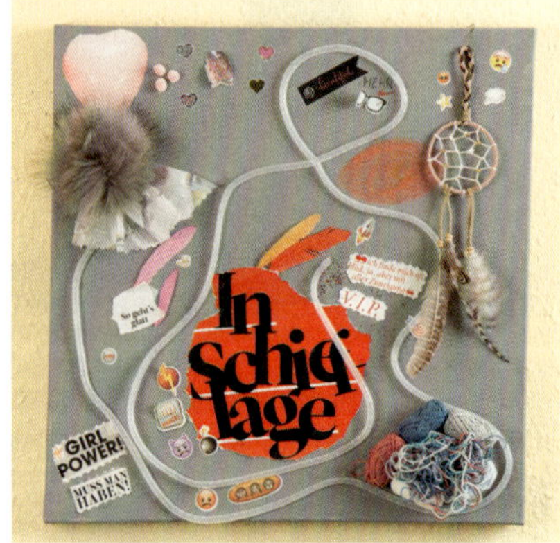


*Darstellung der aktuellen Lebenssituation*

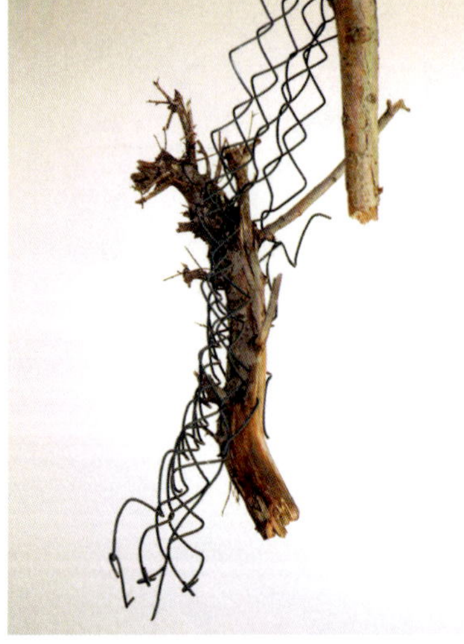

*Leben mit Trauma*

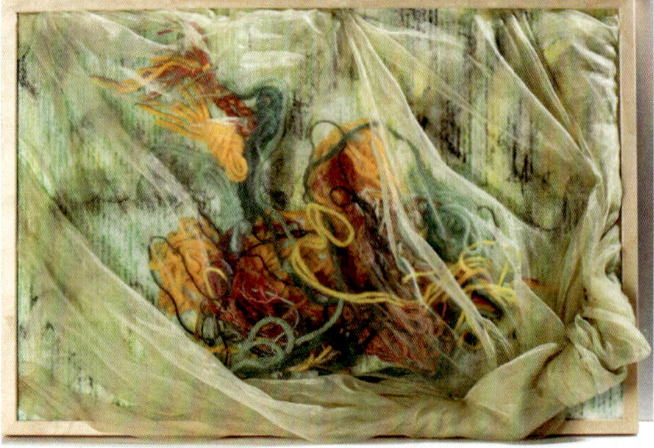

*Darstellung „Durcheinander in sich selbst“*

### *Mandalas ausmalen*

Das Mandala (Sanskrit, „Kreis“) ist ein figurales, meist quadratisches oder kreisrundes und stets auf einen Mittelpunkt orientiertes geometrisches Schaubild (vgl. Wikipedia 2019b). Mandalas haben in einigen Religionen eine besondere Bedeutung und werden auch zu Meditationszwecken verwendet.

Für den Einsatz als SST können zum einen fertige Mandalas zum Ausmalen verwendet werden. Dies können dann je nach Klient und dessen Bedarf einfachere oder komplexere Mandalas sein. Es gibt im Handel eine Vielzahl entsprechender Vorlagenbücher. Aber auch online sind viele Vorlagen, teils kostenfrei, zu finden.

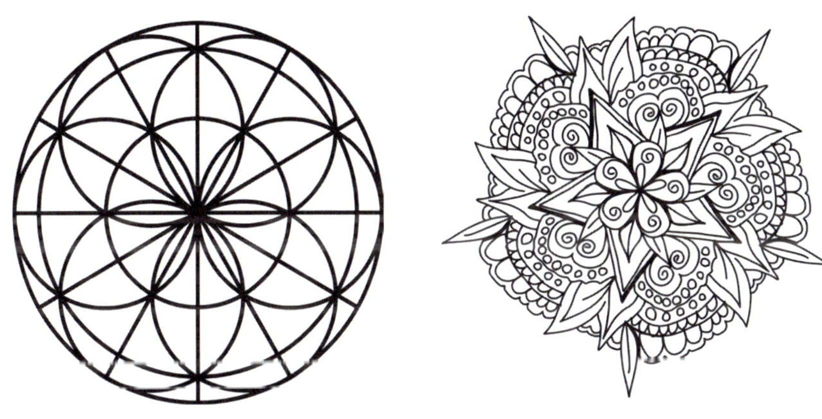

*Einfacheres Mandala*　　*Komplexeres Mandala*



Zusätzlich können die Aufgabenstellungen variiert werden. Dies kann beispielsweise bedeuten, dass dem Klienten keine Vorgaben gemacht werden. Der Klient kann aber auch aufgefordert werden, das Mandala von der Mitte ausgehend nach außen auszumalen, oder nur bestimmte Farben zu verwenden.

Das Ausmalen von Mandalas kann hilfreich sein, wenn das Einhalten vorgegebener Strukturen geübt wird. Dabei können solche vorgegebenen Strukturen auch selbst erarbeitete Strukturen sein.

Zum anderen können Mandalas auch vollständig selbst entwickelt werden. Dies kann entweder vollkommen frei, oder aber mit Hilfsmitteln wie Lineal und/oder Zirkel geschehen.

Interessant ist auch ein Stecksystem, bei dem Mandalas beispielsweise mit Sand gefüllt oder anderen Gegenständen gebaut werden können. Hier kommt dann noch eine taktil/propriozeptive Erfahrung hinzu (siehe N.N. 2019c).

In einer einfacheren Variante wird feiner, trockener Sand auf einen Spiegel gestreut und darin mit den Fingern gemalt. Auch hier kommen taktile/propriozeptive Reize ins Spiel.

Das Erstellen und Ausmalen von Mandalas kann helfen, die Konzentration in eine bestimmte Richtung zu lenken und dadurch eine Beruhigung zu erreichen.

#### *Muster abzeichnen*

Beim Abzeichnen von Mustern geht es darum, beliebige Muster, die einfacher oder komplexer sein können, abzuzeichnen und dabei die Aufmerksamkeit zu kanalisieren.

Als Vorlagen zum Abzeichnen eignen sich Textilien (Gardinen, Tischdecken, Kissenbezüge), Tapeten, Teppiche, und vieles mehr.

*Übertragung in den Alltag*

Auch hier gilt, dass die Weiterarbeit an Werkstücken zu Hause die Kreativität und die Motivation fördert. Dies kann auch generell die Freizeitgestaltung bereichern oder gar bei der Findung eines neuen Hobbys hilfreich sein.

### 7.3.4 Imaginationen

Unter Imaginationen versteht man im Allgemeinen (Wikipedia 2019d) die psychische Fähigkeit, sich Bilder im Geiste zu entwickeln oder sich an solche zu erinnern und diese mit dem inneren geistigen Auge anschaulich wahrzunehmen. Schon in der Medizin des 18. Jahrhunderts wurde die Imagination systematisch zu Heilzwecken verwendet.

Im psychotherapeutischen Sinn ist Imagination das Vermögen, bei wachem Bewusstsein mit (zumeist) geschlossenen Augen innere Bilder wahrzunehmen. Die inneren Bilder ähneln Traumbildern, ihr Entstehen kann jedoch willentlich gefördert und modifiziert werden. Imaginationsübungen werden oft mit Entspannungsmethoden kombiniert.

Die Imagination wurde von C.G. Jung in die Psychotherapie eingeführt, der die bewusst erlebten inneren Bilder als Mittler zwischen Bewusstsein und Unbewusstem ansah (Wikipedia 2019d).

Im Zusammenhang mit SELWA kommen neben *Fantasiereisen* und *Halboffenen Fantasiereisen* (s. Kap 7.3.4.3) auch weitere, im weitesten Sinn zu Imaginationen gehörende Methoden oder Übungen zum Einsatz, die im Folgenden zuerst vorgestellt werden, weil diese meist einfacher und vor allem alltagspraktischer eingesetzt werden können.

### 7.3.4.1 Imaginierte Unterstützung

#### *Der innere Helfer*

Wenn Klienten beginnen, neue Verhaltensmuster einzuüben, ist das oft sehr schwer. Hier können *innere Helfer* zum Einsatz kommen. Dies können real existierende Personen, Menschen aus Film und Fernsehen oder Phantasiegestalten sein. In jedem Fall besitzen die betreffenden Helfer Eigenschaften, die der Klient glaubt, selbst nicht in ausreichendem Maß zu besitzen.

> Solche Eigenschaften, die der Klient in schwierigen Situationen benötigt, können beispielsweise die Stärke und die Ruhe eines Samurais sein, oder schlicht die Geduld von Tante Trude. Für einen Klienten war es ausgesprochen hilfreich sich vorzustellen, wie Ghandi reagieren würde, wenn er die Situation in seinem Büro mit dem schwierigen Kollegen zu bewältigen hätte.

Hier gibt es unendlich viele Beispiele.

Diese inneren Helfer können beliebig gewählt und auch für unterschiedliche Situationen getauscht werden. Sie haben nur die eine Aufgabe: den Klienten zu unterstützen oder zu beschützen. Er kann sie sich immer und zu jeder Zeit als schützende Helfer an die Seite oder vor sich stellen. So kann das Gefühl entstehen, nicht allein zu sein, und vielleicht auch schwierige Situationen zu bewältigen.

Für manche Klienten kann auch der Bezug zum christlichen Hintergrund hilfreich sein. Die Vorstellung, dass Engel wachsam am Bett stehen, ist vielen bekannt.

### Merkel-Technik

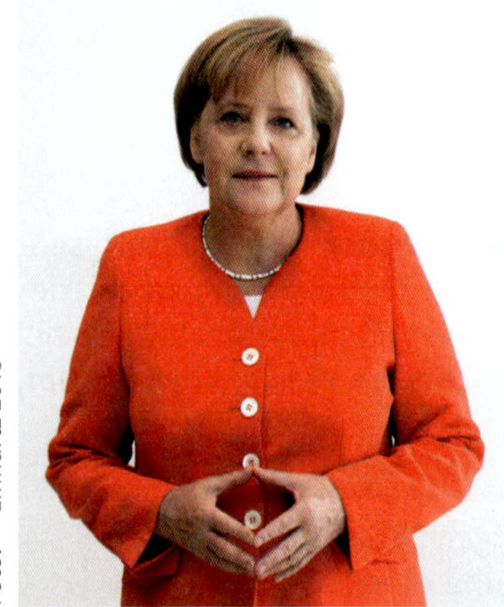

Foto: © Linnartz 2018

*Merkel-Technik*

Ein weiteres Beispiel für *innere Helfer* ist die „Merkel-Technik". Der Klient wird dazu aufgefordert, die Hände so vor dem Körper zu halten, dass sie eine Art Raute vor dem Körper bilden.

Dazu kommt die Vorstellung: „Alle Worte von Anderen strömen seitlich entlang der Außenseite der Arme vorbei. So kann ich alles hören, was andere sagen, aber es gelangt nicht an meinen eigenen Körper. Die Worte *treffen* mich nicht." Durch die Arme entsteht quasi ein *Abweiser* zwischen Mensch und Gesagtem und bildet eine Art Schutz.

Diese imaginative Technik schafft die Möglichkeit, zwar Informationen zu erhalten, sich aber auch vor dem Inhalt zu schützen.

Beim praktischen Üben fassen viele Klienten Mut, da sie diese Position der Körperhaltung von der langjährigen Bundeskanzlerin kennen. Sie sehen die Chance, dass dies auch bei ihnen selbst wirksam sein könnte. Die Technik kann sofort mit wenig Übung im Alltag angewendet werden.

### Papierkorb

Ein Papierkorb steht vor oder neben dem Klienten. Dieser Papierkorb kann sowohl rein imaginär sein als auch real, was die Vorstellung erleichtert. Hierzu kommt nun die Vorstellung, dass alles, was der Gegenüber sagt, direkt in diesen Papierkorb wandert und nicht zum Klienten gelangt. Die gesprochenen Worte werden als *Müll* bezeichnet, der nicht gebraucht wird und auf dieses Weise entsorgt werden kann.

Adaption für den Alltag: Auch diese Übung kann in der Regel sehr schnell im Alltag angewendet werden, da reale Papierkörbe nahezu überall (in der Schule, am Arbeitsplatz, ...) zu finden sind.

### *Persönlicher Schutzraum*

Hier schafft sich der Betroffene um sich herum einen gedanklichen Schutzraum, der real nicht vorhanden ist. Dies ist eine bekannte Methode aus der Verhaltenstherapie.

Ausgehend von dieser Vorstellung bietet die ergotherapeutische Arbeit (nach SELWA) die Möglichkeit, diesen Schutzraum für den Klienten erfahrbar zu machen.

Grundlage für diese Selbststeuerungstechnik ist die Annahme, dass der *normale* persönliche Abstand zu einem anderen Menschen ungefähr eine Armlänge beträgt. Dazu gehört auch, dass dieser Abstand in der Regel nicht unterschritten wird, z. B. beim Einkauf, im normalen Kontakt mit Freunden, Kollegen usw. Wird der Abstand hingegen unterschritten, bedarf es der Erlaubnis. Man erlaubt dies beispielsweise Menschen, die einem im wahrsten Sinne des Wortes *nahestehen*.

**Übung zum Persönlichen Schutzraum**

Der Klient wird zunächst gebeten, sich hinzustellen, die Arme auszustrecken und sich langsam um die eigene Achse zu drehen, so dass er mit seinen Armen und Händen um sich herum einen Kreis beschreibt. Er steht also nun in einem imaginären Kreis, in dem er selbst die Mitte bildet.

Der äußere Rand dieses Kreises stellt eine Grenze dar: die Grenze zu jeder anderen Person. Es ist sinnvoll, dem Klienten nochmal explizit zu verdeutlichen, dass der Raum innerhalb des gedachten Kreises der *persönliche Schutzraum* ist und dass dieser persönliche Raum tatsächlich geschützt werden *darf:* „Dies ist nun Ihr persönlicher Schutzraum. Ihr eigener Bereich.“

Nun wird der Klient aufgefordert, wahrzunehmen (KGG), wie er sich in diesem, seinem Schutzkreis, erlebt. Ist dies für ihn angenehm und hilfreich, wird er nun gefragt, ob er sich vorstellen kann, diesen Schutzraum in jeder beliebigen Alltagssituation zu nutzen, ihn imaginativ *dabei zu haben* und ob dies als Schutzmaßnahme für die eigene innere Abgrenzung zu anderen Personen ausreicht.

Ist diese Vorstellung allein für ihn angenehm und ausreichend hilfreich, kann der Schutzraum dennoch beliebig verstärkt werden.

Hier kann beispielsweise die imaginäre Vorstellung eines römischen Heeres helfen, das in die Schlacht zieht.

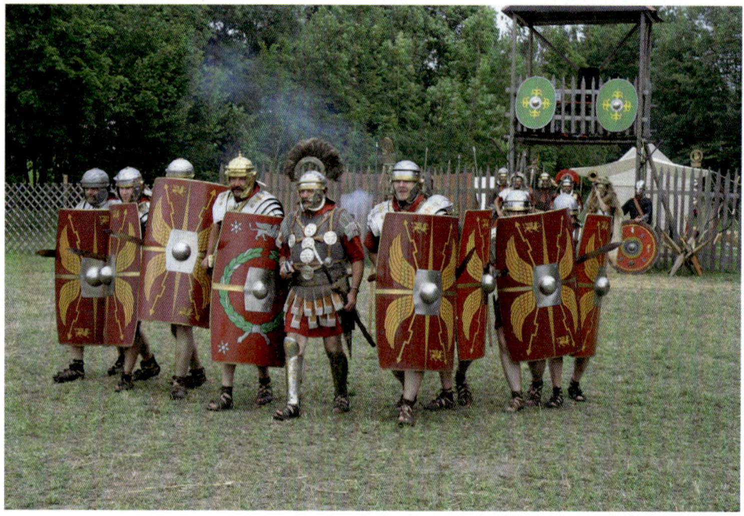



Dies ist bekannt aus zahlreichen Filmen. Die Soldaten in ihren schweren Rüstungen marschieren mit dem dazugehörigen großen Schutzschild in der Hand aus schwerem, stabilem Material, das sie vor sich halten. Jeder einzelne Soldat ist vorstellbar. Nun können die römischen Soldaten im Kreis um die eigene Person postiert werden, und so die eigene „Schutzgrenze" verstärken.

Wie dicht sie stehen, kann individuell unterschiedlich sein, mit Schulterschluss eng nebeneinander – oder mit Platz zum Nebenmann. Alle stehen in Armlänge vom eigenen Körper des Klienten entfernt um diesen herum.

So kann die Vorstellung entstehen, dass dieser Soldatenkreis einen Schutzwall oder eine Schutzmauer um die eigene Person darstellt. Alle nun von außen kommenden, verbalen Angriffe prallen so an den Schutzschildern ab. Sie können einem nichts anhaben.

Je nachdem, wie stark der gewünschte Schutz sein soll, besteht die Möglichkeit, nach Bedarf und jederzeit diesen Schutzwall individuell anzupassen. Es können imaginäre Soldaten entfernt oder hinzugefügt werden. Sie stehen Schulter an Schulter, oder auf Lücke. Auch deren Größe ist variabel. So kann entschieden werden, ob es möglich sein soll, über sie hinweg, oder zwischen ihnen hindurch schauen zu können.

Es kann auch überlegt werden, ob die Römer das Schutzschild in der Hand halten oder nicht. Eine weitere Möglichkeit ist, auch nur imaginäre Schutzschilder ohne Römer zu postieren.

Wichtig ist hier die Vorstellung, dass die ausgesprochenen Worte von außen vor die Schutzschilder prallen und zu Boden fallen. So erreichen sie die Person in der Mitte des Kreises nicht, die ausgesprochenen Worte treffen nicht und wirken somit auch nicht verletzend. Da die Schutzwand so gestaltet ist (s.o.), dass der Kontakt nach außen möglich bleibt, ist die Möglichkeit der Teilhabe an dem was außen liegt gewährleistet. So entsteht die Möglichkeit, Verbalangriffe imaginativ, aktiv abwehren zu können.

Ergänzend kann hier handwerklich-gestalterisch gearbeitet werden. Die Aufgabe besteht dann darin, die Imagination des eigenen Schutzraumes praktisch darzustellen. Diese weitere Intensivierung eigener Ressourcen kann ausgesprochen stabilisierend wirken.

So hat eine Klientin beispielsweise eine Rosenhecke als Schutzwall ausgedacht (vgl. auch nächster Absatz). Sie hat diese Rosenhecke dann gemalt und so als visuelle Verstärkung ihrer Imagination nutzen können.

Adaption für den Alltag: Die Klienten werden dabei unterstützt, ihre eigene individuelle Form der Imagination eines Schutzraumes zu entwickeln. So ist z.B. der Einsatz der Römer nur ein möglicher Vorschlag: die Soldaten können durch andere hilfreiche Figuren oder Gestalten (z.B. durch Hunde) ersetzt werden, die in der Lage sind Angriffe abzuwehren.

Auch die Distanz des Schutzrings zur Person kann individuell angepasst werden. Nach einer Idee einer Klientin wird der Schutzraum durch eine Art Rüstung, die sich nah am Körper befindet, begrenzt. Für eine andere Klientin war die Imagination einer Schwimmweste hilfreich.

Je genauer sich ein Klient diesen imaginären Schutz vorstellen und beschreiben kann, desto größer ist die Möglichkeit, dass er zum Erfolg führt.

Der einmal grundsätzlich entwickelte individuelle Schutzraum ist in jeder alltäglichen Lebenssituation direkt nutzbar. Wenn Klienten diese Form der Abgrenzung grundsätzlich für sich nutzen können, ist meist nur wenig Übung notwendig, um sie als hilfreich zu erleben.

### *Zusammenfassung: Persönlicher Schutzraum*

Durch den praktischen Einsatz des eigenen Körpers und die währenddessen bewusst praktizierte Wahrnehmung der Beziehung des eigenen Körpers zum Raum bzw. zur anderen Person, kann dieses Verhältnis, und damit auch die Distanz zum Gegenüber, erlebt werden. Dies kann zu einer Verstärkung der *Ich-Identität* führen. Nicht selten entsteht ein Gefühl von Sicherheit.

Dieses praktische *Erleben* ist für viele Klienten eine neue Erfahrung. Sie trägt nicht selten dazu bei, dass sie ihre eigene Beziehung zu dem sie umgebenden Raum oder zu Personen neu überdenken und überprüfen. So kann eine selbstbestimmte Handlungsfreiheit entstehen, die oft deutlich selbstwertsteigernd wirkt.

### Die Schutzblase

Auch die *Schutzblase* ist eine bekannte Möglichkeit, die im verhaltenstherapeutischen Kontext genutzt wird.

Wöller (2006) zitiert Schwarz (2002) und beschreibt eine imaginäre Energieblase mit einer nur einseitig durchlässigen Membran, innerhalb derer man sicher ist und sich wohlfühlen kann und trotzdem mit der Umwelt in Kontakt bleiben kann, wenn man möchte. Um das Verständnis dieser Möglichkeit zu vereinfachen, kann der Einsatz von Bildmaterial (s. Abb. unten) zur Veranschaulichung hilfreich sein.

Aus dem Alltag wird oft berichtet, dass Familienmitglieder sich verhalten, als ob sie diese Möglichkeit nutzten, um störende oder unliebsame Geschehnisse innerhalb der Familie leichter ausblenden zu können.

> Ein Beispiel ist der Familienvater, der die lärmenden Kinder ausblendet, wenn er abends müde nach Hause kommt, oder Gespräche der Ehefrau, die er als unwichtig erachtet. Eine Familie berichtete vom Begriff der *Papablase*. Dieser Bezug zum Alltäglichen belustigt und macht es den Klienten oft leichter, diese Vorstellung der Schutzblase auch für sich nutzen zu können.

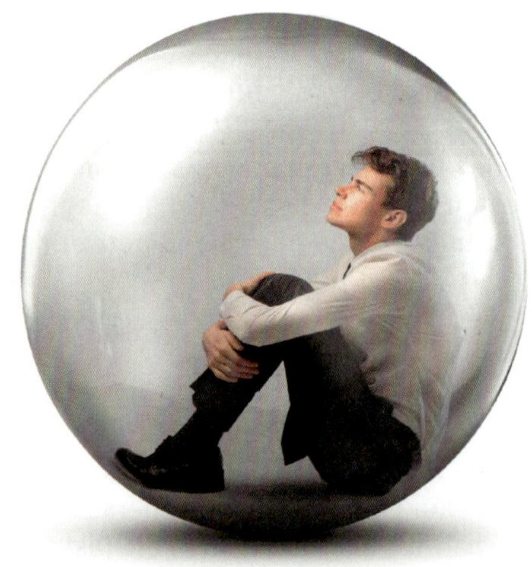

*Schutzblase*

Innerhalb der Therapie kann der Einsatz der Imagination *Schutzblase* bei Rollenspielen, während der Ausführung alltagspraktischer Tätigkeiten oder handwerklich-gestalterischer Techniken geübt werden.

Adaption für den Alltag: Ist diese Vorstellung für Klienten brauchbar, ist sie sofort im Alltag nutzbar.

## *Wutknopf*

Wut ist eine sehr starke Emotion. Sie wird ausgelöst durch eine als unangenehm empfundene Situation oder Bemerkung, z.B. eine Kränkung. Wut ist heftiger als Ärger und schwerer zu beherrschen.

Beim Einüben dieser Selbststeuerungstechnik wird zunächst nach dem Grund gefragt, warum der Klient wütend ist, wer oder was ihn geärgert hat.

Dann wird abgefragt, ob der Klient denn überhaupt wütend sein will. Wenn ja, sollte man die Übung beenden, denn es ist kein Veränderungswunsch vorhanden, eine Selbststeuerung also obsolet. Wenn nein, stellt sich die Frage, ob der Klient bereit ist, etwas zu tun.

Als Nächstes wird der Klient aufgefordert, sich vorzustellen, dass dieses Gefühl „Wut" nur dann entsteht, wenn ein bestimmter *Knopf* gedrückt wird, der so genannte *Wutknopf*. Die Wut wird also durch Betätigung dieses Knopfes *eingeschaltet*, und auch *nur* dann. Daraufhin kann der Klient seinem Gefühl der Wut Ausdruck verleihen, was verbal geschehen kann oder *durch Taten*. Ohne diesen Knopfdruck entsteht keine Wut und man bleibt gelassen. Das bedeutet auch, dass derjenige, der den Ärger verursacht, auf diesen *Knopf drücken muss*, damit man wütend wird. Möchte der Klient nun vermeiden, dass jemand auf diesen Knopf drückt, und dadurch die Wut *in Gang setzt*, kann er diesen *Wutknopf* irgendwo an seinem Körper verstecken, so dass der andere ihn nicht findet. Dies kann dann noch mit dem Satz „Du findest meinen ‚Wutknopf' nicht! Du schaffst es nicht mich zu provozieren!" verstärkt werden. So kann die Wut *abgeschaltet* bleiben.

Auf diese Weise wird bewirkt, dass man seine eigene Wut selbst kontrolliert und nicht andere darüber bestimmen können und man sich nicht provozieren lässt. So entsteht die Möglichkeit, bzw. die Gewissheit, dass der Klient selbst über die eigene Wut bzw. über deren Ausbruch bestimmen kann und die Wut nicht *einfach so geschieht*.

Meist ist die Vorstellung dieser Technik für die Klienten schon so amüsant, dass sich eine *emotionsgeladene* Situation deutlich entspannt. Dies fördert die Motivation, diese Technik auszuprobieren.

### 7.3.4.2 Fernbedienung

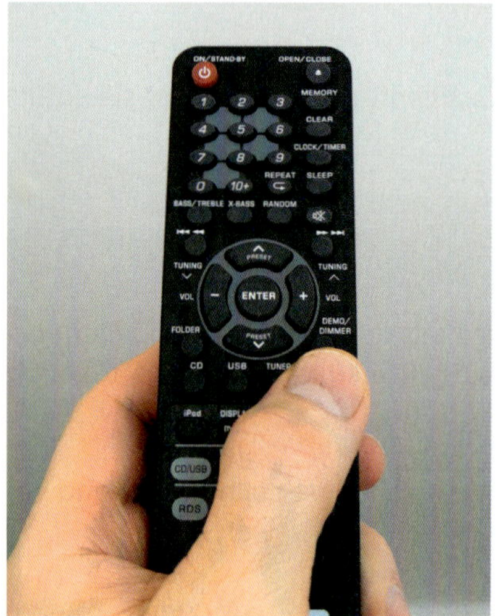


Diese Technik ist aus der Verhaltenstherapie bekannt und wird bei SELWA mit Hilfe einer echten Fernbedienung (Fernseher, DVD-Player, o.ä.) praktiziert.

Dabei wird die Vorstellung genutzt, die eigene starke Emotion (z.B. Wut) mit der Fernbedienung *kleinerstellen* bzw. *herunterregeln* zu können. Das Zusammenspiel der imaginären Vorstellung gekoppelt mit dem praktischen Tun kann die Wirkung auf das innere Geschehen enorm verstärken.

### 7.3.4.3 Fantasiereisen

Fantasiereisen (Traumreisen, Märchenreisen, u.ä.) werden beispielsweise in der Psychotherapie zum Aufspüren von innerer Kraft und Ressourcen oder in der Traumatherapie unter gewissen Voraussetzungen zur Schaffung eines sicheren Ortes eingesetzt. Sie können auch ganz einfach als therapeutische Entspannungsverfahren eingesetzt werden. Meist werden solche imaginativen Reisen in Form von Geschichten von einem Sprecher (vom Therapeuten) erzählt. Für einen optimalen Ruhe- und Erholungszustand wird für eine entspannte Körperposition (z.B. sitzend oder auf dem Rücken liegend) gesorgt. So wird die Hinwendung auf die meist als angenehm erlebten Bilder in der eigenen Fantasie erleichtert. Durch eine herabgesetzte Muskelspannung kann es zu einer körperlich-seelischen Entspannung kommen. Der Zuhörer stellt sich innere Bilder zu den Texten vor, in die möglichst viele angenehme Sinneseindrücke eingebaut sind (vgl. Wikipedia 2018b).

Im Rahmen von SELWA werden in erster Linie zwei Varianten von Fantasiereisen in Form von angeleiteten Übungen therapieunterstützend eingesetzt (s.u.). Sie sollen und können den psychotherapeutischen Einsatz solcher Übungen als echte Therapieformen nicht ersetzen.

Alle Anleitungen beginnen mit einer Einleitung und enden mit einer Ausleitung. Die Einleitung erleichtert es, zu Beginn die Aufmerksamkeit auf die inneren Wahrnehmungen zu richten und sich dort einzufinden. Die Ausleitung dient dazu, sich im Anschluss wieder in die reale Außenwelt zu begeben.

Im Rahmen der Ein- und Ausleitung erfolgt stets eine Aufforderung zur Wahrnehmung des eigenen Körpers. Der Übende wird gebeten, den Kontakt des Körpers zur Unterlage oder zum Stuhl, auf dem er sitzt, bewusst wahrzunehmen. Ziel ist, das dauerhafte Abgleiten in eine Traumwelt zu vermeiden und den Realitätsbezug nicht zu verlieren, bzw. diesen am Ende wiederherzustellen. In diesem Zusammenhang muss im Einzelfall abgewogen werden, ob der Übende die Augen schließen, oder besser geöffnet halten sollte. Der Klient sollte zu jeder Zeit die Kontrolle über seine geistigen Vorgänge haben. Er sollte klar, wach und konzentriert sein.

Im Zusammenhang mit SELWA wird zwischen Fantasiereisen (Traumreisen, Fantasiegeschichten [Wikipedia 2018b]) und *geführten Wahrnehmungsanleitungen* unterschieden. Während Fantasiereisen in erster Linie dazu dienen sollen, den problembehafteten Alltag kurzzeitig zu verlassen und sich in eine Welt der Fantasie zu begeben, geht es bei den *geführten Wahrnehmungsanleitungen* darum, sich mit den aktuellen Problemen auseinanderzusetzen. Siehe hierzu auch Kap. 7.4 zum Thema „ablenkend / hinführend".

## Fantasiereisen (Fantasiegeschichten)

Fantasiereisen wirken in der Regel beruhigend, wenn es möglich ist, sich auf eine Fantasiewelt einzulassen. Es ist sinnvoll sie einzusetzen, wenn erwünscht ist, für eine bestimmte Zeit Abstand vom Alltag zu bekommen und somit aktuelle Probleme oder stresshafte Situationen für eine bestimmte Zeit *zu vergessen,* eine gewisse Auszeit zu nutzen, um sich auszuruhen und *Kraft zu tanken.*

Bei Fantasiereisen leitet der Therapeut den Klienten an, seine Wahrnehmung nach innen zu richten und im Geist Bilder zu entwickeln oder sich an solche zu erinnern. Dies ist hilfreich, um den Zugang zum Gefühlsbereich zu fördern.

Bei einer Fantasiereise wird die Wahrnehmung von der aktuellen Situation weggeführt und auf den Bereich der Fantasie gelenkt. Dies geschieht indem Geschichten erzählt werden, die die eigene Fantasie anregen. Es ist dabei durchaus möglich, auch versteckte oder geheime Wünsche und Träume zuzulassen und einen Zugang zu eigenen Vorstellungen und Emotionen zu ermöglichen, die vielleicht ansonsten aus ganz unterschiedlichen Gründen nicht beachtet werden.

Fantasiereisen unterstützen ein sich *Wegträumen.* Deshalb ist bei Klienten, die schnell den Bezug zur Realität verlieren und in Zustände geraten, die sie nicht mehr steuern können (z.B. bei akuten Psychosen, nach Psychotrauma, Schizophrenie etc.) Vorsicht geboten.

In der ergotherapeutischen Behandlung ist es daher ratsam, Fantasiereisen erst anzubieten, wenn während der vorrangegangenen Wahrnehmungsübungen deutlich geworden ist, dass diese für den Klienten hilfreich sein könnten.

Ein Beispiel für eine schöne Fantasiereise ist „Die Elfe und die Zauberquelle" aus „Träumen auf der Mondschaukel" von Else Müller (Müller 1993 und 2018). Sicher findet jeder Therapeut reichlich passende Texte. Eine gute Hilfe ist auch das Buch von Wehrle (2017).

## Geführte Wahrnehmungsanleitungen (Halboffene Fantasiereise)

Neben der einfachen Fantasiereise, die, wie zuvor beschrieben, hauptsächlich dazu dient, die Wahrnehmung von der aktuellen Situation wegzuführen, sich auszuruhen und Kraft zu tanken, gibt es neben weiteren Formen u.a. die *Gelenkte Fantasiereise* und die *Halboffene Fantasiereise* (Wikipedia 2018b).

Bei der Gelenkten Fantasiereise werden die Zuhörer bereits direkt aufgefordert, sich mit den Bildern innerlich zu verbinden und aktiv mitzugehen: „Stell dir vor, du stehst am Ufer. Du riechst die salzige Luft, das Wasser umspielt deine Füße. Gehe jetzt am Ufer entlang und ..."

Die Halboffene Fantasiereise geht einen Schritt weiter. Hier wird die gelenkte Fantasiereise erweitert, um Freiräume innerhalb einer streng geführten Anleitung zu ermöglichen, z.B.: „Was würdest du jetzt gerne tun? Du hast genug Zeit dazu." (Wikipedia 2018b)

Im Rahmen von SELWA werden solche Halboffenen Fantasiereisen „geführte Wahrnehmungsanleitungen" genannt. Sie sollen Hilfestellung im Umgang mit Problemen geben. Eigene Fähigkeiten können gefördert werden, wie Loslassen, Sicherheit oder Struktur entwickeln. Neben einer relativ streng geführten Anleitung, die einen hilfreichen Rahmen und dem Übenden mehr Sicherheit und Halt gibt, ist es je nach Klient durchaus möglich, die Anleitung offener zu gestalten. So werden die eigene Vorstellungskraft und Fantasie angeregt. Eigene Wünsche und Ziele können leichter entwickelt werden.

In der nun folgenden Anleitung geht es darum, bei innerer Unruhe zu helfen, das „innere Durcheinander" aufzuräumen.

## Geführte Wahrnehmungsanleitung bei innerer Unruhe

Die folgende Wahrnehmungsanleitung bietet sich an, wenn Klienten eine Situation beschreiben, die für sie sehr beunruhigend war oder noch ist. Es sind dies Situationen, in denen sie sich sehr unruhig, aufgeregt oder unsicher gefühlt haben oder immer noch fühlen. Die Klienten wissen nicht, wie sie sich verhalten sollen. Vielleicht sind Gedanken, Gefühle, Impulse, Sorgen und Probleme scheinbar gleichzeitig in ihnen bemerkbar und sie fühlen sich innerlich (umher) getrieben, kurzum, eine Situation, die von großer innerer Unruhe geprägt war oder ist.

**Anleitung: „Mosaiksteine" zum Prozess „innere Ordnung herstellen"**

*(In wörtlicher Rede formuliert, kann ggf. direkt so vorgelesen bzw. im Zwiegespräch mit dem Klienten angewendet werden. Der Aufbau dieser Anleitung folgt den allgemein zugänglichen Meditationsanleitungen auf dem Gebiet der Achtsamkeit.)*

Sie haben nun die Möglichkeit, dieses innere Durcheinander einmal genauer zu betrachten.

Sich mit dieser inneren Unruhe einmal auf eine Art und Weise zu beschäftigen, die Sie vielleicht so noch nicht kennengelernt haben.

Sie sind eingeladen, sich einzulassen, auf eine Wahrnehmungsübung.

Dies können Sie im Sitzen oder Liegen tun, je nachdem, was Ihnen angenehmer erscheint.

*(Einleitung)*

Um ganz anwesend zu sein, ist es hilfreich, zum Einstieg die folgende Achtsamkeitsübung durchzuführen.

Beginnen Sie nun damit, wahrzunehmen, wie Sie jetzt gerade hier sind. Spüren Sie zunächst Ihren Körper. Nehmen Sie wahr, welche Körperhaltung Sie eingenommen haben und überprüfen Sie, ob es Ihnen so angenehm ist, wie Sie liegen (oder sitzen).

Wenn Sie mögen, können Sie diese Körperhaltung verändern und eine Position einnehmen, die Ihnen bequemer ist.

Nehmen Sie wahr, wie Ihr Körper sich in dieser Position, die Sie gerade eingenommen haben, anfühlt. Spüren Sie zunächst den Kontakt Ihres Körpers zur Unterlage/zum Stuhl. Beginnen Sie bei Ihrem Kopf. Spüren Sie, ob Ihr Kopf irgendwo Kontakt hat und wenn ja, wo dieser am intensivsten ist.

Danach richten Sie Ihre Aufmerksamkeit auf den Hals-und Nackenbereich. Hat dieser Bereich ebenfalls Kontakt zur Unterlage? Oder haben Sie eine Position gewählt, wo dies nicht möglich ist? Auch dies wäre kein Problem.

Nehmen Sie nun die Kontaktfläche der Schultern, Arme und Hände wahr.

Spüren Sie nun Ihren Rücken, wandern Sie hinunter bis zum Gesäß.

Können Sie die einzelnen Wirbel wahrnehmen? Können Sie spüren, wo und wie sie abgelegt sind?

Und am Po angekommen, nehmen Sie den Kontakt zum Stuhl (oder zum Boden) hin wahr.

Lenken Sie nun Ihre Beobachtung auf die Beine und Füße und spüren Sie den Kontakt Ihrer Beine zur Auflagefläche oder zum Boden.

Richten Sie nun Ihre Aufmerksamkeit auf Ihre Muskeln.

Bemerken Sie irgendwo Anspannungen oder Verkrampfungen, die Sie gerne lösen möchten?

Vielleicht ist es Ihnen möglich, diese Spannung weichen zu lassen.

Sie können aber auch alles so lassen, wie es ist.

Richten Sie nun Ihre Aufmerksamkeit auf Ihren Atem.

Beobachten Sie, wie Sie aus- und einatmen, in Ihrem ganz eigenen Tempo.

Ihr Atem fließt – einfach so ganz von allein, und Sie brauchen nichts zu tun, um ihn zu verändern.

Er ist schnell oder langsam – er ist so wie er ist. Dabei kann auch durchaus das Tempo des Einatmens anders sein als das des Ausatmens. Das ist durchaus normal.

*(Anleitung)*

Nun möchten Sie vielleicht auch die Möglichkeit nutzen, einmal Ihre anderen inneren Vorgänge genauer zu betrachten. Welche Vorgänge sind das, die Sie innerlich umtreiben, die Sie unruhig machen, bei denen Sie Sorgen oder Probleme, oder andere Gedanken, Gefühle oder Impulse, wahrnehmen.

Wenn Sie mögen, versuchen Sie nun, sich diesem - Ihrem inneren Bild, Ihrer inneren Unruhe, einmal detaillierter zu widmen. Lassen Sie es ganz präsent werden.

Aber begeben Sie sich nicht in dieses Bild hinein, in diese Situation, sondern suchen Sie sich eine Position, aus der Sie aus einer gewissen Entfernung nur zuschauen. So als ob Sie alles wie auf einem Bildschirm, in einem Videoclip oder auf einer Theaterbühne von außen betrachten.

Mit diesem sicheren Abstand können Sie nun ganz in Ruhe beobachten, was vor sich geht. Und Sie beginnen die Vorgänge detaillierter zu erkennen. Sie registrieren, was da geschieht.

Und während Sie so diese innere Unruhe genauer anschauen, stellen Sie sich vor, dass diese aus lauter Mosaiksteinchen besteht.

Und diese unendlich vielen Mosaiksteinchen jagen, wie von einer unsichtbaren Macht getrieben, in Ihnen umher. Mal schneller – mal langsamer, aber – sie bleiben immer in Bewegung.

Es gibt keinen Stillstand, keine Ruhepause. Und – es ist kaum zu erkennen, wie die einzelnen Steinchen genau aussehen.

Und während Sie nun dieses innere Durcheinander betrachten, merken Sie nach einer Weile, dass sich die Steinchen formieren – wie bei einem Sog oder Strudel – und dass sich alle in die gleiche Richtung bewegen.

Sie verfolgen ihren Weg und sehen, dass die Steinchen sich auf eine große Wand zubewegen. Diese Wand sieht aus wie ein riesiger Magnet, der die Steinchen scheinbar anzieht.

Während Sie nun sehen, wie sich die Mosaiksteinchen dieser Wand immer mehr nähern, bemerken Sie, dass die Steinchen, kaum vor dieser Wand angekommen, plötzlich ihre Flugkraft verlieren und – an der Wand entlang nach unten – in einen großen Behälter fallen, der vor der Wand am Boden steht.

Sie beobachten dieses Geschehen der herankommenden und herunterfallenden Steinchen eine Weile. Langsam ebbt der Strom der fliegenden Steinchen ab, bis auch das letzte Steinchen im Behälter liegt.

Nun haben Sie die Möglichkeit, näher an diesen Behälter heranzugehen – und hineinzusehen. Die Mosaiksteinchen liegen nun ganz ruhig da, völlig ungeordnet und durcheinander.

Sie werden vielleicht neugierig und beginnen, die Steinchen genauer zu betrachten.

Dabei erkennen Sie, wie unterschiedlich die Steinchen sind.

Sie bekommen vielleicht Lust, die Steinchen zu sortieren. Es stehen ausreichend weitere kleine Behälter bereit, in die Sie die Mosaiksteine hineinlegen können.

Nach welchen Kriterien könnten Sie dies tun?

Was ist dabei für Sie besonders wichtig? Sie dürfen sich frei entscheiden.

Und wenn Sie sich entschieden haben, nach welchen Kriterien Sie die Mosaiksteinchen sortieren könnten, steht es Ihnen frei, dies auch zu tun. Aber seien Sie vorsichtig, denn vielleicht haben manche Steinchen scharfe Kanten, an denen Sie sich verletzen könnten.

Und während Sie so in Ruhe sortieren, haben Sie die Möglichkeit, die einzelnen Steine genauer anzusehen. Sie können jetzt die Besonderheit jedes einzelnen Steinchens erkennen. Kein Steinchen sieht aus wie das andere. Jedes ist einzigartig.

Und Sie stellen vielleicht fest, dass Ihnen einige gut gefallen. Sie finden sie vielleicht sogar richtig schön. Andere hingegen gefallen Ihnen weniger. Sind vielleicht sogar einige dabei, die Sie am liebsten aussortieren würden?

Und wenn Sie nun so eine Weile sortiert haben, wird der große Behälter immer leerer und die kleinen werden immer voller.

Was könnten Sie jetzt mit diesen Mosaiksteinchen tun?
Wozu könnten Sie die Steinchen jetzt verwenden? Fällt Ihnen etwas ein?

Bringen Sie vielleicht einzelne Steinchen zusammen? So dass ein Bild entsteht, oder eine Skulptur?

Oder möchten Sie etwas mit ihnen verzieren?
Oder fällt Ihnen etwas ganz anderes ein?

Vielleicht, lassen Sie die Steinchen aber auch so wie sie sind, in den einzelnen Behältnissen liegen?

Sie sind frei, das zu tun, wonach Ihnen gerade ist.

Und wenn Sie sich, so in Ruhe eine Weile mit den Mosaiksteinchen beschäftigt haben, und Sie wissen, was Sie mit ihnen machen wollen, vielleicht auch schon damit angefangen haben oder sogar schon damit fertig sind, lassen Sie es so, wie es jetzt ist.

Wenn Sie mögen, schauen Sie noch einmal auf die vielen Mosaiksteinchen, die jetzt so geordnet sind. Wo jedes Steinchen seinen Platz hat.

Vielleicht möchten Sie noch einmal nachspüren, wie es so auf Sie wirkt, und wie es für Sie ist, wenn Sie so auf diese entstandene Ordnung schauen.
Diese Ordnung, die die Ihre ist, und die auch nur Sie kennen. Ihre eigene Ordnung.

Aus der Erfahrung heraus, dass Sie selbst es waren, der diese Ordnung hergestellt hat, können Sie sich sicher sein, dass Sie dies auch jederzeit, immer wieder neu tun können.

*(Ausleitung)*

Wenn Sie mögen, bleiben Sie noch eine Weile bei dieser inneren Wahrnehmung und richten sich dann allmählich darauf ein, auch die Außenwelt wieder wahrzunehmen. Nehmen Sie dazu noch einmal Ihren Körper bewusst wahr. Spüren Sie wo Ihr Körper Kontakt zur Umgebung hat, zur Auflagefläche (zum Stuhl). Spüren Sie den Kontakt Ihres Kopfes, der Schultern, Arme und Hände, des Rückens, des Becken und der Beine. Und wie der Kontakt Ihrer Füße zum Boden ist.

Nehmen Sie wahr, wie Ihr Körper, Ihre Muskeln sich jetzt anfühlen und ob sich etwas verändert hat. Wie ist Ihre Stimmung?

Und so verlassen Sie dann ganz allmählig in Ihrem eigenen Tempo diese Innenwelt und kommen wieder an, hier in diesem Zimmer. Wenn Sie die Augen geschlossen hatten, öffnen Sie diese wieder, um sich in diesem Raum umzuschauen und wahrzunehmen wer oder was noch in diesem Zimmer ist.

Dann machen Sie sich bewusst, wie viel Uhr wir gerade haben.

Und wenn Sie nun Lust haben sich zu bewegen, recken und strecken Sie sich. So können Sie spüren, wie Ihr Körper sich wieder in Bewegung anfühlt.

So lassen Sie diese Wahrnehmungsübung zu Ende gehen und tun, was Sie nun tun möchten.

*Nach der Übung:*

*Im Anschluss sollte genügend Zeit vorhanden sein, damit der Klient wieder gut in der aktuellen Situation ankommen kann und die gemachten Erfahrungen reflektiert werden können. Ggf. ist es hilfreich, den Klienten anzuleiten, die Veränderungen der KGG bewusst wahrzunehmen und eventuelle Schwierigkeiten zu besprechen.*

Weitere derartige geführte Wahrnehmungsanleitungen finden sich beispielsweise bei (Reddemann 2010, Gepäckübung, Prozess des Loslassens) oder (Huber 2010, der innere Garten, Prozess die eigene Sicherheit zu finden).

#### 7.3.4.4 Containertechnik

Die Containertechnik ist eine aus der Verhaltenstherapie bekannte imaginative Möglichkeit, die hier durch die Kombination mit Gegenständen ins Praktische übertragen wurde.

Bei dieser Methode wird die Möglichkeit geschaffen, unbrauchbare oder störende Gedanken und Gefühle für eine befristete Zeit scheinbar „aus dem Kopf heraus zu bekommen". Sie werden aufgeschrieben und an einem sicheren Ort *geparkt* bzw.

dort aufgehoben. Die Gedanken und/oder Gefühle können so bei Bedarf wieder hervorgeholt werden. So entsteht die Möglichkeit, sich mit ihnen zu beschäftigen, wenn es – beispielsweise innerhalb der Psychotherapie – gewünscht wird.

Für die Containertechnik werden Papier und Stift sowie verschiedene Kistchen und Döschen benötigt.

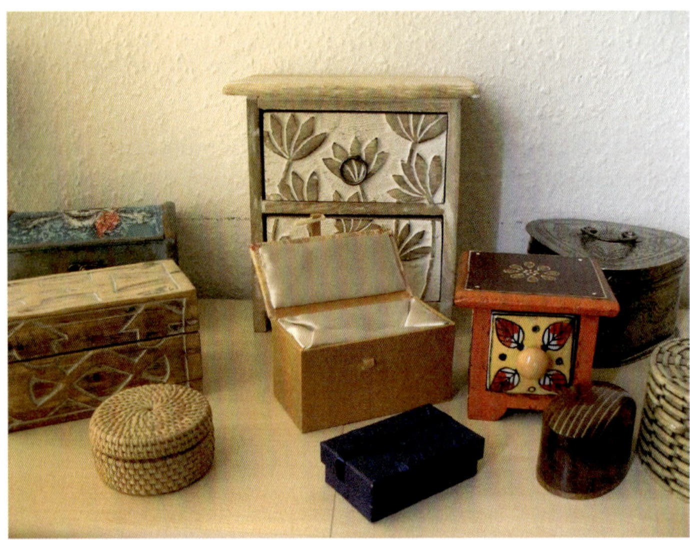

*Kistchen und Döschen für die „Containertechnik"*

Der Klient wird aufgefordert, sich auf seine aktuellen, in diesem Augenblick wahrnehmbaren Gedanken und/oder Gefühle zu konzentrieren. Er soll sich die aktuelle Situation, in der er sich gerade befindet, genau bewusst machen (z. B. es ist Mittwoch der 15. Oktober, 15.30 Uhr und ich sitze hier in der Ergotherapie und plane gerade mein nächstes Werkstück).

Nun soll der Klient überprüfen, welche Gedanken (Gefühle) er jetzt, in diesem Augenblick nicht brauchen kann. Diese Gedanken (Gefühle) müssen nicht schlecht sein, sondern es geht ausschließlich darum, ob er diese jetzt in dieser Situation brauchen kann, ob sie hilfreich sind oder stören. Störend bei der gerade anstehenden Werkstückplanung kann beispielsweise sein, gleichzeitig daran zu denken, dass man morgens Stress mit dem Partner hatte oder dass man in vier Wochen wieder arbeiten gehen muss und in diesem Zusammenhang noch viel Papierkram zu erledigen hat. Störend sind dann ggf. auch die damit einhergehenden Gefühle (Nervosität oder Angst), die nichts mit der aktuellen Situation zu tun haben.

Nun soll der Klient sich aus einem vorhandenen Angebot ein Behältnis (eine Schachtel, Kiste oder Schublade) aussuchen, in dem er die Gedanken, die er jetzt nicht brauchen kann, deponieren, abladen, parken, vorübergehend *verstecken* kann. Hierzu sollten in der Praxis oder Einrichtung eine Auswahl an Kistchen und Schachteln bereitstehen. Diese sollten möglichst unterschiedlich in Material und Form sein. So können sich die Klienten je nach Gedanken oder Gefühl ein Behältnis aussuchen. Besonders wertvolle Gedanken, werden z. B. gerne in einer chinesischen Kiste mit Seidenauskleidung untergebracht. Es ist auch denkbar, eine Kiste auszuwählen, die mit der entsprechenden Person, auf die sich die Gedanken beziehen, zu tun haben. Dies könnte eine kleine Piratenschatztruhe sein, wenn die Person eine besondere Affinität zu Piraten hat.

Nun schreibt der Klient die zur Zeit unerwünschten Gedanken (Gefühle) auf einen Zettel. Wie ausführlich dies geschieht, ist individuell unterschiedlich. Mitunter reichen bereits Symbole aus.

Anschließend wird der Zettel in die Kiste gelegt, mit dem Bewusstsein, dass die Gedanken dort nur geparkt, sicher aufgehoben sind. Sie sind nicht *weg*. Nur im Moment werden sie nicht benötigt. Der Klient kann sie jederzeit wieder herausnehmen.

Wichtig ist, dass der Klient entscheiden kann, wann er das tut. Er kann den Zeitpunkt bestimmen, wann er sich mit diesen Gedanken beschäftigen will. Es kann wichtig sein, dies zu erwähnen, da viele Klienten besorgt sind, die Gedanken oder Gefühle zu verlieren.

Bei dieser Technik werden die Sinne mit einbezogen. Das Fühlen und Sehen des Zettels und der Kiste sowie das praktische Tun unterstützen die gedankliche Leistung. Die Klienten geben oft an, dass genau dies die gewünschte Wirkung bringt, da es so für sie leichter ist, den Prozess des *Loslassens* von unerwünschten Gedanken oder Gefühlen zu verstehen und zu praktizieren.

In einer Abwandlung kommt der bekannte „Sorgen-Fresser“ zum Einsatz. Dieser kann auch von Klienten selbst genäht werden.

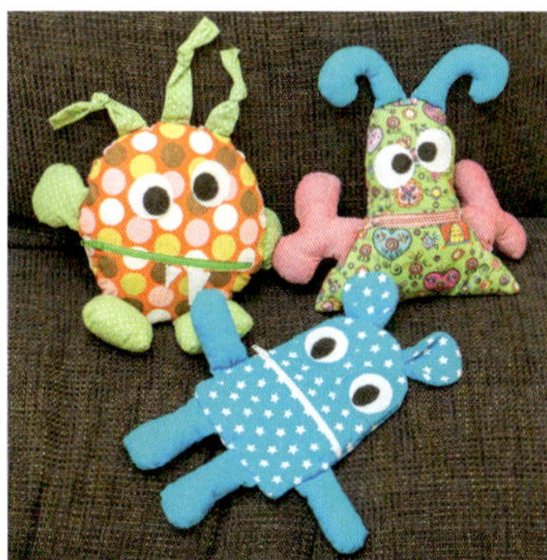

*Sorgen-Fresser*

*Adaptionsmöglichkeiten für den Alltag:*

Es können beliebige Behältnisse zu Hause genutzt werden. Für manche Klienten ist das imaginative Aufbewahren der störenden Gedanken in Behältnissen ausreichend. Anderen hilft das Aufschreiben und *praktische Zettel in die Kiste legen.*

## 7.3.5 Symbole

Durch das Finden persönlicher Symbole (Gegenstände, Gesten) für bestimmte erarbeitete Verhaltensweisen oder -hilfen können Klienten einen persönlichen Bezug zum Erarbeiteten entwickeln. Symbole intensivieren das eigene innere Bild. Sie können helfen, die individuellen inneren Helfer (s. Kap. 7.3.4.1) präsenter zu machen (Beispiele: Bild eines Adlers = imaginärer Beschützer, Bild einer Ritterrüstung = eigene Schutzmöglichkeit). Symbole können auch die eigene Vorstellung unterstützen, das Bewusstsein für die eigenen Ressourcen stärken. Zudem wird der Zugriff auf eigene Ressourcen erleichtert.

In der Folge können die Symbole den Klienten dann auch helfen, sich innerhalb des Alltagsgeschehens an die erarbeiteten Verhaltensweisen zu erinnern und diese leichter auszuführen oder Hilfestellungen zu nutzen. Beispielsweise kann ein Fingerschnipsen ein Symbol sein für die eingeübte Verhaltensweise „Jetzt weg mit (diesem) bestimmten Gedanken!“ oder der Wechsel in eine bestimmte Rolle (Kind / Erwachsener).

> Eine Klientin erarbeitete für sich das Symbol einer Wasserflasche mit einem aufgeklebten Zettel, auf den sie eine gewünschte Fähigkeit geschrieben hatte. Durch das Trinken nahm sie so (symbolisch) diese Fähigkeit in sich auf.

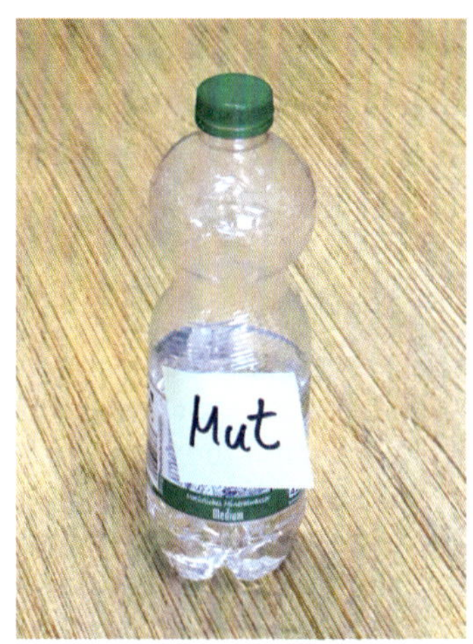


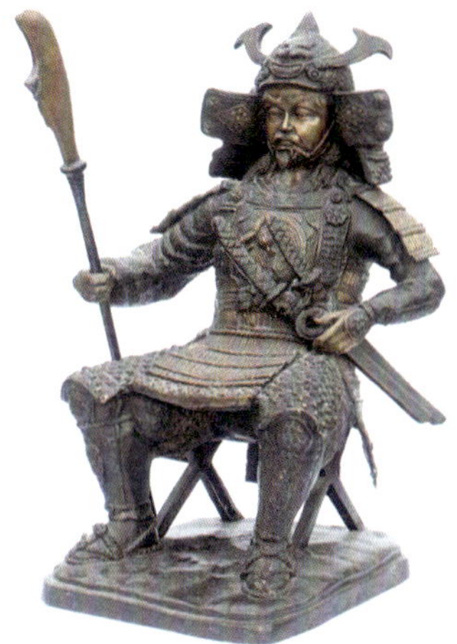

*Samurai als Symbol für Verteidigungsfähigkeit*

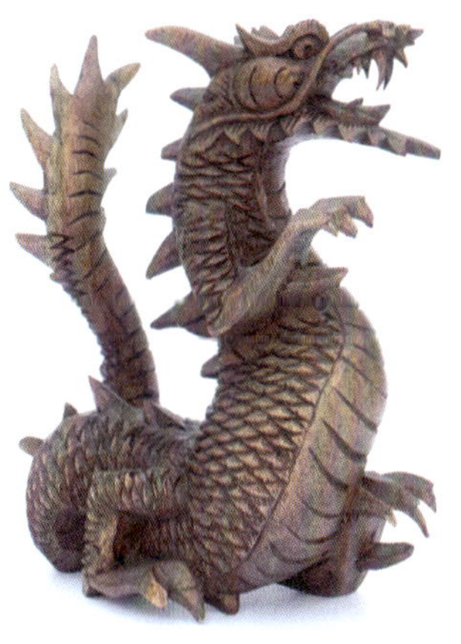

*Drache als Symbol für Feuer = Kraft*

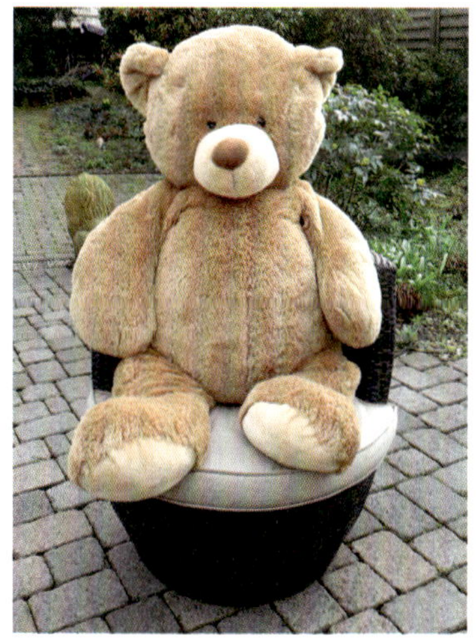

*Riesen-Teddy als Symbol für Geborgenheit*

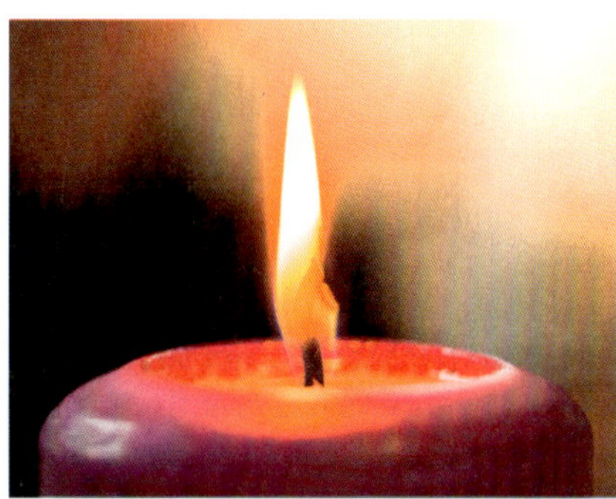

*Kerze als Symbol für Hoffnung*

Symbole (wie z. B. Stop-Zeichen, bestimmte Fotos, etc.) können für andere durchaus sichtbar sein, ohne dass sich deren Bedeutung den Außenstehenden unmittelbar erschließt.

### 7.3.6 Rollenspiel

Rollenspiele im ergotherapeutischen Kontext können genutzt werden, um individuell schwierige Alltagssituationen nachzustellen. Durch das praktische Darstellen der Situation ist es für den Klienten oft leichter nachzuempfinden, wie er eine derartige Situation erlebt hat. Rollenspiele können dem Klienten dabei helfen, leichter zu erkennen, eine bessere Einsicht in die Problematik zu gewinnen. Durch den gezielten Einsatz der bewussten Wahrnehmung der inneren Vorgänge (KGG) und der äußeren Situation, wird er noch effektiver dabei unterstützt, zu erkennen welche Schwierigkeit er bei welchem Detail einer Handlung oder Handlungsabfolge tatsächlich hat.

Aufgrund der so gewonnenen Erkenntnisse können nun günstige Handlungsstrategien entwickelt werden und ggf. entsprechende SST in ihrer Anwendung ausprobiert werden.

Beim Rollenspiel in der Therapiesituation hat der Klient die Möglichkeit, sich selbst schon einmal im geschützten Rahmen ganz praktisch in einer bestimmten Situation auszuprobieren und gewünschte Handlungsweisen zu trainieren.

Das Rollenspiel eignet sich auch gut als Vorbereitung für eine schwierige Situation in Beruf und Freizeit. Sie kann helfen, mehr Sicherheit im eigenen Handeln zu erlangen.

### 7.3.7 Konzentrationstraining

Hier gewinnen verschiedenste spezielle ergotherapeutische Übungen und Konzepte, die zur Steigerung der Konzentrationsfähigkeit eingesetzt werden, eine besondere Bedeutung. Es geht bei dieser Art Aufgaben stets darum, die Aufmerksamkeit zielgerichtet in eine Richtung zu lenken und dadurch zu trainieren. Diese Fokussierung der Gedanken geschieht im Normalfall unbewusst.

Bei dem Konzept SELWA wird nun die Wahrnehmung ganz bewusst auf diesen Vorgang gelenkt. Eventuelle Störmechanismen und Schwierigkeiten werden dadurch deutlicher erkennbar. Störungen wie Ablenkungen durch innere und äußere Reize kann der Klient selbst erkennen und er versteht so leichter, warum seine Konzentrationsleistung vermindert ist. Der Klient kann so während der praktischen Arbeit mit den entsprechenden Aufgaben lernen, störende innere Faktoren (z. B. ablenkende Gedanken oder Gefühle) ganz zielgerichtet zu beeinflussen.

Ein ergotherapeutisches Konzentrationstraining wird individuell an die Leistungsfähigkeit des Klienten angepasst. So können Überforderungen und Misserfolge vermieden werden. Die Erfahrung mit SELWA hat gezeigt, dass jedes gängige Konzentrationstraining in der Kombination mit der achtsamen Wahrnehmung der eigenen KGG effektiver wird.

Zu den anwendbaren Konzentrationsaufgaben gehören u. a.:

- Papier- und Stiftaufgaben aller Art
- Aufgaben am PC mittels spezieller Trainingsprogramme wie z. B. Cogpack (Marker, o.J.), RehaCom (N.N. 2018h) oder ähnliche
- Malen (von Gefühlen, Gedanken, Grübeleien, inneren Bildern)
- Malen (als zielgerichtete Beschäftigung, wobei der Fokus eher auf der Maltechnik liegt und nicht auf der Darstellung innerer Bilder oder Gefühle, Mandalas in unterschiedlicher Art, Abmalen von Mustern)
- Spiele
- Rechenaufgaben
- Rückwärtszählen (z. B. in Siebener-Schritten von 1000)

### 7.3.8 Gleichgewichtstraining

Oft klagen psychisch/psychosomatisch Erkrankte über das Symptom Schwindel, also Schwierigkeiten mit dem Gleichgewicht. Meist ist für diese Symptome keine organische Ursache feststellbar. Dies sollte von einem Facharzt im Vorfeld abgeklärt werden.

Mitunter beschreiben Klienten Eindrücke wie: „Das Zimmer / die Tür / das Bild an der Wand oder andere Gegenstände im Raum fangen an, sich zu bewegen." Dies kann so weit gehen, dass Klienten den Eindruck haben, das Zimmer drehe sich um sie herum.

Derartige Schwindelsymptome machen sich durch eine gestörte Wahrnehmung verschiedener Sinne, den Verlust der Körpersicherheit im Raum und damit verbundene Gleichgewichtsstörungen bemerkbar (N.N. 2016b).

Das innere (psychische) Durcheinander zeigt sich förmlich im Verlust des körperlichen Gleichgewichts. Schwindel kann bei Überlastungssituationen entstehen, in denen es nicht mehr möglich scheint, das aktuelle Geschehen mit den unterschiedlichen Reizwahrnehmungen zu verarbeiten. Die innere Verwirrung oder das innere *aus den Fugen geraten sein*, wird so körperlich spürbar. Dabei kann auch allein der Gedanke an eine bedrohliche Situation als Auslöser ausreichen.

Bei einer solchen Symptomatik kann ein Gleichgewichts- und Koordinationstraining, wie aus der sensomotorisch-perzeptiven Therapie bekannt, hilfreich sein. Bei SELWA wird ein derartiges Training mit der achtsamen Wahrnehmung der KGG kombiniert und es werden individuell hilfreiche Selbststeuerungstechniken erarbeitet und trainiert.

Obwohl die Ursache des Schwindels im psychischen Bereich liegt, kann auf diese Weise gelernt werden, ganz praktisch über den Körper Einfluss zu nehmen. So merken die Klienten dann, dass die körperliche Symptomatik beeinflussbar ist und das Gleichgewicht geübt werden kann.

Das Einsetzten des Schwindels wird oft zu Beginn eines Abgleitens in die Dissoziation geschildert. Deshalb ist es ausgesprochen hilfreich, hier direkt eine Selbststeuerung einzusetzen, um sich selbst besser stabilisieren zu können.

Aber auch bei anderen psychischen Erkrankungen kann ein Gleichgewichts- und Koordinationstraining eingesetzt werden, das dazu beiträgt, über das körperliche Training auch das innere Gleichgewicht leichter zu finden und somit auch die innere Stabilität zu unterstützen.

Es können grundsätzlich alle bekannten Gleichgewichts- und Koordinationstrainings zum Einsatz kommen. Dabei ist im hier dargestellten Zusammenhang wichtig, sehr kleinschrittig zu arbeiten. Durch die Kombination mit der achtsamen Wahrnehmung (KGG) innerhalb der unterschiedlichen Körperpositionen während des Trainings (Einbeinstand etc.), lernt der Klient die Zusammenhänge zwischen seinen Bewegungen und dem jeweiligen Gleichgewicht kennen.

Dadurch ist der Klient im *Hier-und-Jetzt.* So kann er lernen, wie er auf die unterschiedlichsten körperlichen Reaktionen in Bezug auf das Gleichgewicht reagieren kann. Hierbei sollte sehr vorsichtig gearbeitet werden, da schon minimale Bewegungen des Kopfes Wirkung zeigen können. Es empfiehlt sich zudem, die Sequenzen zu Beginn der Übungsphase sehr kurz zu halten, da das Gleichgewichtsorgan sehr empfindlich reagiert.

### 7.3.9 Selbststeuerungstechniken aus anderen Bereichen

#### *1-2-3-Atmung*

Bei der 1-2-3 Atemübung wird die Konzentration auf den eigenen Körper gelenkt. Sie kann beruhigend wirken und die Anwesenheit im *Hier-und-Jetzt* fördern.

Zu Beginn dieser Übung wird der Klient aufgefordert, den Kontakt zum Boden und/oder ggf. zum Stuhl bewusst wahrzunehmen.

Nun wird jeweils beim Einatmen und beim Ausatmen bis drei gezählt. Wichtig dabei ist, dass der Zählrhythmus dem Atemrhythmus angepasst wird, und nicht umgekehrt. Das bedeutet, wenn schneller geatmet wird, wird auch schneller gezählt.

Dabei kann die Geschwindigkeit beim Einatmen durchaus anders sein, als beim Ausatmen.

Bei der Übung soll der Atemrhythmus auch nicht bewusst beeinflusst, gesteuert oder manipuliert werden. Es soll lediglich der Atem beobachtet und währenddessen gezählt werden.

Es empfiehlt sich, die Übung mehrmals täglich, beispielsweise über 10 oder 15 Atemzüge durchzuführen. Da es schwierig ist, gleichzeitig „1-2-3" und dabei die Anzahl der Atemzüge zu zählen, kann man mit jeweils einer Hand die einzelnen Finger der anderen Hand umgreifen. Pro Atemzug greift man einen Finger mehr. Nach 5 Fingern wechselt man die Hände. Hat man beide Hände durch, sind 10 Atemzüge vergangen.

Die Übung wirkt in der Regel intensiver, wenn sie mit geschlossenen Augen durchgeführt wird. Entstehen jedoch bei geschlossenen Augen (zu viele) störende innere Ablenkungen, ist es ggf. besser, die Augen zu öffnen.

Ähnlich wie bei einigen anderen Übungen, z. B. der Stocktechnik, kann es empfehlenswert sein, wenn der Therapeut die Übung zunächst mitmacht. Dies gibt dem Klienten Sicherheit und nimmt ihm das Gefühl des Beobachtetwerden (Quelle unbekannt).

### *Das Selbstgespräch*

Das Selbstgespräch ist ein Gespräch, das wir mit uns selbst führen. Dies kann in Gedanken oder laut geschehen. Wenn wir mit uns selbst sprechen, beeinflusst das meist unsere Stimmung (Merkle 2018, Wolf/Merkle 2012).

*Die Ermutigung*

Die Klienten werden angeleitet, das Selbstgespräch zu nutzen, indem sie beruhigend mit sich selbst sprechen. Dies kann beispielsweise sein: „Ich weiß, dass ich das kann."; „Ich brauche keine Angst zu haben"; „Ich mache das jetzt Stück für Stück und lasse mich nicht treiben"; ...

Im Zusammenhang mit dem Thema *Reize* sei erwähnt, dass auch ein Gedanke ein Reiz sein kann. Der Gedanke „Ich weiß, dass ich das kann" ist beispielsweise ein solcher Reiz. Er ist eine Information, die dem Gehirn mitgeteilt wird. Wenn diese Information zusätzlich ausgesprochen wird, ist dies ein weiterer Reiz, der über den Hörsinn aufgenommen wird.

Umgekehrt ist bekannt, wie stark der Einfluss negativer Selbstgespräche ist, beispielsweise „Ich kann das ja eh nicht".

*Der „innere Dialog": Gedanke – Gefühl*

Auch das bewusste kognitive Regulieren von Gedanke und Gefühl könnte man mit einer Art Selbstgespräch vergleichen. Hier wird es genutzt, um zwischen Gedanke und Gefühl zu vermitteln. Das heißt, zwischen *Kopf und Bauch* oder *Gedanke und Gefühl* entsteht ein Dialog (Hesslinger et al. 2004).

So kann es beispielsweise vorkommen, dass nach einer Realitätsüberprüfung klar ist, dass kein Grund besteht, Angst zu haben, die Angst aber dennoch da ist. Dann gilt es zu fragen, was braucht das Gefühl (Angst) jetzt, damit es sich beruhigen kann? Dazu kann beispielsweise der *innere Beobachter* (s. Kap. 3.1) genutzt werden.

Die Antwort kann dann ganz unterschiedlich ausfallen. So können beispielsweise noch mehr Informationen, dass wirklich keine aktuelle Gefahr droht, helfen. Der Klient kann sich auch selbst Trost oder Beruhigung zusprechen. Hierbei ist es dann wichtig, darauf zu achten, dass der Klient selbst wertschätzend mit seinem Gefühl der Angst umgeht und nicht die Angst negiert oder als unnötig, falsch oder schlecht betrachtet. Das Selbstgespräch sollte also nicht lauten „Du brauchst keine Angst zu haben, ist ja alles nicht so schlimm!", sondern beispielsweise „Ja Angst, ich bemerke dich. Gut, dass du aufgepasst hast, aber du kannst dich beruhigen, der schlaue Kopf hat die Situation überprüft, es droht keine Gefahr".

Im nächsten Schritt wird dann ganz praktisch mit dem Klienten gemeinsam überlegt, was getan werden kann, um das Gefühl zu beruhigen. Hier kann der Klient z. B. aufgefordert werden, eine Wärmeflasche auf den Bauch zu legen, etwas Warmes zu trinken, über den Bauch zu streichen, sich selbst festzuhalten, oder sich selbst hin- und herzuwiegen,

Es besteht aber auch die Möglichkeit, dass Klienten, nachdem sie auf diese Weise genau herausgefunden haben, wie ihre innere Situation von Gefühl und Gedanke aussieht, sich entscheiden, dass sie dem schadenden Gefühl weniger Beachtung schenken, damit es nicht „noch größer wird". In diesem Fall wird kurz die innere Situation analysiert und sich dann dem äußeren Geschehen zugewendet.

In Fällen, wo beispielsweise ein Gefühl oder ein Gedanke übermäßig stark vorhanden ist, kann es eine Möglichkeit sein, sich immer wieder bewusst zu machen, dass man nicht *nur* aus diesem Gedanken bzw. Gefühl besteht.

Dabei sollte der Klient zuerst wertfrei annehmen, dass dieser Gedanke oder dieses Gefühl (z. B. Wut) da ist. „Im Augenblick habe ich das Gefühl ..." oder „Im Augenblick habe ich den Gedanken ...". Aber eben auch: „Ich bin mehr als nur dieses Gefühl, Es gibt nicht nur diesen Gedanken" (Hesslinger et al. 2004).

Und schließlich gibt es Situationen, in denen der Klient ausschließlich kopfgesteuert handelt und merkt, dass dies nicht gut für ihn ist. Im Rahmen der Therapie erkennt er, dass es auch gut sein kann, entgegen dem, „was der Kopf sagt", einem bestimmten Gefühl zu folgen. Hier gilt es zu klären, was der Kopf braucht, um dieses Gefühl zuzulassen. Dazu gehören zunächst die Informationen, was wirklich passiert ist. Dann ist es hilfreich zu ermitteln, ob es Erfahrungen gibt, ob es früher schon einmal möglich war, dem Gefühl zu folgen. Dies gibt Sicherheit. Und schließlich muss eine Zielvorstellung vorhanden sein, wofür es sich lohnt, auf das „Gefühl zu hören".

### *Achtsames Gehen*

Diese Übung basiert auf dem meditativen Gehen (Kinhin), das aus dem Zen-Buddhismus bekannt ist (N.N. 2018f., Dahlke 2019).

Beim *Achtsamen Gehen* wird durch die Konzentration auf verschiedene Aspekte der Kontakt nach innen geübt. Die Klienten lernen auf diese Weise, ihre Gedanken bewusst in eine Richtung zu lenken, in die Richtung auf den eigenen Körper, auf sich selbst.

Praktische Übung „Achtsames Gehen":

Die Übung kann mit einzelnen Klienten oder in einer Gruppe durchgeführt werden. Zuerst werden die Klienten aufgefordert sich einen Platz im Raum auszusuchen, dann in sich hineinzuspüren und die eigene Körpermitte wahrzunehmen.

Runde 1:

Nun wird der Klient aufgefordert, im eigenen Tempo durch den Raum zu gehen und das Gefühl für die Körpermitte weiter zu beobachten. Es kann helfen, wenn der Therapeut die Übung mitmacht.

Nach etwa einer Minute wird die erste Runde des Gehens beendet und die gemachten Erfahrungen reflektiert.

Bei der Reflexion fragt der Therapeut beispielsweise ab:

- Konnte das Gefühl für die eigene Mitte gefunden/gehalten werden?
- Hat sich das Gefühl für die eigene Mitte verändert?
- Gab es störende Gedanken oder Gefühle während der Übung?
- Gab es Ablenkungen von außen?
- Ist Ihnen sonst etwas aufgefallen bezüglich Körperreaktionen, Gefühlen, Gedanken?

Die Angaben der Klienten bleiben unbewertet stehen.

Nun kann eine zweite Runde folgen (Die Dauer kann variiert und durchaus auf zwei bis fünf Minuten ausgedehnt werden).

Der Klient wird erneut aufgefordert, durch den Raum zu gehen. Dieses Mal soll jedoch nicht nur der Kontakt zur Körpermitte gehalten, sondern auch die Aufmerksamkeit auf die Füße gelenkt werden. Dabei soll die Bewegung der Füße beobachtet werden, beispielsweise wie sich die Fußmuskeln bewegen, um das Gleichgewicht zu halten, mit welchem Bereich der Fuß aufgesetzt wird, wo während des Abrollens eine Belastung spürbar ist usw. Hier kann es hilfreich sein, die Übung ohne Schuhe „auf Socken" durchzuführen.

Bei der Reflexion nach der zweiten Runde kann beispielsweise abgefragt werden:

- Ist es gelungen, auf Körpermitte und Füße gleichermaßen zu achten?
- Gab es störende Gedanken oder Gefühle, Ablenkungen von außen?
- Gab es eine Veränderung der Wahrnehmung zur ersten Runde?
- Ist sonst etwas aufgefallen bezüglich Körperreaktionen, Gefühlen, Gedanken?

Nun wird noch ein drittes Mal durch den Raum gegangen, genau wie in der vorherigen Runde. Dieses Mal soll der Klient zusätzlich darauf achten, den Abstand zum Vordermann während des Gehens genau einzuhalten. Der Abstand darf sich nicht verändern. Bei einem einzelnen Klienten geht der Therapeut voran.

Reflexion nach der dritten Runde:

- Ist es gelungen, auf alle drei Aspekte gleichzeitig zu achten?
- Gab es Ablenkungen durch innere oder äußere Reize?
- Gab es einen Unterschied im Vergleich zu den anderen Runden?
- Ist Ihnen sonst etwas aufgefallen bezüglich Körperreaktionen, Gefühlen, Gedanken?

*Adaptionsmöglichkeiten für den Alltag:*

Das *Achtsame Gehen* kann in beliebigen Situationen und an den unterschiedlichsten Orten praktiziert werden. So kann es beispielsweise am Arbeitsplatz auf dem Weg vom Schreibtisch zum Kopierer oder zu Hause auf dem Weg vom Küchentisch ins Wohnzimmer durchgeführt werden.

### *Fernbedienung*

Siehe Kap. 7.3.4.2

## *Entspannung nach Jacobsen (PMR)*

Ein bekanntes Verfahren zur Förderung der Entspannung ist die *Progressive Muskelrelaxation (PMR).* PMR kann zum Beispiel bei motorisch unruhigen Klienten hilfreich sein. Außerdem fördert das aktive Umgehen mit der Muskulatur die Körperwahrnehmungsfähigkeit. Viele Klienten haben auch Vorerfahrungen aus Klinikaufenthalten, was ihnen Sicherheit gibt.

*Adaption für den Alltag:*

Die Klienten werden angeleitet, dies zu Hause nach individuellen Möglichkeiten zu üben. Einzelne Sequenzen lassen sich auch in Alltagssituationen praktizieren.

## *Spiele*

Der Einsatz von Spielen sollte immer in Verbindung mit der achtsamen Wahrnehmung der KGG stattfinden.

*Mensch ärgere dich nicht*

Dieses Spiel kann, je nach Blickwinkel, verschiedene therapeutische Funktionen und Inhalte erfüllen:

- Konzentrationstraining
  Hier wird Daueraufmerksamkeit und Durchhaltevermögen (an etwas *dranbleiben* und *zu Ende bringen*), sowie Flexibilität und Handlungsplanung gefördert
- Ablenkung
  z.B. von belastenden Gedanken
- Wahrnehmung von und Umgang mit Gefühlen (Wut, Freude)
  z.B. erlaubte Gefühle: Darf ich mich freuen, wenn ich eine Spielfigur rausschmeiße?
  Darf ich traurig sein, wenn ich verliere? Darf ich mich freuen, wenn ich gewinne? Hierbei übernimmt der Therapeut eine Position, an der Orientierung möglich ist. Er hat eine Vorbildfunktion und hilft bei der Einschätzung von gesund und krank
- Impulskontrolle
  Sind Impulse kontrollierbar? Ist z.B. Wut spürbar, ohne dass der Würfel durch das Zimmer fliegt? Ist Freude erlebbar, ohne den Mitspieler verbal zu verletzen?
- Einhalten von Regeln

Foto: © Rieser 2019

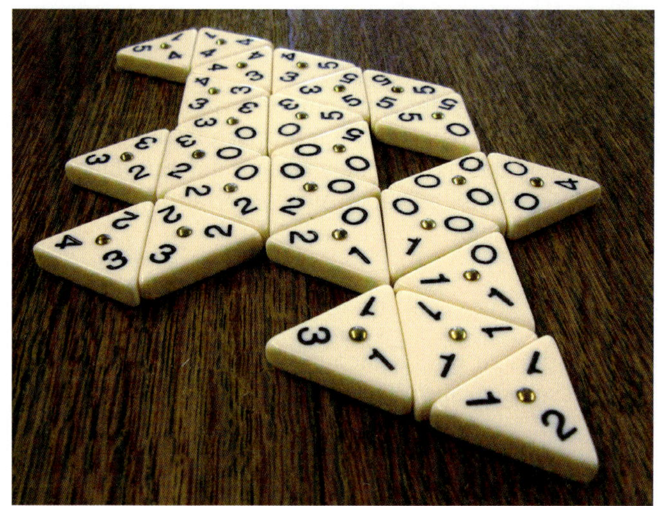

*Triominos*

Triominos gilt als erweiterte Variante des Dominospiels mit dreieckigen Steinen (N.N. 2018i). Auch hier gibt es, wie zuvor beschrieben, verschiedene Einsatzmöglichkeiten.

Um diese Einsatzmöglichkeiten zu verdeutlichen, folgt hier ein Beispiel:

Frau G., 40 Jahre, Diagnose: Depression

Die Klientin hatte Schwierigkeiten bei der Bewältigung ihres Haushalts, die u.a. damit zu tun hatten, dass sie ständig die bereits erledigten Aufgaben nochmals überprüfte und wiederholte, um sicherzustellen, dass diese auch wirklich perfekt erledigt sind. So wischte sie jeden Tag aufs Neue Staub, da sie nicht sicher war, ob auch wirklich alles sauber ist. Da sie so viel Zeit für die jeweiligen Arbeiten benötigte, schaffte sie es nicht, alle erforderlichen Aufgaben zu erledigen. Hierdurch geriet sie unter Druck.

Ihr hoher Leidensdruck wurde auch während der Therapie durch heftige Weinkrämpfe und fortlaufenden Redefluss deutlich, bei dem sie sich immer wieder selbst in Frage stellte.

Im Laufe des Spiels lernte Frau G., durch die achtsame Wahrnehmung und Steuerung ihrer persönlichen KGG, dass sie nicht bei jedem Spielzug aufs Neue die Anlegemöglichkeiten aller ihrer Steine kontrollieren und vergleichen muss, sondern nur dann, wenn sie einen neuen Stein gezogen hat. Ansonsten reichte es aus, die Zahlen desjenigen Steins, den der Mitspieler zuletzt gelegt hat, zu überprüfen.

Während des Spielens drückte Frau G. einen Igelball und redete sich selbst gut zu.

Nach einigem Üben fiel es ihr leichter, gedanklich nicht abzuschweifen, sich auf das Spiel zu konzentrieren und bei der Sache zu bleiben. Auch verringerte sich ihre muskuläre Anspannung von 10 auf 5, sie fühlte sich deutlich ruhiger.

*Übertrag in den Alltag:*

Durch die so eingeübte Strategie, nur für die Sache erforderliche Arbeitsschritte durchzuführen und auf nicht erforderliche, überflüssige Denk- und Handlungsabläufe zu verzichten, schaffte es die Klientin auch im Haushalt, einmal erledigte Tätigkeiten auch als erledigt stehen zu lassen.

### Haushaltstätigkeiten

Bei vielen, gerade im häuslichen Umfeld auftretenden Problemstellungen, wie Gedankenkreisen, Schlaflosigkeit, innere Unruhe, Gefühle wie Wut aber auch depressive Symptomatiken, können bestimmte Haushaltstätigkeiten als Selbststeuerungstechniken eingesetzt werden.

Hier können alle im Haushalt vorkommenden Tätigkeiten zum Einsatz kommen, die mit körperlicher Bewegung einhergehen.

Beispielsweise kann bei Schlaflosigkeit und nächtlichem Gedankenkreisen Bügeln eine gute Möglichkeit darstellen, von störenden oder ungewollten Gedanken abzulenken oder überschüssige Energie zu kanalisieren.

Jede Tätigkeit auf der Leiter, wie Fensterputzen, Gardinen aufhängen, Glühbirnen auswechseln, fordert beispielweise den Gleichgewichtsinn. Hier ist aber in jedem Fall eine mögliche Unfallgefahr zu berücksichtigen!

Gardinenaufhängen kombiniert vestibuläre und propriozeptive Reize. Beim Glühbirnen auswechseln werden vestibuläre und taktile Reize kombiniert. Beim Kochen können, ganz bewusst wahrgenommen, Geruch und Geschmacksinn dabei helfen, im *Hier-und-Jetzt* zu bleiben. Autowaschen oder Gartenarbeit (Umgraben, Hecke schneiden) können gut dabei helfen, überschüssige Energie abzubauen.

Um den Effekt zu vergrößern, ist es wichtig, dass die Klienten die jeweilige Problemstellung und die jeweilige Haushaltstätigkeit in einen entsprechenden Zusammenhang bringen. Dies sollte in der Therapiestunde erarbeitet und ggf. geübt werden.

Das Ausführen von Haushaltsaktivitäten kann sowohl eine aktivierende als auch eine beruhigende Wirkung haben.

## 7.4 Wirkungsweise von Selbststeuerungstechniken

Die Möglichkeiten der Einflussnahme auf den Körper und den eigenen psychischen Zustand durch Selbststeuerungstechniken sind einmal durch gezielte körperliche Aktivität oder aber durch gezielten Einsatz von Gedanken und des Willens möglich.

Im Rahmen des SELWA-Konzeptes werden Selbststeuerungstechniken auf zweierlei Art und Weise unterschieden:

### - *durch die Art der Einflussnahme*

A) körperlich
B) geistig/gedanklich

### - *durch die Zielrichtung der Einflussnahme*

1) vom Problem ablenkend
2) zum Problem hinführend (bewusster aktiver Umgang mit dem Problem, Konfrontation)

Art und Zielrichtung der Einflussnahme können nun auf unterschiedliche Weisen kombiniert werden.

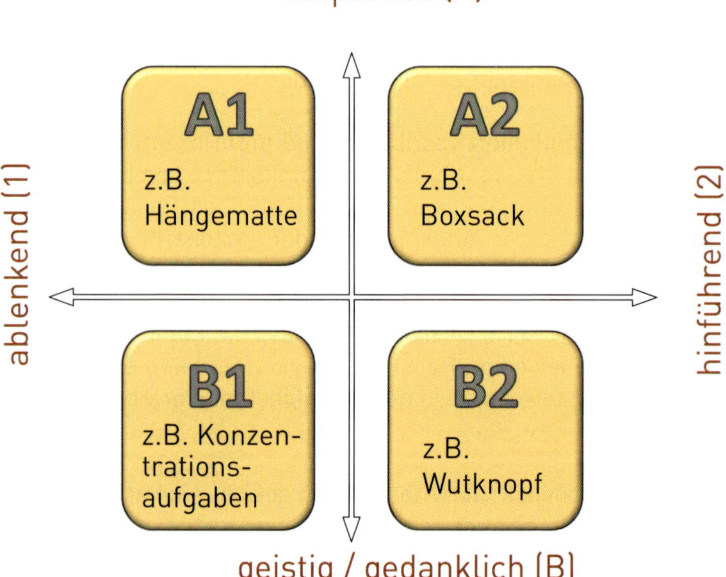

*Bei ablenkend wirkenden Techniken (1)* wird das Problem für eine gewisse Zeit nicht beachtet und in den Hintergrund geschoben. Dies kann erforderlich sein, um sich dem normalen Leben zu widmen oder um sich auszuruhen und Luft zu verschaffen, um Kraft zu tanken.

- Hängematte, körperlich (A1): ohne bewusste Aktivität
- Sanddecke, Sandkragen, körperlich (A1): ohne aktive gedankliche Tätigkeit, nur Wirkung des Gewichtes
- Bohnenbad, körperlich (A1): ohne aktive gedankliche Tätigkeit, nur Wirkung der Bohnen
- leise Musik hören, körperlich (A1)
- Muster abmalen, körperlich (A1)
- Kniebeugen, körperlich (A1)
- Haushaltstätigkeiten, z. B. Bügeln (A1)
- Schaukelbewegungen des Körpers, körperlich (A1): um sich selbst durch die Bewegung des eigenen Körpers zu beruhigen

- Fantasiereisen geistig/gedanklich (B1): sich bewusst auf andere Gedanken einlassen, sich wegträumen, weg vom Problem

oder Mischformen:

- Atemtechnik, körperlich, gedanklich (AB1): sich bewusst auf etwas anderes konzentrieren, hier: die Atmung
- Handbäder (Linsen, Erbsen, o.ä.) körperlich/gedanklich (AB1): In den Linsen hantieren und die Wirkung der Linsen beobachten
- Singen, körperlich, gedanklich (AB1)

*Bei zum Problem hinführenden Techniken (2),* also der bewussten Beachtung des Problems, wird aktiv, konstruktiv, lösungsorientiert, bewältigungsorientiert gearbeitet.

Zum Problem hinführend (2) wirken können z. B.:

- Boxsack, körperlich (A2): Kanalisierung der Emotion; bestimmtes Gefühl *Wut* zielgerichtet ausleben; als Energieabbau
- Stock oder Handschmeichler, körperlich (A2): bewusst auf eine bestimmte Art und Weise festhalten, um die Muskulatur zu spüren, sich selbst zu spüren und somit die Präsenz im *Hier-und-Jetzt* zu fördern.

- Situationsüberprüfung, geistig/gedanklich (B2): Trennen von alten und aktuellen Gefühlen, konfrontativ mit dem Problem umgehen
- Imaginierte Unterstützung (innere Helfer), geistig (B2): bewusste Unterstützung zu bestimmter Thematik
- Geführte Wahrnehmungsanleitung gedanklich (B2) – (im Unterschied zu Fantasiereisen [B1])

- Containertechnik, gedanklich (B2): störende Gedanken/Gefühle externalisieren, um sie für eine bestimmte Zeit an sicherem Ort zu *parken*
- Visuelle Hilfestellungen, gedanklich (B2): Symbole, Schilder, verschriftlichte Arbeits-, Wochenpläne
- Wutknopf, gedanklich (B2)

oder Mischformen:

- Fernbedienung, geistig und körperlich (AB2): ein Gefühl *regulieren*, indem der Knopf einer Fernbedienung gedrückt wird und sich dabei bewusst auf entsprechendes Gefühl konzentriert wird
- Schimpfen, körperlich, gedanklich (AB2)
- persönliche Rituale und Handlungsabläufe, körperlich, gedanklich (AB2)

und, wenn es schon gut geübt wurde und vom Klienten beherrscht wird:

- Atemtechniken, körperlich, gedanklich (AB2): sich bewusst auf die unruhige Atmung konzentrieren, die Atmung beobachten
- Handbäder (Linsen, Erbsen, o.ä.), körperlich, gedanklich (AB2): mit der Intention die Körperwahrnehmung zu fördern, die Wirkung der Linsen beobachten

### Weitere Mischformen bzw. Kombinationsmöglichkeiten

Je nach Wunsch oder Bedürfnis des Klienten oder auch nach dessen Erfahrungsstand bieten einige Techniken die Möglichkeit, dass verschiedene Aspekte ineinandergreifen oder gleichzeitig stattfinden können. Dabei ist wichtig, dass der Klient weiß, was er bewirken möchte. So können gewisse Techniken sowohl geistig als auch körperlich wirken.

Ebenfalls ist es möglich, dass eine Selbststeuerungstechnik in der einen Situation ablenkend, in einer anderen hingegen konfrontativ (hinführend) wirkt. So kann man beispielsweise in einer Hängematte ganz entspannt über ein Problem nachdenken (hinführend) und sich mit dem Problem auseinandersetzen. Es ist aber ebenso möglich, sich durch Urlaubserinnerungen hinwegzuträumen (ablenkend).

Einige SST können auch mehrere Effekte gleichzeitig erzielen: So kann das Bohnenbad die eigene Abgrenzungsfähigkeit fördern und gleichzeitig beruhigend wirken.

Es können auch ganz bewusst verschiedene Techniken miteinander kombiniert werden. So kann ein Klient bei starker innerer Unruhe beispielsweise einen Stock festhalten (um sich selbst zu spüren) und sich dabei selbst Mut zuzusprechen (positives Selbstgespräch). Ein weiteres Beispiel ist eine Klientin, die in einer Hängematte liegt (um zu entspannen) und sich dabei mit einer schweren Decke zudeckt (um sich besser zu spüren) (vgl. Bspl. 4 in Kap. 9.2).

Für viele Klienten hat es sich als hilfreich erwiesen, die eigenen für sich wirksamen Steuerungsmöglichkeiten in diese Matrix einzutragen. So fällt es leichter, sich in schwierigen Situationen daran zu erinnern, welche Möglichkeiten der Einflussnahme angewendet werden können. Auch kann diese schriftliche Darstellung als visuelle Unterstützung zusätzlich genutzt werden.

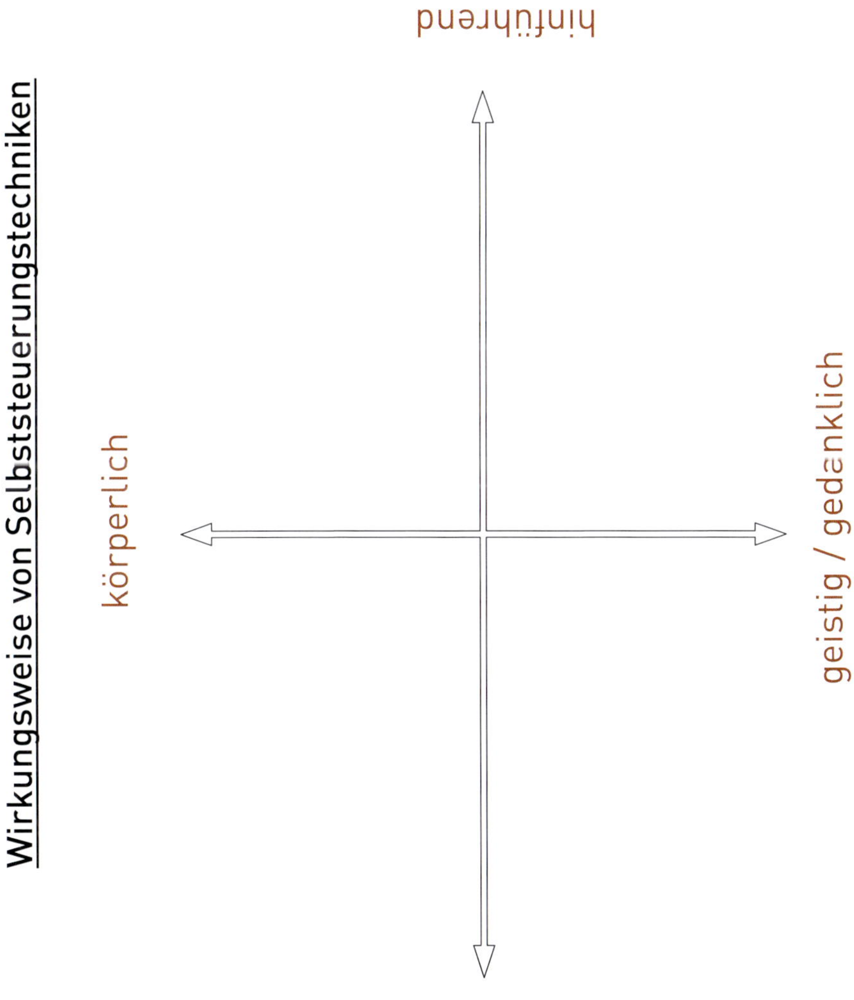

Wirkungsweise von Selbststeuerungstechniken

hinführend

körperlich

geistig / gedanklich

ablenkend

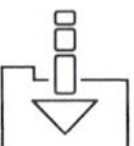

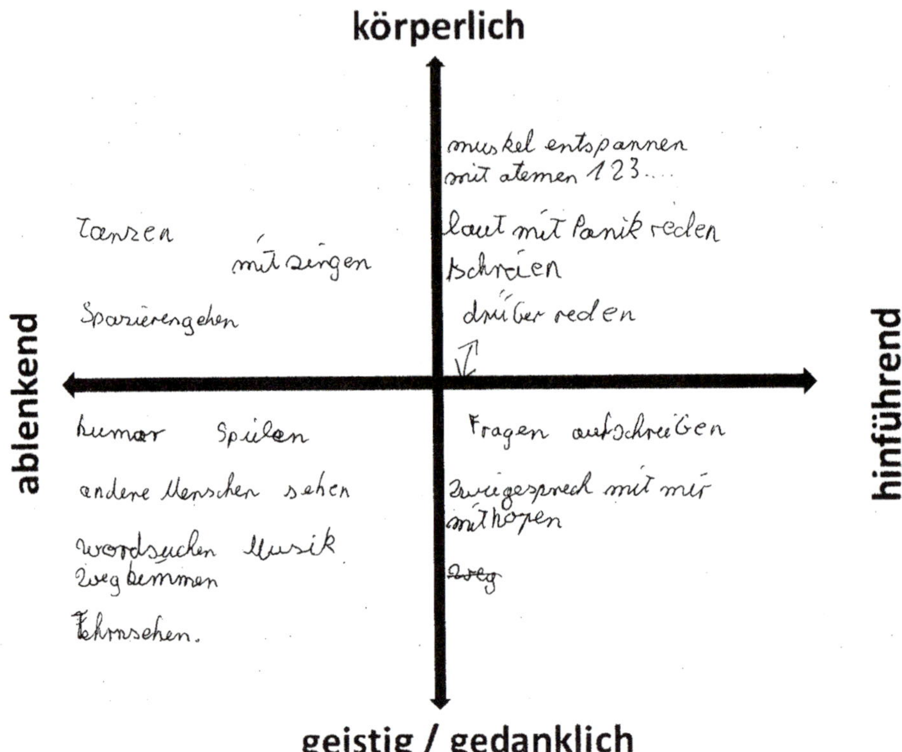


*Dieses Beispiel aus der Praxis zeigt, wie individuell Selbststeuerungstechniken bei einzelnen Klienten aussehen können*

## 7.5 Selbststeuerungstechniken bei verschiedenen Störungsbildern

Bei der Arbeit mit den Klienten der Autorin haben sich vier Hauptproblemstellungen der Klienten gezeigt. Der Einsatz von SST wird deshalb in vier Gruppen unterteilt. Diese Gruppen richten sich nach der Möglichkeit des spezifischen Einsatzes bei dem jeweiligen Störungsbild:

- Innere Unruhe (vgl. Kap. 2.2.2.1, 7.5.1)
- Abgrenzungsfähigkeit (vgl. Kap. 2.2.2.2, 7.5.2)
- Umgang mit starken Emotionen und Impulskontrolle (vgl. Kap. 2.2.2.3, 7.5.3)
- Gefühl mangelnder Anwesenheit (dagegen Verbleiben im „Hier-und-Jetzt“) (vgl. Kap. 2.2.2.4, 7.5.4)

### 7.5.1 Selbststeuerungstechniken bei innerer Unruhe

Da innere Unruhe oft mit einem Übermaß an *innerer Energie*, die nicht richtig abfließen kann, einhergeht, kann es sinnvoll sein, in einem ersten Schritt diesen *Energiestau* über den Körper (Muskulatur, Atem, etc.) abzubauen oder zumindest zu reduzieren. So kann beispielsweise ein strammer „Gang um den Block" bereits ein erstes Ventil darstellen. Andere Beispiele sind weiter unten aufgeführt.

Im nächsten Schritt wird sich dann detaillierter mit der inneren Unruhe beschäftigt. Um eine innere Unruhe *beruhigen* zu können, ist es hilfreich, zunächst festzustellen, welche Faktoren diese innere Unruhe hervorgerufen haben. Dazu wird die *Handlungsanalyse* (s. Kap. 6.1.14) eingesetzt.

Dies beginnt mit der Unterbrechung der Tätigkeit. Das bedeutet, die aktuelle Tätigkeit wird unterbrochen mit *Stopp!* (s. Kap. 6.1.4), um zu erkennen, welche aktuellen inneren Gegebenheiten (Körperreaktionen, Gefühle und Gedanken) vorhanden sind.

Dann folgt die *Situationsüberprüfung/Realitätskontrolle* wie in Kap. 6.1.12 beschrieben.

Nun kann der Veränderungsprozess zu mehr innerer Ruhe eingeleitet werden. Dies geschieht mittels Selbststeuerungstechniken, die vorgestellt und geübt werden. Dabei können sowohl SST, die sich konfrontativ mit dem Problem auseinandersetzen, eingesetzt werden als auch SST mit vom Problem ablenkender Wirkung (vgl. Kap. 7.4).

#### *SI Angebote, mit beruhigender Wirkung*

Grundsätzlich können hier sowohl beruhigende vestibuläre SI-Angebote eingesetzt werden als auch (in den meisten Fällen) propriozeptive Angebote. Letztere bewirken in der Regel eine Verbesserung der Körperwahrnehmung und können so in Folge *auch* eine beruhigende Wirkung haben.

- Hängematte, sitzend, quer, dabei Füße auf dem Boden oder mit Seil zum Festhalten
- Therapieschaukel
- Bohnenbad
- Sanddecke, Sandkragen, Gewichtsmanschetten, Unterschiedliche schwere Säckchen
- Sitzecke
- laute Musik hören, leise Musik hören
- singen, sich unterhalten

Es kann sinnvoll sein, den Klienten zum besseren Verstehen der inneren Vorgänge zu erklären:

„Wenn Sie von Ihrer inneren Unruhe berichten, hört es sich so an, als ob Sie viel Bewegung in sich wahrnehmen. Diese Bewegung könnte man auch als eine Art Energie bezeichnen, die auf unangenehme Weise in Ihnen wirkt. Diese Energie gilt es nun zu lenken, so dass sie Ihnen und anderen nicht schadet."

Eine Möglichkeit zur Lenkung dieser Energie ist z. B. über die Muskulatur, über Bewegung. Welche Bewegungsart die Klienten wählen, bleibt ihnen überlassen. Einige Möglichkeiten sind:

- spazierengehen
- 5–10 Kniebeugen (sind gut praktikabel, da sich leicht im Alltag eine Möglichkeit zur Durchführung findet, sehr effektiv)
- mit den Füßen trampeln
- in die Hände klatschen, die Hände reiben
- die Hände zur Faust ballen und wieder öffnen, das Tempo dabei steigern und einige Zeit durchhalten
- einen Igelball festhalten
- gegen die Wand drücken (gut, um den ganzen Körper zu spüren, da das gesamte Körpergewicht zum Einsatz kommt)
- Stockübung

Weitere SST, die bei innerer Unruhe helfen können, sind:

- Konstruktive Auseinandersetzung mit Gedanken, Gefühl und Körper (Situationsüberprüfung)
- Das Selbstgespräch
- Containertechnik
- Schulung der Sinne
- Alle Arten von Handbädern
- Wahrnehmung lenken (Fühlsäckchen)
- Fantasiereisen
- Imaginationen
- Gezielte Wahrnehmungsübungen
- Der innere Helfer (imaginierte Kräfte)
- 1-2-3-Atmung
- Atembeobachtung
- Achtsames Gehen
- PMR
- Malen
- Handwerkliche, gestalterische Techniken:
  Handwerkliche, gestalterische Techniken bieten einerseits die Möglichkeit, indem man sich über die körperliche Wirkung der sensorischen Reize spürt, eine Beruhigung zu bewirken. Anderseits kann die Konzentration auf das Werkstück vom Problem ablenken oder, wenn ein problemorientiertes Arbeiten gewünscht ist, zur Bearbeitung des Problems beitragen und so die innere Ordnung unterstützen.

- alltagspraktische Tätigkeiten
  (Bügeln, Staubsaugen, Fensterputzen, Kochen, Waschen, Rasenmähen)
- Konzentrationsaufgaben
- Spiele
- Musik hören oder Instrument spielen

Ein Beispiel aus der Praxis der Autorin ist Beispiel 4 auf Seite 262 ff.

### 7.5.2 Selbststeuerungstechniken zur Verbesserung der Abgrenzungsfähigkeit

Die Problemstellung „Verbesserung der Abgrenzungsfähigkeit“ wird hier ausführlicher behandelt, da die Abgrenzungsfähigkeit sich im Allgemeinen ergotherapeutischen Alltag immer wieder als problematisch erweist (vgl. Kap. 2.2.2.2).

Unter Abgrenzungsfähigkeit versteht man die Fähigkeit, persönliche Grenzen gegenüber anderen und gegenüber sich selbst schützen zu können. Es geht hier um Selbststeuerungstechniken zur Verbesserung der

- Abgrenzungsfähigkeit in Bezug auf körperliche Grenzen
- Abgrenzungsschwierigkeit in Bezug auf gedanklich-emotionale (psychische) Grenzen
- Abgrenzungsschwierigkeit gegenüber Fremdansprüchen
- Abgrenzungsschwierigkeit gegenüber verbalen Zudringlichkeiten oder demütigenden Bemerkungen (Äußerungen)
- Abgrenzungsschwierigkeit gegenüber mehreren unterschiedlichen äußeren Wahrnehmungen
- Abgrenzungsschwierigkeit in Bezug auf die eigene Leistungsgrenze
- Abgrenzungsschwierigkeit zu Personen oder Situationen, ohne dass eine reale Bedrohung vorhanden ist

Mögliche Selbststeuerungstechniken, die zur Verbesserung der Abgrenzungsfähigkeit eingesetzt werden können, werden im Folgenden aufgeführt. Je nach Art der Abgrenzungsfähigkeit eignen sich die einzelnen SST besser oder weniger gut. Im Anschluss folgen dann einige Beispiele.

#### *Aktives Ausprobieren im Bezug zu Nähe-Distanz*

Der praktische Umgang mit Nähe und Distanz bildet oft den Eingang zum Training der Abgrenzungsfähigkeit. Hier kann körperlich geübt werden, wie viel räumlicher Abstand zum Gegenüber tatsächlich benötigt wird, um sich wohlzufühlen.

Dazu erhält der Klient zunächst die Möglichkeit auszuprobieren, welche Entfernung (Distanz) zum Therapeuten oder anderen Klienten für ihn angenehm ist. Es kann auch wichtig sein, an welcher Stelle des Raumes er sich aufhalten möchte und welcher Abstand zu Möbeln, Audiogeräten, Fenster oder Türen usw. benötigt wird.

Im weiteren Verlauf kann dann beispielsweise durch Rollenspiele ermittelt werden, in welchem Umfang der Klient Körperkontakt ertragen kann, um sich noch wohlzufühlen und wann (auch im Sinne von „zu welchem Zeitpunkt") ggf. welche Stressreaktion eintritt. Es kann explizit geübt werden, differenziert wahrzunehmen, welcher Körperkontakt dem Klienten nur unangenehm ist (z. B. bei der Begrüßung die Hand einen Moment zu lange festzuhalten), und welche Berührungen als echte Bedrohung und somit als Grenzüberschreitung empfunden werden (z. B. plötzliche Berührungen von hinten). Weitere Aspekte, die herausgearbeitet werden können, sind welche Personen den Klienten berühren, wie diese auf ihn wirken, ob sie ihn vielleicht nur zufällig berühren und was die unterschiedlichen Formen des Körperkontaktes jeweils im Klienten auslösen.

*Adaptionsmöglichkeit im Alltag*

Wann immer nötig, kann der Klient versuchen, eine Möglichkeit zu finden, einen Schritt zurückzugehen, in Gesellschaft räumlichen Abstand zu halten oder einen entsprechenden Sitzplatz im Raum zu wählen. Dies kann in einem Restaurant, innerhalb der Familie oder im beruflichen Alltag etc. praktiziert werden.

### SI-Angebote

Hier können SI-Angebote mit propriozeptiver und taktiler Reizwirkung zur Förderung der Körperwahrnehmung und des *Ich-Bewusstseins* in Verbindung mit Achtsamkeit eingesetzt werden.

Das bewusste, praktische Erleben des eigenen Körpers und der Körpergrenzen bildet oft die Grundlage, um Abgrenzungstechniken erlernen zu können.

### Schulung der Sinne

Als Vorübung kann die Schulung der Sinne ausgesprochen hilfreich sein, wenn es darum geht, die eigenen oben beschriebenen Grenzen wahrzunehmen, da diese Form der differenzierten Wahrnehmung für die Klienten nicht selten neu und ungewohnt ist.

### Bewusstmachen von Realität

Um eine sinnvolle Abgrenzungsfähigkeit trainieren zu können ist es unbedingt erforderlich, sich der aktuellen Realität bewusst zu sein (siehe Kap. 6.1.12).

Hier geht es darum, sich bewusst zu machen, welche Fakten, Gefühle und Interpretationen in der jeweiligen Situation eine Rolle spielen oder welche Reize Einfluss haben. Dann kann die Entscheidung getroffen werden, gegen wen oder was die eigene Abgrenzung stattfinden soll.

### *Selbstgespräche*

Selbstgespräche dienen hier hauptsächlich dazu, sich selbst zu bestärken: „Das gehört zu mir – dies nicht", „Dies tut mir gut – dies nicht", um sich selbst in Folge ermutigen zu können, sich für die Einhaltung der eigenen Grenzen einzusetzen.

### *Dialog: Gedanke – Gefühl*

Der *Gedanke-Gefühl*-Dialog ist beim Training der Abgrenzung häufig ein wichtiges Element, da es für die Klienten meist völlig neu und unbekannt ist, sich so intensiv und kleinschrittig mit eigenen Grenzen auseinanderzusetzen. Mithilfe des inneren Dialogs sind die Klienten dann in der Lage, sich selbst zu beruhigen und zu ermutigen. Es bedarf in der Regel einiger Übung, bis ein Umgang mit Gedanken und Gefühlen auf diese Weise sicher möglich ist.

### *Imaginierte Unterstützung: Merkel-Technik*

Zum Schutz vor verbalen Zudringlichkeiten oder demütigenden Bemerkungen. Ebenso vor unerwünschten Gesprächen oder Redefluss anderer ohne demütigenden Inhalt. Sie kann auch sinnvoll sein, wenn Gespräche einfach nur als *zu viel* empfunden werden.

### *Imaginierte Unterstützung: Papierkorb*

Diese Technik kann ebenfalls bei jeglicher Art unerwünschter verbaler Äußerung zur Anwendung kommen.

### *Progressive Entspannung nach Jacobsen (PMR)*

Durch das bewusste aktive Umgehen mit der Muskulatur wird die Aufmerksamkeit auf den eigenen Körper gelenkt und somit das Bewusstsein für den eigenen Körper und das Ich-Bewusstsein gestärkt. Die eigene Körpergrenze wird besser spürbar, was eine gute Voraussetzung zur Verbesserung der Abgrenzungsfähigkeit darstellt. PMR wirkt zudem entspannend, so dass eine kognitive Steuerung der Abgrenzung leichter wird.

### *Handwerkliche, gestalterische Techniken*

Durch den Einsatz handwerklicher, gestalterischer Tätigkeiten kann die Wahrnehmung und Verdeutlichung individueller Grenzen unterstützt werden. Der Umgang mit der Fragestellung nach persönlichen Grenzen und wie diese verteidigt werden können, kann durch die non-verbale Auseinandersetzung mit *Materialien* leichter werden. Durch die praktische Darstellung können Ideen und Vorstellungen eigener Grenzen sichtbar gemacht werden. Je detaillierter und klarer das innere Bild der eigenen Grenze herausgearbeitet werden kann, desto größer ist die Möglichkeit, auch im Alltag eigene Grenzen bewusster wahrnehmen und leichter verstehen zu können. So wird der Zugang zu Ressourcen, die für den Umgang mit Grenzen und zur Verbesserung der Abgrenzungsfähigkeit hilfreich sind, gefördert.

Bei der Schulung der Abgrenzungsfähigkeit können grundsätzlich die meisten handwerklichen Techniken unterstützend zum Einsatz kommen. Die Praxiserfahrung zeigt, dass Klienten mit großen Schwierigkeiten bei der eigenen Abgrenzung vorzugsweise harte Materialien auswählen, wie beispielsweise Holz. Durch die praktische Auseinandersetzung mit dem robusten Material sind entsprechende Muskelkraft und Körpereinsatz (zur Ermöglichung eines sicheren Standes) erforderlich.

Hier wirken deutliche propriozeptive Reize, die eine grundsätzliche Körperbewusstheit fördern, das die Voraussetzung für das Wahrnehmen von Körpergrenzen ist.

*Adaption für den Alltag*

In der Therapie begonnene Arbeiten können, in der Zeit bis zum nächsten Termin, zu Hause weitergearbeitet werden.

### *Imaginierte Unterstützung: Persönlicher Schutzraum*

Diese Imagination wird beispielsweise genutzt, um Distanz zu Verbalangriffen zu schaffen und sich so von diesen abzugrenzen oder diese so abzuwehren.

### *Imaginierte Unterstützung: Die Schutzblase*

#### Beipiele

Zum besseren Verständnis folgen einige Beispiele.

> ***Beispiel: Abgrenzungsschwierigkeiten in Bezug auf körperliche Grenzen***
>
> - *Klient:* Herr K., 39 Jahre
> - *Diagnose:* Paranoide Schizophrenie
> - *Problem*
>
> Herr K. wollte mit dem Bus zur Ergotherapie kommen, bekam jedoch Panikattacken, wenn unbekannte Menschen ihn berührten oder ihm zu nahe kamen. Zudem verstärkten bestimmte Gerüche und Geräusche die Belastung. Da er nicht abschätzen konnte, wie voll der zu nutzende Bus sein würde, wurde er vom ambulanten Dienst mit dem PKW zur Therapie gebracht.
>
> - *Ergotherapeutisches Ziel*
>
> Ohne Panikattacken selbstständig mit dem Bus zur Praxis zu kommen.
>
> - *Behandlungsverlauf*
>
> Den Beginn der Arbeit mit dieser Problematik bildete die Situationsüberprüfung. So konnte mit dem Klienten kognitiv erarbeitet werden, was für ihn im Einzelnen eine Bedrohung darstellte. Allein das Verstehen der Situation brachte ihm eine erste Erleichterung und Beruhigung.
>
> Im weiteren Verlauf wurde ihm durch Rollenspiele erfahrbar, welcher Körperkontakt ihm nur unangenehm war (z. B. neben einer dicken, schwitzenden Person zu sitzen), und welche plötzlichen, nicht hervorsehbaren Berührungen von hinten als echte Bedrohung und somit als Grenzüberschreitung empfunden wurden.
>
> Im Anschluss wurden praktische Verhaltensmöglichkeiten erarbeitet. Hierzu gehörte beispielsweise, beim Einsteigen in den Bus auf eine bewusste, möglichst sichere Platzwahl zu achten, und zu schauen, ob es Ausweichmöglichkeiten gibt. Ergänzend wurden verbale Möglichkeiten eingeübt, andere Fahrgäste (wo möglich) auf Abstand zu halten, so dass die persönliche Grenze eingehalten werden konnte.
>
> Dieses aktive Umgehen mit der Situation motivierte den Klienten, weitere Möglichkeiten auszuprobieren.
>
> - *Wahrnehmung von KGG ohne Nutzung der SI*
>
> Allein der Gedanke in einem vollbesetzten Bus zu sitzen, lösten beim Klienten Herzrasen und Schweißausbrüche aus. Viele unterschiedliche Gedanken verun-

sicherten und ängstigten ihn. Hinzu kam die Angst, dass er der Situation nicht gewachsen war. Der Klient hatte das Gefühl zu versagen und beschimpfte sich selbst als *Loser*. Schulter- und Nackenmuskeln verkrampften, Kopfschmerzen stellten sich ein.

- *SI-Angebot 1*

Sanddecke und Wahrnehmungsanleitung auf seinen Körper und die aktuelle Situation.

- *Wahrnehmung von KGG mit bzw. nach Nutzung der SI*

Nach 30 Minuten entspannte die Muskulatur. Es stellte sich ein Gefühl von Sicherheit und Geborgenheit ein. Der Klient fühlte sich deutlich mehr bei sich. Er schloss: „Ich bin stark und kann Einiges schaffen."

- *Selbststeuerungstechnik(en) (SST)*

Zu Hause legte er sich zum Schlafen unter eine relativ schwere Decke.

Er benutzte enge Kleidung und eine Kappe, die eng sitzt.

- *SI-Angebot 2*

Sandkragen

- *Wahrnehmung von KGG mit bzw. nach Nutzung der SI*

In den folgenden Therapiestunden benutzte Herr K. während kreativ-gestalterischer Tätigkeiten (Malen von Bildern) für die Dauer von je ca. 30 Minuten einen Sandkragen. Seine Muskulatur entspannte sich, im Kopf wurde es ruhiger und aufgeräumter. Er bemerkte, dass er klar denken und sich auf die Aufgabe konzentrieren konnte.

- *Selbststeuerungstechnik(en) (SST):*

Zusätzlich nutzte er die Situationsüberprüfung, das Selbstgespräch, die Stocktechnik und imaginäre Schutzkleidung.

- *Transfer in den Alltag*

Mit dem Ziel im Hier-und-Jetzt und bei sich zu bleiben, fasste er bewusst einen Schlüsselanhänger an, um seine Körpergrenze zu spüren. Er lenkte so die Aufmerksamkeit bewusst auf seinen Körper. Zusätzlich suchte er sich ein bestimmtes optisches Ziel, um sich visuell darauf zu fokussieren.

Um sich vor dem Stimmengewirr im Bus und beispielsweise dem ungewollten Mithören von Telefonaten anderer Fahrgäste abzuschirmen, verwendete er Ohrstöpsel oder Kopfhörer.

Mit Hilfe von Selbstgesprächen machte er sich Mut. Eine imaginäre Schutzkleidung half ihm zusätzlich, sich bei nahem Körperkontakt zu sichern. Durch das feste Umschließen der Haltegriffe im Bus gab er sich Sicherheit, er spürte seine Kraft.

Nach ca. sechs Monaten kontinuierlichem Anwenden der SI Reize und Üben der verschiedenen Selbststeuerungsmöglichkeiten, kam Herr K. selbstständig mit dem Bus in die Praxis. Leichter Körperkontakt durch Mitfahrende löst heute nur noch geringe Stressreaktionen aus, mit denen er umgehen kann. Er schafft es auch, bei vollbesetztem Bus die Fahrt wie geplant fortzusetzen und Panikattacken zu vermeiden.

Insgesamt ist er erleichtert, dass er nun unabhängiger in der Mobilität ist und es schafft, mit seinen Stressreaktionen zurechtzukommen. Seine Muskulatur ist nur noch leicht angespannt, die Gedanken kann er ordnen und denkt „Ich schaffe es“. Er fühlt sich deutlich ruhiger.

**_Beispiel: Abgrenzungsschwierigkeiten in Bezug auf gedanklich-emotionale (psychische) Grenzen_**

- *Klient: Frau L., 56 Jahre*
- *Diagnose: Messi-Syndrom*
- *Problem*

Die Klientin war sich schon seit längerer Zeit bewusst, auch mit Hilfe einer Psychotherapie, dass sie gerne ihre Wohnung in einen aufgeräumten Zustand versetzten wollte. Durch psychotherapeutische Gespräche verfügte die Klientin bereits über Kenntnisse über Ursachen und Inhalte ihres Problems. Trotzdem blieben alle Planungen und Hilfestellungen jedoch bis dato ohne Erfolg.

- *Ergotherapeutisches Ziel*

Die Wohnung in einen Ordnungszustand bringen, so dass sie sich wohlfühlen kann.

- *Behandlungsverlauf*

Durch eine Situationsanalyse wurde ihr klar, dass sie keine Vorstellung davon hatte, wie viel Platz sie für sich als Person in ihrer Wohnung brauchte. Sie fühlte sich mit allen Gegenständen und Möbeln eng verbunden.

- *Wahrnehmung von KGG ohne Nutzung der SI*

Die Klientin berichtete, dass ihr viele unterschiedliche Gedanken durch ihren Kopf jagten. Sie wusste nicht, was sie tun sollte. Sie fühlte sich ruhelos, wie getrieben und gleichzeitig wie gelähmt. Sie war unglücklich, fast verzweifelt. Ihr Rücken schmerzte.

- *SI-Angebot*

Aufgrund ihrer hohen Motivation und guten Reflexionsfähigkeit benötigte sie nur ein kurzes Wahrnehmungstraining mit SI-Angebot (Linsenkiste, Sanddecke) bezüglich ihrer eigenen Körpergrenzen.

- *Wahrnehmung von KGG mit bzw. nach Nutzung der SI*

Das SI-unterstützte Wahrnehmungstraining führte zu einer Stärkung des eigenen Körperbewusstseins und zu einer Klärung des Verhältnisses zwischen räumlicher Umgebung und ihrer Person. Sie war nun in der Lage, zwischen sich und dem Raum mit den Möbeln zu unterscheiden. Sie erkannte, wie viel Platz sie tatsächlich brauchte, um sich wohlzufühlen. Es entstand der Gedanke: „Das bin ich, in meinem Raum." Sie sagte: „Endlich weiß ich, wie sich Platz in Bezug auf Raum anfühlt." Sie war mit sich zufrieden. Rückenschmerzen hatten sich deutlich reduziert.

- *Selbststeuerungstechnik(en) (SST):*

Situationsüberprüfung, Innerer Dialog, Imaginierte Kraft: Persönlicher Schutzraum. Sie stellte sich mehrmals täglich zu bestimmten Zeiten mit ausgestreckten Armen in ihre Wohnung.

- *Transfer in den Alltag*

Aufgrund dieser Erkenntnis war sie in der Lage, entsprechend ihrem Bedürfnis nach Ordnung, ihre Alltagshandlungen zu planen und durchzuführen. Sie fühlte sich deutlich wohler und es war ihr möglich, mehr Selbstfürsorge im Hinblick auf ihre Gesundheit zu praktizieren.

***Beispiel: Abgrenzungsschwierigkeiten gegenüber Fremdansprüchen***

- *Klient:* Frau S., 61 Jahre
- *Diagnose:* Depression, voll berufstätig.
- *Problem*

Frau S. hatte einen gut funktionierenden Freundeskreis, in dem sie sich wohlfühlte. Drei dieser Freunde waren schwer erkrankt. In ihrer Freizeit machte sie trotz ihres stressigen Berufsalltags lange Krankenbesuche, oft wurde sie auch nachts von den Kranken angerufen. Sie berichtete, sie tue all dies gerne. Aus Sicht der Freunde habe sie auch Zeit genug, dies zu tun.

Frau S. fühlte sich müde und erschöpft, körperliche Beschwerden nahmen zu (Rücken- und Kopfschmerzen, Schlafprobleme). Eigenen Interessen und Hobbys schenkte sie kaum noch Beachtung. Sozial zog sie sich deutlich zurück.

- *Ergotherapeutisches Ziel*

Den Freunden Hilfeleistungen unter Berücksichtigung ihrer persönlichen Situation und ihrer eigenen Leistungsfähigkeit geben.

- *Behandlungsverlauf*

Situationsüberprüfung: Im Rahmen der Therapie (u. a. Erstellung einer Wochenstruktur mit Beachtung eigener Wünsche und Bedürfnisse) erkannte Frau S., dass sie so viel Zeit damit verbrachte, sich um die erkrankten Freunde zu kümmern, dass keine Zeit mehr zur Verfügung stand, um Dinge zu tun, die ihr guttun (z. B. Spazierengehen, Kino, andere – gesunde – Freunde treffen).

Erste Schritte: Frau S. überlegte sich einen Umfang an möglichen Hilfeleistungen, die sie im Rahmen ihrer Leistungsfähigkeit noch erbringen konnte. Hierzu gehörten: Zuhören, die Freunde in den Arm nehmen, zusammen lachen und weinen, Kerzen anmachen und an die kranken Freunde denken.

- *Wahrnehmung von KGG ohne Nutzung der SI*

Durch Handlungsanalysen wurde der Klientin bewusst, dass einer der kranken Freunde auch andere Menschen hatte, die sich um ihn kümmerten. Außerdem erkannte sie, dass sie sich den sehr langen und zudem belastenden Gesprächen nicht mehr gewachsen fühlte. Ihr wurde bewusst, dass sie sich so intensiv um die Freunde kümmerte, weil alle es von ihr erwarteten und weil sie diese Verhaltensweise auch von ihrer Mutter gelernt hatte. Sie fühlte sich niedergeschlagen, überfordert und hilflos. Es traten Rücken- und Kopfschmerzen auf.

- *SI-Angebot(e)*

Wahrnehmungstraining (zunächst mit der Linsenkiste, später mit der Sanddecke).

- *Wahrnehmung von KGG mit bzw. nach Nutzung der SI*

Frau S. erkannte, dass sie sich weiterhin gerne um zwei der Kranken kümmern, den Dritten aber lieber nicht mehr besuchen wollte. Außerdem wollte sie dabei ihre eigene Leistungsgrenze beachten, die sie bisher fast ständig übertreten hatte. Sie war nun zuversichtlich, mehr auf ihre körperlichen Schwierigkeiten achten zu können und wollte versuchen, Dinge zu tun, die ihr selbst guttun. Ihre Muskulatur war locker, sie fühlte sich kraftvoller. Schmerzen waren verschwunden.

- *Selbststeuerungstechnik(en) (SST)*

Schutzkreis, Selbstgespräch, Merkel-Technik (bei zu langen, belastenden Gesprächen)

- *Transfer in den Alltag*

Aus den gewonnenen Erkenntnissen heraus wurden Handlungsstrategien entwickelt, um bei den geplanten Kontaktsituationen ihre Grenzen einhalten zu können. Dazu wurden folgende Punkte beachtet:

- Festsetzung der Länge der Besuche und deren Häufigkeit
- Festsetzung einer zeitlichen Begrenzung der Telefonanrufe
- Entwicklung einer Strategie zum Umgang mit den Inhalten der Gespräche
- Planung von Aktivitäten zur Erholung und Freizeitaktivitäten

Frau S. schaffte es relativ schnell, diese Ideen umzusetzen, so dass es ihr wesentlich besser ging. Körperliche Symptome waren deutlich rückläufig, Sie kümmert sich bis heute (Redaktionsschluss, vier Jahre nach Therapieende) weiterhin um die erkrankten Freunde unter Berücksichtigung ihres persönlichen Leistungsvermögens. Außerdem achtet sie auf entsprechende Regenerationsmöglichkeiten.

***Beispiel: Abgrenzungsschwierigkeit gegenüber verbalen Zudringlichkeiten oder demütigenden Äußerungen***

- *Klient:* Frau R., 58 Jahre
- *Diagnose:* Depression
- *Problem*

Frau R. war Sachbearbeiterin und arbeitete in einem Großraumbüro. Sie berichtete, sie habe keine Kraft mehr, sich gegen die Kommentare und Gespräche der Kollegen zu wehren. Sie fühlte sich von ihnen stark unter Druck gesetzt und persönlich angegriffen. Sie hatte den Eindruck, man wolle sie weghaben, da Arbeitsplätze eingespart werden sollten.

Sie hatte Angst ihren Arbeitsplatz zu verlieren, den sie auf jeden Fall behalten wollte.

- *Ergotherapeutisches Ziel*

Ihre Arbeit ohne Fehler zu bewältigen. Sich nicht von den Äußerungen und Kommentaren beeinflussen zu lassen.

Sie wollte unbedingt weiter arbeitsfähig bleiben, da es ihr oberstes Ziel war, sich ein Wohnmobil zu kaufen, um damit die langersehnten Urlaubsreisen machen zu können. Dies ist wichtig zu erwähnen, denn Frau R. hätte sich mit ihrer Diagnose und unterstützt durch einen Sozialplan des Arbeitgebers durchaus berenten lassen können.

- *Behandlungsverlauf*

Zu Beginn erfolgte eine Situationsanalyse. Bei den belastenden Gesprächen handelte es sich sowohl um Gespräche der Kolleginnen untereinander als auch um Gespräche direkt mit ihr selbst. Dabei ging es inhaltlich in abwertender Weise sowohl um sie als Person als auch um ihre Arbeitsweise.

Beeinflusst durch diese Gespräche fiel es ihr sehr schwer, sich auf die eigenen notwendigen beruflichen Arbeitsabfolgen und Handlungsschritte zu konzentrieren. Sie machte zunehmend Fehler.

Im Büro sprach sie mit niemandem mehr. Sie vollzog ihre arbeitsbezogene Kommunikation ausschließlich schriftlich. Am Arbeitsplatz hatte sie auch sonst keinerlei soziale Kontakte.

Durch ihre langjährige Betriebszugehörigkeit war ihr Arbeitsplatz relativ sicher. Eine Versetzung in eine andere Abteilung war aufgrund ihrer spezifischen Fachkompetenz nicht möglich.

Durch das Bewusstmachen ihrer beruflichen Kompetenz als ausgebildete Fachkraft gegenüber den anderen zumeist nur angelernten Kolleginnen, fühlte sie sich bestätigt und ermutigt, dass sie auch weiterhin in der Lage sein würde, die erforderliche Arbeit zu bewältigen.

So wurden im Folgenden Strategien entwickelt, um sich nach außen zu schützen. Dies geschah zum einen durch die Veränderung ihres Arbeitsplatzes. Sie setzte sich so, dass sie im direkten Blickkontakt zu einer Kollegin saß, die sich bei den Kommentaren zurückhielt. In die andere Blickrichtung positionierte sie zur Abschirmung zwei Topfpflanzen. Auf ihren Schreibtisch stellte sie ein Urlaubsfoto, was ihr half, positive Ressourcen freizusetzen.

Zum andern wurden Verhaltensstrategien erarbeitet, um ihre Position im Büro zu stärken. So wurde im Rollenspiel beispielsweise geübt, wie sie auf verbale Angriffe durch direkte Stellungnahme reagieren und so für die Einhaltung ihrer Grenzen sorgen konnte. Zudem trainierte sie, auch von sich aus Gespräche zu beginnen.

Zusätzlich begann Frau R. morgens beim Betreten des Büros alle Kollegen laut mit einem allgemeinen Morgengruß zu grüßen.

Als Nächstes nahm sie Kontakt zu einer netten Kollegin einer anderen Abteilung auf, mit der sie beispielsweise die Mittagspausen verbringen und sich direkt oder per E-Mail austauschen konnte.

In Frau R. wuchs auch der Wunsch, körperlich stärker zu werden. Daher begann sie durch sportliche Aktivitäten und eine ausgewogene Ernährung ihre körperliche Widerstandskraft zu trainieren. Dies wurde ergänzt durch die Aufnahme von Freizeitaktivitäten, um einen Ausgleich zu schaffen und nicht nur an die Arbeit zu denken.

- *Wahrnehmung von KGG ohne Nutzung der SI*

Zu Beginn der Therapie war Frau R. insgesamt erschöpft und gleichzeitig innerlich unruhig. Sie fühlte sich freudlos und verzweifelt. Sie hatte Kopf- und Gliederschmerzen.

Sie hatte das Gefühl, völlig allein und einsam zu sein und dachte: „Ich bin selber an allem Schuld"; „Niemand mag mich".

Im weiteren Verlauf bemerkte sie Wut auf ihre Kollegen, die sie auch an Erlebnisse aus der Kindheit erinnerte.

- *SI-Angebot(e)*

Verschiedene Handbäder, Sanddecke, Schwimmnudeln, Hängematte.

- *Wahrnehmung von KGG mit bzw. nach Nutzung der SI*

Durch das Hantieren in den Handbädern mit Linsen, Erbsen etc. nahm sie ihren Körper deutlich wahr, fühlte sich sicher und konnte sich muskulär entspannen. Der Anspannungsgrad sank von 10 auf 4.

Unter der Sanddecke fühlte sie sich fest umschlossen, gut eingepackt und geborgen. Die Muskulatur entspannte sich noch weiter bis auf den Wert 1. Ihre Gedanken beschäftigten sich mit dem Augenblick.

Die Schwimmnudeln nutzte sie, um aufkommende Wut ausleben zu können, ohne jemanden zu verletzen. Danach fühlte sie sich befreit und deutlich ruhiger, der Kopf war klarer.

In der Hängematte (längsliegend) ging sie ihren Gedanken nach, die mit dem aktuellen Problem zu tun hatten. Es tauchten aber auch Erinnerungen auf. Neben solchen, an die sie gerne dachte, gehörten auch einige dazu, die mit belastenden Erlebnissen aus der Kindheit zu tun hatten. Es wurde ihr klar, dass sie eine Veränderung in ihrem Verhalten wollte. Sie beschloss: „Ich will mir das Wohnmobil kaufen und dafür muss ich meine Stelle behalten! Ich werde jetzt etwas tun! Die sollen mal sehen!" Im Anschluss war sie wacher, ihr Kopf war klar und geordnet. Ihre Muskulatur war bei einem Anspannungsgrad von 5. Sie war optimistisch.

- *Selbststeuerungstechnik(en) (SST)*

- Stop-Schilder zunächst sichtbar am PC Bildschirm, später unter der PC Tastatur
- Urlaubsfoto auf dem Schreibtisch
- Situationskontrolle
- Selbstgespräch
- Stocktechnik (später reichte ein dicker Bleistift)
- Atemtechnik
- Imaginationen, imaginärer Schutzkreis
- Regelmäßiges längeres Fahrradfahren

Frau R. schuf sich mit einer Wasserflasche, aus der sie täglich trank, ein Hilfsmittel für eine besondere Art der Imagination (imaginierte Kraft). Sie klebte täglich wechselnde Zettel auf ihre Flasche, die jeweils mit dem Begriff einer Fähigkeit beschriftet waren, die sie am kommenden Tag ihrer Einschätzung nach brauchen würde, z. B. Mut, Geduld, Gelassenheit etc. Sie hatte die Idee, dass sie die entsprechende Fähigkeit jedesmal beim Trinken in sich aufnimmt.

- *Transfer in den Alltag*

Durch die differenzierte Planung und Beschäftigung mit ihrem zukünftigen Wohnmobil und der geplanten Urlaube wurde ihre Motivation so gestärkt, dass sie genügend Mut und Konsequenz aufbringen konnte, sich gegen die demütigenden Bemerkungen der Kollegen zu wehren. So war sie in Folge in der Lage, die notwendigen Arbeiten am Arbeitsplatz leichter zu erledigen und sich sogar dabei wohlzufühlen. Sie blieb arbeitsfähig.

### *Beispiel: Abgrenzungsschwierigkeit gegenüber mehreren unterschiedlichen äußeren Wahrnehmungen*

Bei dieser Art der Abgrenzungsschwierigkeiten ist es erforderlich, dass der Klient zunächst zu unterscheiden bzw. zu entscheiden lernt, welche Wahrnehmung für ihn in der jeweiligen Situation die wichtigste ist und wie er sich zu den anderen Wahrnehmungen abgrenzen kann. Ziel ist, sich zunächst möglichst nur auf den gewünschten Reiz zu konzentrieren.

**Beispiel**

- *Klient:* Frau U. 58 Jahre
- *Diagnose:* AD(H)S und Depression
- *Problem*

Die Klientin fühlte sich in Situationen, bei denen mehrere Menschen zusammentreffen und sich unterhalten, überfordert – z. B. bei Familienfeiern oder Kaffeeklatsch mit Freundinnen. Es entstehe ein innerer Druck und ein inneres Chaos, weil sie das Gefühl hatte, allen gleichzeitig antworten zu müssen und nicht mehr wusste, wem sie sich zuerst widmen sollte. Wenn laute Musik oder intensive Essensgerüche dazukamen, steigerte dies ihren inneren Konflikt.

- *Ergotherapeutisches Ziel*

Gesprächskontrolle im Kontakt zu mehreren Menschen.

- *Behandlungsverlauf*

In der Situationsüberprüfung wurde das Problem genauer herausgearbeitet: Die Klientin schaffte es nicht, sich auf einen Gesprächspartner zu konzentrieren, weil es ihr nicht gelang zu sortieren, was sie als wichtiger erachtete und wem sie daher zuerst antworten sollte.

In einer genaueren Analyse der Gesprächssituationen erkannte Frau U., dass von den anderen Personen in den jeweiligen Gesprächsrunden keine Gefahr ausging. Alle Beteiligten waren nett und mochten sie. Allein diese Erkenntnis beruhigte sie schon.

Nachfolgend wurden Strategien zur Gesprächsführung erarbeitet. Frau U. legte fest, mit wem sie sich denn überhaupt unterhalten wollte, und mit wem zuerst. Sie legte sich im Kopf eine Reihenfolge zurecht. Und sie versuchte sich im Vorhinein Klarheit über mögliche Gesprächsinhalte zu verschaffen.

Sie fasste ebenfalls den Entschluss, jeweils zu prüfen, ob ihr die gerade gespielte Musik gefällt oder nicht. Wenn ihr die Musik gefällt, wollte sie versuchen, sich auf die Musik zu konzentrieren und die Gespräche komplett auszublenden.

Wie im Übrigen viele andere Klienten auch, die Probleme mit Gerüchen haben, entschied sich Frau U. zu solchen Anlässen ihr Lieblingsparfum oder eine Hautcreme mit einem angenehmen Duft zu benutzen.

- *Wahrnehmung von KGG ohne Nutzung der SI*

Die Muskeln der Klientin im Hals- und Nackenbereich verspannten sich deutlich (maximaler Anspannungsgrad 10). Gedanken: „Was wollen die alle von mir?", „Ich halte das hier nicht aus." Gefühle: Unsicherheit, Angst, starke innere Unruhe. Frau U. fragte sich, was die anderen wohl von ihr denken. Sie hatte das Gefühl, sich selbst zu verlieren.

- *SI-Angebot(e)*

Frau U. benötigte zunächst ein intensives Wahrnehmungstraining zur Förderung der Bewusstwerdung ihrer eigenen Person. Dabei halfen ihr unterschiedliche Handbäder (Linsen, Erbsen etc.), Sanddecke, Sandweste, Sandkragen.

- *Wahrnehmung von KGG mit bzw. nach Nutzung der SI*

Bei der Wahrnehmungsanleitung unter Zuhilfenahme der Sanddecke wurde besonderes Augenmerk auf die Körpergrenzen gelegt. Frau U. machte die Erfahrung, dass sie sich als Ganzes wahrnahm, mit ihren Körpergrenzen. Nach ca. 30 Minuten unter der Sanddecke stellten sich Gedanken ein wie: „Ich bin komplett – das bin ich – und da beginnt die Decke."

Sie stellte fest, dass ihre Muskulatur sich deutlich auf den Wert 2 entspannte. Die innere Unruhe reduzierte sich von 10 auf ca. 3–4. Der Kopf wurde klar, Frau U. nannte es „leer". Hinzu kam nun der Gedanke: „Ich kann denken. Alles andere außerhalb von mir ist jetzt unwichtig." Sie fühlte sich wohl und sicher.

Darauf aufbauend folgte ein konsequentes Training zur kognitiven Stärkung der eigenen Abgrenzungsfähigkeit. Hierbei war ihre hohe Motivation, eigene Verhaltensweisen im Umgang mit derart schwierigen Situationen verändern zu wollen, ausgesprochen hilfreich.

Verschiedene Achtsamkeitsübungen zum Training der Sinne zielten darauf ab, sich nur auf einen Reiz zu fokussieren und die anderen auszublenden.

Zukünftig nutzte Frau U. innerhalb der Therapie während kreativ-gestalterischer Tätigkeiten (z. B. Malen), beim Konzentrationstraining, Spielen, Kommunikationstraining, oder bei der Planung von Alltagstätigkeiten einen Sandkragen. Dieser half ihr dabei, sich selbst zu zentrieren.

- *Selbststeuerungstechnik(en) (SST)*

Deutlich postierte Stop-Schilder, kleines Stop-Schild im Portmonee.

Atemtechnik, um sich selbst zu beruhigen.

Frau U. machte sich immer wieder die aktuelle Situation bewusst, um ihr Gesprächsziel im Auge zu behalten.

Selbstgespräch, um sich Mut zu machen.

Die imaginative Vorstellung, selbst ein Baum zu sein und sich selbst mit den Wurzeln im Boden zu verankern, gaben ihr Halt und Standfestigkeit.

Frau U. schuf sich einen imaginativen Schutzkreis, der mit Hunden verstärkt wurde, da sie einen besonderen Bezug zu Hunden hat. Dies gab ihr zusätzlich Sicherheit.

Mit Hilfe eines imaginären Papierkorbes und der Merkel-Technik konnte sich die Klientin selbst erlauben, auf bestimmte Gesprächsinhalte nicht zu reagieren. Sie selbst war dabei weiterhin freundlich anwesend.

- *Transfer in den Alltag*

Durch kleine, für sie überschaubare Übungssequenzen für ihren Alltag, erlebte Frau U. immer wieder Erfolge. Ihr Selbstwertgefühl wurde deutlich gesteigert. Schließlich gelang es ihr, die in der Therapie geübten Abgrenzungstechniken auch in ihren Alltag zu integrieren. Mit Stolz und Freude berichtete sie, dass sie nach ca. 4 Monaten den eingangs als problematisch geschilderten Situationen deutlich gelassener entgegensehe, weil sie es schaffe, sich auf eine Person und das entsprechende Gespräch zu konzentrieren.

### Beispiel: Abgrenzungsschwierigkeiten in Bezug auf eigene Leistungsgrenze

Im ergotherapeutischen Kontext gilt es, sich u.a. mit der Frage zu beschäftigen, wie lange und/oder intensiv eine Tätigkeit ausgeführt werden kann. Ziel ist es, durch praktische Erfahrungen einschätzen zu lernen, was mit den eigenen Fähigkeiten und Möglichkeiten tatsächlich leistbar ist, bzw. wo die Überforderung beginnt. Es gilt zu erarbeiten, was zu beachten ist und unter welchen Bedingungen das Einhalten der persönlichen Leistungsgrenze möglich ist. Was erleichtert dies, worauf sollte geachtet werden? So können dann in Folge auch entsprechende Maßnahmen zur Förderung der eigenen Abgrenzungsfähigkeit ergriffen werden, die das Einhalten der persönlichen Leistungsgrenze erleichtern.

**Beispiel**

- *Klient:* Frau A, 32 Jahre
- *Diagnose:* PTBS
- *Problem*

Die Klientin hatte u.a. die Schwierigkeit, dass sie sich bei der Bewältigung ihres Haushalts nach kurzer Zeit völlig erschöpft fühlte und dissoziierte. Sie begann mit einer Aufgabe, beispielsweise mit dem Fensterputzen. Die eigentliche Putzarbeit stellte für sie kein Problem dar. Sie versuchte, kontinuierlich zu arbeiten, bis sie alle Fenster ihrer Wohnung geputzt hatte. Dann war sie völlig geschafft und dissoziierte.

Sie beschrieb, dass sie schon während der Putzarbeit des zweiten Fensters bemerkte, dass etwas komisch wurde, dass sie „weggeht", hatte aber keine Idee, warum das so ist und wie sie dies vermeiden könnte.

- *Ergotherapeutisches Ziel*

Haushaltstätigkeiten ohne Erschöpfung (und in Folge Dissoziation) bewältigen zu können.

- *Behandlungsverlauf*

Durch eine Situationsüberprüfung wurde deutlich, dass aktuell keine äußere Veranlassung für dieses Verhalten (Arbeiten bis zur Erschöpfung) bestand.

Alte, diesbezügliche Verhaltensvorgaben („Erst die Arbeit, dann das Vergnügen", vgl. Innere Regeln [Glaubenssätze] Kap. 6.1.7.2) waren der Klientin bekannt und in der Psychotherapie bereits bearbeitet.

Mit Hilfe eines Tages- und Wochenplanes brachte Frau A. eine Struktur in die zu erledigenden Haushaltstätigkeiten. So bekam sie einen Überblick und stellte fest, dass sie grundsätzlich ausreichend Zeit zur Verfügung hatte, um alle erforderlichen Tätigkeiten erledigen zu können. Es waren genügend Freiräume vorhanden, um Regenerationsphasen einzubauen oder andere Dinge zu tun. Diese Erkenntnis überraschte sie.

Im weiteren Verlauf der Therapie beobachtete die Klientin mit Hilfe der SELWA-App (s. Kap. 13), dass bereits nach ca. zehn Minuten erste Anzeichen einer Ermüdung zu bemerken waren. Diese zeitliche Einschränkung der Belastungsfähigkeit erwies sich als gleich bei der Ausübung beliebiger Tätigkeiten.

Aus ihrer psychotherapeutischen Arbeit kannte Frau A. die Ursache ihrer Einschränkung. Dennoch fiel es ihr zunächst schwer, dies zu akzeptieren. Der Vergleich mit einem Sportler, der seine Leistungsfähigkeit durch Training sukzessive steigert, half ihr. Sie konnte sich darauf einlassen, zu versuchen, zunächst in ihrem aktuellen Leistungsspektrum zu bleiben – mit dem Ziel dieses auszubauen.

In diesem Zusammenhang wurden auch eine Pausenplanung integriert und weitere Möglichkeiten der Erholung geplant.

- *Wahrnehmung von KGG ohne Nutzung der SI*

Bei einer Nachstellung der Situation stellte die Klientin fest, dass sie sich innerhalb einer Tätigkeit wie getrieben fühlte und fast automatisch die einmal begonnene Tätigkeit fortsetzte. Ihre Gedanken beschäftigten sich ausschließlich damit, die Aufgabe zu beenden. „Du musst das jetzt fertig machen." Ihren Körper bemerkte sie dabei nicht.

- *SI-Angebot(e)*

Sanddecke, Sandweste, Sandkragen.

- *Wahrnehmung von KGG mit bzw. nach Nutzung der SI*

Das Gewicht der Decke nahm sie als ausgesprochen angenehm wahr, da es ihr so möglich war, sich selbst, ihren Körper und besonders ihre Körpergrenze zu spüren. Sie fühlte sich sicher und geborgen und dachte: „So müsste es immer sein."

In den folgenden Therapieeinheiten nutzte sie jeweils zu Beginn der Stunde für ca. 20 Minuten die Decke. Dabei benötigte sie zunächst noch die Anleitung zur Wahrnehmung durch die Therapeutin, konnte dies aber nach kurzer Zeit allein.

Alternativ nutzte Frau A. im Wechsel die Sandweste oder den Sandkragen während kreativ-gestalterischer oder alltagspraktischer Tätigkeiten.

- *Selbststeuerungstechnik (SST)*

- Frau A. nutzte gut sichtbare Stop-Schilder (z.B. am Kühlschrank) als Erinnerung daran, ihren Arbeitsfluss zu unterbrechen. Zusätzlich half ihr dabei auch die SELWA-App.
- Sie nutzte regelmäßige Situationsüberprüfungen, um die aktuelle Befindlichkeit festzustellen.
- Der innere Dialog half ihr, sich selbst zu beruhigen und ohne schlechtes Gewissen Pausen einlegen zu können.
- Sie legte sich mehrmals täglich für ca. 20 Minuten unter eine Sanddecke, um in sich sicher zu bleiben.

- *Transfer in den Alltag*

Obwohl innerhalb der Therapie geübt wurde, die eigene Leistungsgrenze zu beachten, fiel es Frau A. dennoch zuerst schwer, sich auch im Alltag entsprechend zu verhalten. Später gelang es ihr mit Hilfe der Anwendung der o.g. Selbststeuerungstechniken, innerhalb ihres zeitlichen Leistungsspektrums zu bleiben. Sie legte regelmäßig Pausen ein und sorgte für Regenerationsmöglichkeiten. Die Gewissheit, dass sie aktiv an ihrer Leistungsfähigkeit arbeitete, machte es ihr leichter, die aktuelle Einschränkung nach innen und auch gegenüber ihrem Freund, zu vertreten. So wurde die Voraussetzung geschaffen, die Belastbarkeit kontinuierlich zu trainieren. Bei den zu bewältigenden Tätigkeiten im Haushalt fühlte die Klientin sich wesentlich sicherer. Erschöpfungs- oder Überforderungssituationen entstanden deutlich seltener.

### *Beispiel: Abgrenzungsschwierigkeiten zu Personen oder Situationen, ohne dass eine reale Bedrohung vorhanden ist*

Hier ist es sinnvoll, die Klienten dazu zu befähigen, durch eine kleinschrittige Situationsüberprüfung/Realitätskontrolle erkennen zu können, was in der jeweiligen Situation tatsächlich passiert (vgl. Kap 6.1.12). So können sie dann erkennen, dass die aktuelle Situation für sie ungefährlich ist. Nun werden Möglichkeiten der weiteren Förderung der eigenen Abgrenzungsfähigkeit erarbeitet und entsprechende Selbststeuerungstechniken vermittelt.

***Beispiel***

- *Klient:* Frau G., 36 Jahre

- *Diagnose:* ADHS
- *Problem*

Die Klientin fühlte sich am Arbeitsplatz durch die – stets auf die Arbeit bezogenen – Kommentare und Sprüche der Kolleginnen stark unter Druck gesetzt und persönlich angegriffen. Dabei handelte es sich doch meist um Gespräche der Kolleginnen untereinander, welche die Klientin selbst gar nicht direkt betrafen. Dennoch fiel es Frau G. schwer, sich auf die eigenen notwendigen beruflichen Arbeitsabfolgen und Handlungsschritte zu konzentrieren.

- *Ergotherapeutisches Ziel*

Die eigene Arbeit erledigen zu können und sich nicht von den Kommentaren der Kolleginnen beeinträchtigen zu lassen.

- *Behandlungsverlauf*

Durch die Situationsanalyse machte die Klientin sich zunächst klar, dass die Kolleginnen in ihrer Stellung innerhalb des Büros ihr selbst gleichgestellt waren. Dies galt auch arbeitsrechtlich. Insofern hatten die Kolleginnen auch ihr gegenüber keine Weisungsbefugnis. Es bestand keine direkte Bedrohung für ihren Arbeitsplatz. Die Klientin sah ihre Existenz grundsätzlich gesichert. Dies brachte eine erste Beruhigung.

Bei weiteren Überlegungen stellte sie fest, dass es außer ihr selbst noch zwei weitere Personen gab, die sich nicht an dieser Art von Gesprächen beteiligten und mit denen sie gut zurechtkam. Somit fühlte sie sich nicht mehr allein.

Im Gegensatz zu einigen der kommentierenden und Sprüche machenden Kolleginnen war Frau G. eine gut ausgebildete Fachkraft. Sie war also fachlich kompetent, und sich dies bewusst zu machen, gab ihr zusätzlich Sicherheit. Eine Betrachtung der Arbeit selbst, mit eventueller Umplanung von Arbeitsschritten, war innerhalb der Therapie also nicht erforderlich.

Bei der detaillierten Betrachtung der Inhalte der Gespräche und Kommentare wurde ihr bewusst, dass sich diese im Wesentlichen um einzelne Arbeitsschritte, Handlungsabfolgen und Arbeitsweisen sowie zeitliche Vorgaben drehten. Die Klientin stellte fest, dass sie ihre Arbeit zwar genauso ausführte, wie vorgeschrieben, sie selbst und die Kolleginnen aber keinen Einfluss auf die Regeln und Arbeitsvorgaben hatten.

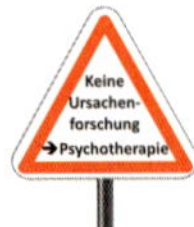


Ihr war aus früheren psychotherapeutischen Sitzungen durchaus bewusst, warum sie sich trotzdem von derartigen Kommentaren unter Druck setzen ließ. Der Ursprung dafür läge in Situationen, die sie im Alter zwischen 9 und 11 Jahren erlebt hatte. Auf diese Ursprünge wurde in der Ergotherapie natürlich nicht eingegangen.

- *Wahrnehmung von KGG ohne Nutzung der SI*

Frau G. hatte eine gute Selbstreflexionsfähigkeit und umfassende Erfahrung mit der Psychotherapie. So identifizierte sie bei sich selbst unterschiedliche Gedanken, wie etwa: „Da will mich jemand austricksen", oder „Man erkennt mich als Opfer, ich habe eine solche Ausstrahlung". Sie fühlte sich schuldig, ausgenutzt, schwach und gleichzeitig wütend. Sie wertete dies als alte Gedanken und Gefühle, die sie aktuell störten. Sie verspürte keine besonderen Körperreaktionen (es sei „alles O.K.").

Weiter bemerkte sie: „Ich habe keine Grenze für mich. Das will ich nicht mehr."

- *SI-Angebot(e)*

Sanddecke, Sandweste

- *Wahrnehmung von KGG mit bzw. nach Nutzung der SI*

Beim Liegen unter der schweren Decke stellte sie mit Erstaunen fest, dass sie ihre Körpergrenzen zwar wahrnehmen konnte, nicht jedoch die Muskulatur ihrer Arme und Beine. Nach ca. zehn Minuten unter der schweren Decke bekam sie Beklemmungen und dachte: „Ich komme hier nicht raus."

Nach Aufforderung durch die Therapeutin konnte sie die Decke dennoch selbst von ihrem Körper wegnehmen. Daraufhin fühlte sie sich frei.

Sie kam zu der Erkenntnis: „Mein Körper hatte die Programmierung ‚lieber nichts spüren'. Aber es ist jetzt nicht mehr nützlich, nichts zu spüren, sich abzuschalten. Ich bin nicht mehr klein und hilflos."

- *Selbststeuerungstechnik(en) (SST)*

- Situationsüberprüfung auch mit Unterstützung SELWA-App
- Das Selbstgespräch mit Ermutigung und Innerem Dialog
- Imaginationen, Schutzkreis, Papierkorb
- Die 1-2-3 Atmung
- Handschmeichler
- Gewichtsweste

- *Transfer in den Alltag*

Frau G. brachte selbsterstellte Stop-Schilder sichtbar am PC am Arbeitsplatz an. Zusätzlich nutze sie die SELWA-App, um sich regelmäßig bei der Arbeit unterbrechen zu lassen und sich der eigenen Situation bewusst zu werden. Auf diese Weise merkte sie schneller, wenn sie ggf. entsprechende Maßnahmen einleiten sollte.

Die Klientin sagte sich selbst immer wieder die Sätze „Ich bin nicht mehr klein" und „Ich bin kompetent".

Bei Spaziergängen mit ihrem Hund nahm sie einen Stein in die Hand und nutzte zeitweise eine Gewichtsweste aus dem Fitnessbereich.

Frau G. hörte regelmäßig eine CD mit der „Lichtstrahlübung" (Imaginationsübung von Reddemann), die ihr Kraft gab.

Sie tauschte sich regelmäßig mit den beiden netten Kolleginnen am Arbeitsplatz aus und versuchte die anderen Kolleginnen nicht mehr zu beachten.

So gewann Frau G. zunehmend die Einstellung, dass die sprücheklopfenden Kolleginnen ihr nicht mehr wichtig waren. Ihren Kommentaren schenkte sie weniger Beachtung, sie hörte nicht mehr hin. Sie konnte sich deutlich besser auf ihre Aufgaben konzentrieren und ihre Arbeit erledigen.

### 7.5.3 Selbststeuerungstechniken im Umgang mit starken Emotionen und zur Verbesserung der Impulskontrolle

Die Fähigkeit zu fühlen ist zwar angeboren, aber welches Gefühl in bestimmten Situationen entsteht, ist abhängig von der persönlichen Lebens- und Lerngeschichte.

Der situationsgerechte Umgang mit den eigenen Gefühlen kann hingegen grundsätzlich gelernt werden. Klienten berichten jedoch häufig, dass sie nicht gelernt haben oder ihnen die Fähigkeit abhandengekommen ist, ihre Gefühle adäquat zu steuern. Sie fühlen sich ihren Gefühlen oft ausgeliefert, die Kontrolle über die Gefühle geht verloren.

Wenn nun besonders stark ausgeprägte Gefühlswallungen (starke Emotionen) einen Klienten bei der Ausführung geplanter Handlungen stören oder hindern und vielleicht zu einer ungewollten oder gar schadenden Handlungsweise führen, ist es von Bedeutung möglichst frühzeitig Einfluss zu nehmen.

Im Folgenden werden Selbststeuerungstechniken aufgeführt, die sowohl zum Umgang mit starken Emotionen als auch zur Verbesserung der Impulskontrolle anwendbar sind.

#### *Bewusstmachen von Realität*

Um den Umgang mit starken Emotionen trainieren und die Impulskontrolle verbessern zu können ist es unbedingt erforderlich, sich der aktuellen Realität bewusst zu sein. Dann kann die Entscheidung getroffen werden, ob die Emotionen oder Impulse zur Situation passen oder nicht, sowie ob sie ggf. erwünscht oder eher als störend/schadend wahrgenommen werden.

#### *Handwerkliche Techniken*

Körperlich anstrengende handwerkliche Tätigkeiten können eine aggressionsabbauende Wirkung zeigen. Hinzu kommt, dass viele handwerklich kreative Tätigkeiten es erfordern, die eigene Energie gezielt und dosiert einzusetzen.

### *Innerer Dialog: Gedanke – Gefühl*

### *Wutknopf*

### *Stocktechnik*

### *SI Angebote*

Bei starken Emotionen helfen insbesondere SI-Angebote mit taktilen/propriozeptiven Reizen wie

- Sanddecke, Sandkragen, Arm- oder Handmanschetten
- Bohnenbad
- Handbäder-Linsen ... (Eingraben)

sowie weitere Aktivitäten mit (überwiegend propriozeptiver) SI Wirkung, wie

- stramm spazierengehen, walken
- joggen
- 5–10 Kniebeugen, sind gut praktikabel, da sich leicht im Alltag eine Möglichkeit findet, sehr effektiv
- mit den Füßen trampeln
- in die Hände klatschen – reiben
- gegen die Wand drücken, gut um den ganzen Körper zu spüren, da das gesamte Körpergewicht zum Einsatz kommt
- Hände auf und zu machen, das Tempo dabei steigern und einige Zeit durchhalten
- Igelball festhalten
- Boingball
- Seil springen
- gegen die Wand drücken

weitere Aktivitäten mit (überwiegend taktiler) SI Wirkung sind

- scharfe Bonbons lutschen (Eukalyptus),
- Eiswürfel lutschen
- duschen
- Schulung des Tastsinns

Weitere Angebote mit aggressionsabbauender SI-Wirkung sind beispielsweise

- Batakas
- Schwimmnudeln
- Boxsack
- in Kissen schlagen
- in Kissen schreien
- Dart-Scheibe
- Ball gegen die Wand werfen

### *Fernbedienung*

### *1-2-3 Atmung*

### *Ablenkung*

Z. B.: Konzentrationsaufgaben, Mandala unterschiedlicher Ausführung, Fantasiereise

## 7.5.4 Selbststeuerungstechniken zur Verbesserung des Gefühls der Anwesenheit

Im Folgenden werden Selbststeuerungstechniken aufgeführt, die zur Verbesserung des Gefühls der *Anwesenheit* oder des Gefühls im *„Hier-und-Jetzt"* zu sein, angewendet werden können.

Hier sind alle Techniken günstig, die die Wahrnehmung des aktuellen Augenblicks fördern.

### *Realitätsprüfung*

### *Si-Angebote*

Hier kommen bevorzugt SI-Angebote mit taktil/propriozeptiver Wirkung zum Einsatz. Dabei ist besondere Vorsicht mit Blick auf mögliche Trigger angebracht.

Es empfiehlt sich, stets mit Handbädern (Linsen, Erbsen o.ä.) zu beginnen und erst danach eine Sanddecke o. ä. einzusetzen.

Weitere geeignete SI-Angebote sind körperliche Bewegung aller Art. Dies kann mit einem einfachen „Aufstehen und durch das Zimmer gehen" beginnen. Desweiteren eignen sich z. B. Barfußgehen, Kniebeugen und ähnliches.

Geeignete taktile Reize können auch aus dem Lutschen scharfer Bonbons oder einem Eis essen gezogen werden.

Das Anhören bestimmter Lieblingsmusikstücke, die dazu animieren zuzuhören, und somit „da zu bleiben" können ebenso hilfreich sein, wie Musikstücke mit starken tiefen Bässen.

Wecker, die zu bestimmten Zeiten klingeln, oder die Alarmfunktion der SELWA-App können ebenso helfen.

Einigen Klienten hilft es auch, hörbare Selbstgespräche zu führen.

### *Stocktechnik*

Der Gedanke des Festhaltens oder Haltens spielt hier eine wesentliche Rolle. Dazu gehört auch, dass die Betätigungen bei der Stocktechnik Gedanken und Gefühlen eine Richtung geben können. Dies kann hilfreich sein, wenn traumatisierte Personen berichten, dass sie sich in einer nebel- oder wolkenartigen Umgebung oder in einem Chaos aus Gefühlen und/oder Bildern erleben. Die Vorstellung, sich selbst im *Hier-und-Jetzt* zu halten und nicht abzudriften, ist für viele ein enormer Schritt in die Unabhängigkeit. Somit birgt die Übung mit dem Stock die Möglichkeit, sich selbst eine gewisse Sicherheit zu geben.

### *Schulung der Sinne*

### *Selbstgespräche, Dialog „Gedanke-Gefühl“*

### *Handwerklich und kreativ gestalterische Tätigkeiten*

Auch hier bieten sich Holzarbeiten an. Die notwendige Steuerung von Körperhaltung und -bewegung, die zur Ausübung dieser Aktivitäten notwendig ist, schafft eine gute Voraussetzung um auch geistig im *Hier-und-Jetzt* zu verbleiben. Die Gefahr, dass Klienten dissoziative Zustände entwickeln, ist relativ gering.

Wird nun die Wahrnehmung des Klienten mit Hilfe der Achtsamkeit während der Aktivität auf den Körper und den psychischen Zustand gelenkt (siehe Kap. 6.1.11) kann dies ausgesprochen verstärkend auf die Körperwahrnehmungsfähigkeit wirken.

# 8. Modul 6: Alltagsstruktur-Entwicklung

Die Entwicklung einer individuellen Alltagsstruktur (Wochen-, Tages-, Arbeitsstruktur u.ä.) ist erfahrungsgemäß in vielen Fällen hilfreich. Dies gilt insbesondere, wenn es schwierig ist, die persönlichen erforderlichen Alltagshandlungen zufriedenstellend erledigen zu können. Wenn die Problematik des Klienten mit Schwierigkeiten der inneren oder äußeren Struktur einhergeht, bietet es sich an, eine Alltagsstruktur-Entwicklung an den Beginn einer Therapie zu stellen. Das Finden einer äußeren Struktur schafft nicht selten die Voraussetzung dafür, auch eine innere Ordnung herstellen zu können.

Es geht darum, die individuelle Leistungsfähigkeit und Belastbarkeit in den individuellen Lebensbereichen von Selbstversorgung, Produktivität und Freizeit, festzustellen und ggf. zu fördern. Im Rahmen einer Strukturentwicklung wird es auch möglich, eine persönliche Erwartungshaltung für bestimmte Fähigkeiten zu entwickeln, beispielsweise *ruhig sein* zu können. Andere Klienten möchten vielleicht zügiger aktiv sein, oder aber langsamer. Die Klienten werden darin gefördert, Ziele zu entwickeln und realistisch abschätzen zu können, wie und unter welchen Voraussetzungen diese Ziele erreicht werden können. Zudem werden die Klienten darin unterstützt, zu erkennen, wie die Unterscheidung zwischen persönlichem Bedürfnis und von anderen kommenden Anforderungen gelingen kann.

Dabei ist es wichtig zu beachten, das Erstellen von Plänen immer nur solange zu empfehlen, wie der Klient dies als hilfreich erlebt. Empfindet er es als Zwang, bestimmte Tätigkeiten unbedingt nach einem Plan ausführen zu müssen, entsteht Druck. Dies ist dann eher kontraproduktiv und daher ungünstig. In einem solchen Fall sollte auf das Erstellen von Plänen verzichtet werden. Hier können eventuell alternativ Checklisten zum Einsatz kommen. Diese helfen, nichts Wichtiges zu vergessen. Die Reihenfolge der abzuhakenden Punkte bewirkt dennoch eine gewisse Strukturierung, an die man sich aber nicht zwangsläufig halten muss.

Grobplanung:

- ☐ Küche aufräumen
- ☒ mit dem Hund gehen
- ☐ Pause
- ☒ Mittagessen vorbereiten
- ☐ Wohnzimmer aufräumen
- ☒ Auto waschen

Feinplanung „Auto waschen“

- ☒ Auto durch die Waschstraße fahren
- ☐ Spiegel und Scheiben trockenledern
- ☒ Innenraum saugen
- ☒ Kofferraum saugen
- ☐ Reifendruck prüfen

Die Erfahrung zeigt, dass das Erstellen (und Einhalten) von Wochenplänen zunächst die Strukturierung des Alltags erleichtert und die Klienten an Selbstsicherheit gewinnen. In der Regel hilft es ihnen, (wieder) zu lernen, ihren Alltag selbst nach eignen Wünschen und Bedürfnissen zu gestalten.

Oft ist es für die Klienten leichter, sich auf das Erstellen und Einhalten von Wochenplänen einzulassen, wenn man ihnen erklärt, dass dies nur vorübergehend praktiziert werden soll. Später wird ihnen die Strukturierung der Tätigkeiten auch intuitiv gelingen.

## 8.1 Wochenplan

Die Erstellung eines Wochenplanes hilft beim Zeitmanagement der zu erledigenden Tätigkeiten in einem bestimmten Zeitraum (hier: Woche, sowie die einzelnen Tage). Dazu gehört auch ein in Bezug auf das eigene Leistungsvermögen ausgewogenes Verhältnis zwischen Aktivität und Ruhe inklusive der Möglichkeiten zur Regeneration und Erholung.

So hat es sich in vielen Fällen als günstig erwiesen, zuerst einen realistischen Überblick über die tatsächlichen Aktivitäten zu bekommen.

### Aufnahme des IST-Zustandes

Zu Beginn hat der Klient die Aufgabe, in einem *Wochen-Plan* die Aktivitäten zu notieren, die er tatsächlich ausführt. Dies kann beispielsweise am Arbeitsplatz eine *Tagesdokumentation* über die verschiedenen Arbeitsabläufe sein. Hierbei ist darauf zu achten, dass die jeweilige Tätigkeit oder Nicht-Tätigkeit (wie Pausen, Tagträumen oder auch Schlafen) und die dafür benötigte Zeit notiert wird.

Diese Aufgabe kann gemeinsam mit der Therapeutin während der Therapie oder selbstständig als Hausaufgabe ausgeführt werden.

So erhält der Klient einen Überblick über das, was er tatsächlich alles tut. Dabei kommt es nicht selten vor, dass der persönliche subjektive Eindruck des *Geschafften* von der tatsächlichen Leistung stark abweicht. Mitunter schafft ein Klient tatsächlich mehr als er selbst dachte, was dann schon zu diesem Zeitpunkt selbstwertsteigernd wirkt. Viele Klienten erkennen bereits hier, was sie verändern möchten.

### Anfertigung einer Prioritätenliste

Hier werden alle Aktivitäten zunächst als *Sammlung* notiert. Dann werden sie nach Wichtigkeit *sortiert* und in entsprechende Tätigkeitsbereiche, z. B. Essen, Körperpflege, Haushalt, Behördengänge, Arzt- und Therapiebesuche, Arbeit, Freizeit, Erholung, eingeteilt.

### Tagesgenauer Wochenplan

Im nächsten Schritt plant der Klient die verschiedenen Aktivitäten für die kommende Woche. Wie kleinschrittig die Woche bzw. der Tag geplant werden sollte, ist von dem Bedarf des einzelnen Klienten abhängig. Die Erfahrung zeigt, dass je größer die Verunsicherung und Strukturschwierigkeit ist, umso detaillierter die Planung sein sollte.

Das Markieren mit Textmarkern unterschiedlicher Farben kann hilfreich sein, schneller zu erkennen, welche Art der Tätigkeit zu welcher Uhrzeit an welchem Tag geplant ist.

## WOCHENPLAN FÜR DIE WOCHE VOM ........... ............... BIS ................................

| Uhrzeit | Montag | Dienstag | Mittwoch | Donnerstag | Freitag | Samstag | Sonntag |
|---|---|---|---|---|---|---|---|
| 6.00 – 7.00 | | | | | | | |
| 7.00 – 8.00 | | | | | | | |
| 8.00 – 9.00 | | | | | | | |
| 9.00 – 10.00 | | | | | | | |
| 10.00 –11.00 | | | | | | | |
| 11.00 – 12.00 | | | | | | | |
| 12.00 – 13.00 | | | | | | | |
| 13.00 – 14.00 | | | | | | | |
| 14.00 – 15.00 | | | | | | | |
| 15.00 – 16.00 | | | | | | | |
| 16.00 –17.00 | | | | | | | |
| 17.00 – 18.00 | | | | | | | |
| 18.00 – 19.00 | | | | | | | |
| 19.00 – 20.00 | | | | | | | |
| 20.00 – 21.00 | | | | | | | |
| 21.00 –22.00 | | | | | | | |

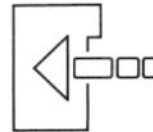

**WOCHENPLAN FÜR DIE WOCHE VOM** 28.05.2018 **BIS** 03.06.2018

ergo praxis für therapie Susanne Thielen

| Uhrzeit | Montag | Dienstag | Mittwoch | Donnerstag | Freitag | Samstag | Sonntag |
|---|---|---|---|---|---|---|---|
| 6.00 – 7.00 | | | | | | | |
| 7.00 – 8.00 | Aufstehen TB/Frühstück | | | | | | |
| 8.00 – 9.00 | | | | | | | |
| 9.00 – 10.00 | Werkstatt Auto | | Emma | Pause | | | |
| 10.00 – 11.00 | Emma | Emma | | | 10[30] Krefeld | Einkaufen | Ideal |
| 11.00 – 12.00 | Physioth. | | 11[40] Physioth. | | | | |
| 12.00 – 13.00 | Einkaufen | | Einkaufen | Pause | Pause | | Pause |
| 13.00 – 14.00 | Essen | Friseur | | Essen | Essen | Isa | |
| 14.00 – 15.00 | Pause | | Pause | | | Pause | |
| 15.00 – 16.00 | | | Ergoth. | | Ideal | | Wohnung putzen |
| 16.00 – 17.00 | Autoabhol. | Arzt | Mattes | Ideal | | | |
| 17.00 – 18.00 | | | Isa | | Maren | Steffi | |
| 18.00 – 19.00 | | Besuch | Kemmi | | | | |
| 19.00 – 20.00 | Essen/TB | | | | | | |
| 20.00 – 21.00 | | | | | | | |
| 21.00 – 22.00 | | | | | | | |

feste Termine
Freizeit/Sport
Haushalt
Essen/Tabletten
Pause



*Muster aus der Praxis*

### Reflexion mit dem Therapeuten

Hier kann der Klient mit dem Therapeuten über aufgetretene Schwierigkeiten sprechen, Ursachen herausfinden und Veränderungen überlegen. Es ist auch wichtig, festzuhalten, was gut funktioniert hat. Da der Klient im Rahmen einer Therapie nach SELWA angeleitet wird, innerhalb der ausgeübten Tätigkeit stets Gedanken, Gefühle und/oder Körperreaktionen zu beobachten, wird ihm dies nicht schwerfallen. Die Beobachtungen dienen als Hinweise, um in der kommenden Woche entsprechende Veränderungen einplanen zu können.

## 8.2 Planung der Arbeitsstruktur

Bei der Erarbeitung einer persönlichen Struktur am Arbeitsplatz oder im Haushalt wird ähnlich verfahren. Hier werden die unterschiedlichen Arbeitsaufgaben zunächst gesammelt und nach Priorität (oder nach Vorgaben des Betriebes) sortiert. Hierzu gehören beispielsweise: die Annahme von Telefonanrufen oder die Beantwortung von E-Mails nur in bestimmten festgelegten Zeiträumen. Weitere Tätigkeiten sollten daraufhin überprüft werden, ob sie zeitlich und ggf. nach Aufgabengebiet geplant werden können. So kann u.U. überlegt werden, welche Abfolge einzelner Handlungsabläufe innerhalb einer Tätigkeit (z.B. bei der Bearbeitung eines Auftrages für eine Bestellung) sinnvoll ist. Dies ist unter Umständen sehr komplex und für jedes Berufsbild individuell unterschiedlich.

## 8.3 Pausen

Einen wesentlichen Aspekt bei der Arbeits- bzw. Wochenplanung stellen Pausen dar.

Als Pause (Unterbrechung einer Tätigkeit, Ruhezeit oder Rast) versteht man die zeitlich begrenzte Unterbrechung eines Ablaufs.

Die ausführliche Darstellung in diesem Kapitel mag sich trivial anhören, soll aber auch als Argumentationshilfe (Erklärungsmodell) gegenüber den Klienten dienen.

### Warum sollte man Pausen einplanen?

Pausen sollen dazu dienen, sich zu erholen und Kraft zu tanken. Pausen in individuellem aber ausreichendem Ausmaß in seinen Alltag einzubauen, ist unbedingt erforderlich, um die Grenzen der eigenen Leistungsfähigkeit einhalten zu können. Wird dies nicht beachtet, steigt die Gefahr, Überforderungssymptome zu entwickeln. Umgekehrt kann bereits das Nachgeben eines individuellen Bedürfnisses nach Pause zu einem Abbau von Stresssymptomen führen. Richtig eingelegte Pausen können eine Grundlage schaffen, das eigene Leistungsvermögen auszubauen.

### Wie sollten Pausen gestaltet sein?

Die Gestaltung von Pausen richtet sich nach den persönlichen Bedürfnissen der Klienten. Es sollte stets überlegt werden, was guttut. Dabei ist es wichtig (und mitunter schwierig) herauszufinden, was einfach nur „schön" und nicht produktiv ist.

Im Weiteren kann mit dem Klienten überlegt werden, was für ihn sogenannte „Kraftquellen" sein können. Dies können Gespräche mit Freunden sein, in einem Buch zu lesen oder eine bestimmte Musik zu hören.

### Wie lang sollte eine Pause sein?

Auch der Zeitrahmen einer Pause hängt von den Bedürfnissen des Klienten ab. Dabei sollte auf Ermüdungszeichen (KGG) geachtet werden.

Grundsätzlich ist es sinnvoll, sowohl kleine als auch größere Pausen einzuplanen.

Da es den meisten Klienten schwerfällt, Pausen einzuplanen und dann auch tatsächlich einzulegen, hat es sich als sinnvoll erwiesen, mit Fünf-Minuten-Pausen zwischendurch zu beginnen. Dann folgt ggf. eine längere Mittagspause. Dabei bildet ein *sich Hinsetzen* bei einem Tässchen Kaffee oder Tee oft einen guten Einstieg für das Einlegen von Pausen. Dies sollte möglichst oft pro Tag geschehen. Um Misserfolge zu vermeiden sollte der Klient möglichst realistisch einschätzen, wie oft ihm dies möglich erscheint.

## 8.4 Selbstversorgung: Morgenroutine

Viele Klienten haben Schwierigkeiten den Tag zu beginnen. Es fällt ihnen schwer, *in Gang zu kommen* oder überhaupt aufzustehen. Hier ist es oft hilfreich, morgendliche Handlungsabläufe genau zu planen und festzulegen. Wie detailliert dies geschehen soll, ist individuell unterschiedlich und abhängig von der Problematik des Klienten. Die morgendlichen Handlungsabläufe sollten immer gleich sein. Hierzu gehören:

- Das Aufstehen (zu der am Vorabend geplanten und ggf. am Wecker programmierten Uhrzeit).
  Licht anmachen (evtl. indirektes Licht), Wecker abschalten, kurzes Wahrnehmen der Körpergrenzen zur Matratze – zur Bettdecke, Denken: „Ich möchte aufstehen." Wenn nötig andere SST anwenden. Ggf. ausgiebig Recken. Bettdecke zurückschlagen. Dann direkt aufstehen:

- Vorhänge/Rollläden öffnen
- Fenster öffnen, lüften
- Morgenhygiene (Zähneputzen, Duschen, usw.)
- Anziehen
- Frühstücken: ggf. ritualisieren, z. B. zuerst ein Müsli, dann Kaffee, Brot und Konfitüre, am Wochenende ein Ei
- Dabei im Radio Nachrichten und/oder Musik hören
- Evtl. Zeitunglesen

Dieser Ablauf gilt zunächst als „Verordnung", an der sich der Klient orientieren kann. Hilfreich ist auch, immer zur gleichen Zeit ins Bett zu gehen und auch aufzustehen. Wenn diese Zeiten nach dem persönlichen Biorhythmus gewählt werden, ist die Chance eines positiven Ergebnisses größer.

Ist ein zunächst streng nach Plan ablaufender Start in den Tag dann nach einiger Zeit *in die Gewohnheit übergegangen*, fällt der restliche Tagesablauf ebenfalls weniger schwer, als wenn man sich morgens irgendwann *aus dem Bett quält.*

## 8.5 Weitere Ritualketten

Ähnlich ist auch eine strukturierte Abendroutine vorstellbar, die es erleichtert, in den Schlaf zu finden. Darüber hinaus ist es denkbar, auch für eine Reihe anderer Lebenslagen entsprechende Ritualketten zu entwickeln. Den Wocheneinkauf beginnt man beispielsweise regelmäßig mit Blick in die Schränke und dem Erstellen einer schriftlichen Einkaufsliste etc.

# 9. Beispiele aus der Praxis

## 9.1 Grundlegendes Beispiel

Um zu verdeutlichen, wie SELWA in der Ergotherapie-Praxis der Autorin praktiziert wird, folgt hier zunächst recht ausführlich das Beispiel eines Klienten mit Konzentrationsproblemen. Bei allen anderen Beispielbeschreibungen in diesem Buch (sowohl weiter oben als auch unten folgend) gilt eine ähnliche Vorgehensweise, dann allerdings jeweils unter Berücksichtigung der realen Problemstellungen der jeweiligen Klienten.

- *Klient:* Herr B., 27 Jahre
- *Diagnose:* (z.B.) ADHS
- *Problem*

Der Klient sah sich grundsätzlich in der Lage, alle anfallenden Arbeiten in seiner Tätigkeit als Lagerarbeiter zu erledigen. Er hatte jedoch Schwierigkeiten, sich am Arbeitsplatz ausreichend zu konzentrieren. Dadurch machte er zunehmend Fehler (Pakete falsch eingeräumt etc.) und hatte bereits mehrfach den Arbeitsplatz verloren.

- *Im Rahmen der Befundung mit dem Klienten erarbeitetes Ziel*

Herr B. hatte den Wunsch, sich bei der Arbeit besser konzentrieren zu können und weniger Fehler zu machen. Das hieß konkret, festgesetzte Arbeitsabläufe dauerhaft richtig ausführen zu können.

- *Ziel der Ergotherapie gemäß Indikationskatalog (vgl. DVE 2017, Buchner 2017) (Richtziel)*

Verbesserung von Belastungsfähigkeit und Ausdauer

- *Grobziel*

Entwicklung, Wiederherstellung und Erhalt zur Alltagsbewältigung benötigter kognitiver Fähigkeiten

- *Feinziel*

Steigerung der Aufmerksamkeit und Konzentrationsfähigkeit, Verminderung der Ablenkbarkeit

- *Behandlungsverlauf*

Durch eine Situationsanalyse wurde Herrn B. klar, dass er zu Beginn einer Tätigkeit noch in der Lage war, alle Arbeitsabläufe gemäß den Vorgaben korrekt auszuführen. Aber bereits nach relativ kurzer Zeit (ca. zwei Stunden) wurde er unruhig, und es schlichen sich Fehler in seinen Arbeitsablauf ein. Er war nicht mehr in der Lage, die Arbeitsabläufe richtig durchzuführen, da er sich offensichtlich nicht mehr ausreichend konzentrieren konnte und schlichtweg vergaß, welches die vorgeschriebenen Arbeitsabläufe waren. Er habe dann „einfach weiter drauflos gearbeitet“. Er wollte „einfach nur fertigwerden“.

- *Veränderungswunsch/-wünsche*

- lernen ruhig zu bleiben
- klar denken zu können
- mit den Gedanken beim jeweiligen Arbeitsschritt bleiben zu können.

Auf der Basis der folgenden Wahrnehmungsübungen (s.u.) kamen später hinzu:

- Umgang mit störenden Gedanken
- Überwindung von innerer Anspannung
- Umgang mit Angst und Wut

- *Weiteres Vorgehen*

In einer der ersten Therapieeinheiten bearbeitete der Klient am PC Aufgaben eines ergotherapeutischen Konzentrationstrainings-Programms.

- *Wahrnehmung von KGG ohne Nutzung der SI*

Detailliertes Abfragen: Nach einer Weile unterbricht der Therapeut die Tätigkeit und fragt nach der Befindlichkeit des Klienten. Dabei ist hier die Aufforderung zur detaillierten Selbstwahrnehmung wichtig. Entsprechend gezielt werden einzelne Körperreaktionen, Gefühle und Gedanken (KGG) abgefragt.

Die Körperhaltung des Klienten war stark nach vorn gebeugt, Schultern und Nacken waren verkrampft. Er fühlte sich gehetzt und dachte „Ich muss das hier alles schneller machen. Das ist doch alles viel zu einfach“. Dennoch machte er tatsächlich zunehmend Fehler im PC-Konzentrationsprogramm, worüber er sich ärgerte.

Im Rahmen einer kognitiven Auswertung stellte Herr B. fest, dass es sich hier ja nur um eine Übungssituation ohne Folgen in Form von Sanktionen handelte. Trotzdem kamen dabei Erinnerungen an alte Erlebnisse aus der Schulzeit hoch. „Ich war immer schlecht in der Schule.“ Der Vater hatte immer gesagt „Du musst besser werden“, wodurch er sich unter Druck gesetzt fühlte. Dies hatte zusätzlich Angst und Wut in ihm ausgelöst.

Auf der Basis dieser Wahrnehmungen erkannte Herr B., dass er in erster Linie an seinen *Fähigkeiten zur Abgrenzung* gegenüber früheren Glaubenssätzen und dem eigenen Leistungsdruck arbeiten wollte. Daraus ergeben sich dann untenstehende SST.

- *SI-Angebot*

*Sensorische Reize:* Dem Klienten werden verschiedene SI-Angebote vorgestellt (z.B. Linsenbad, Hängematte, Sanddecke). Aus diesen Angeboten kann er aussuchen, was er ausprobieren möchte. Das ausgewählte Angebot – hier zunächst verschiedene Handbäder – wird dann unmittelbar umgesetzt.

*Achtsamkeit schärfen:* Nun wird während der Wirkung des SI-Reizes durch gezielte Hinweise des Therapeuten die Achtsamkeit des Klienten geschärft. Dazu stellt der Therapeut Fragen, die sich auf die Sinneswahrnehmung beziehen. Sollte der Klient gerade den Arm (beide Arme) in einem Linsenbad haben könnte dies z. B. sein „Welche Informationen gibt Ihnen Ihr Tastsinn?“ (rund, glatt, scharfkantig, hart, weich, warm, kalt, ...) oder „Sind diese taktilen Signale unterschiedlich für die rechte und die linke Seite?“. Dabei ist völlig egal, was der Klient spürt: Alles ist richtig!

- *Wahrnehmung von KGG mit bzw. nach Nutzung der SI*

KGG abfragen: Im nächsten Schritt werden zunächst erneut die Körperreaktionen beobachtet. Wie ist beispielsweise jetzt der Anspannungsgrad der Muskulatur? Gibt es Reaktionen wie Kribbeln, Schmerzen etc.? Um solche Reaktionen bei Bedarf zu verändern, können später entsprechende Selbststeuerungstechniken (z. B. Atemtechniken, Progressive Muskelentspannung, Stocktechnik etc.) separat eingeübt werden. Bei Herrn B. ließ die Verkrampfung der Nackenmuskulatur nach.

Danach lenkt der Therapeut die Aufmerksamkeit des Klienten auf seine momentanen Gedanken: Kann er sich auf die momentane Aufgabe „nur zu tasten“ konzentrieren, oder hat er hier und jetzt nicht erforderliche und daher störende Gedanken? Im letzteren Fall muss man sich dieser Problematik später gesondert widmen und die Konzentration auf das „nur Tasten“ üben. Dies kann z. B. durch die Schulung der Sinne oder durch kognitive oder imaginäre Strategien nach Reddemann (2010) geschehen.

Herrn B. gelang es, mit seinen Gedanken bei der Aufgabenstellung zu bleiben, ohne Parallelgedanken zu haben.

Nach den Körperreaktionen und Gedanken werden nun die aktuellen Gefühle abgefragt. Herr B. fühlte sich zufrieden, weil es ihm gelang „bei der Sache zu bleiben“.

Bewertung: Im Rahmen einer dann folgenden Bewertung kann z. B. abgefragt werden, ob die taktilen Sinneseindrücke angenehm oder unangenehm sind. Dabei ist es nun auch wichtig, die Aufmerksamkeit des Klienten darauf zu lenken, ob diese Gefühle auf der aktuellen Sinneswahrnehmung oder auf Erinnerungen an frühere Erlebnisse beruhen. Sind die Gefühle sehr negativ oder gar Angst machend bzw. vom Klienten nicht mehr kontrollierbar, ist ggf. ein anderes SI-Angebot zu wählen.

Üben und Stabilisieren: Hat der Klient mithilfe des Therapeuten eine SI-Maßnahme gefunden, die ihn positiv stimuliert, wird die ursprüngliche Übung, hier die Arbeit am PC, wieder aufgenommen. Dies kann bei Bedarf beliebig oft wiederholt werden.

- *Selbststeuerungstechnik(en) (SST)*

Hier kommen grundsätzlich alle SST zur Verbesserung der Abgrenzungsfähigkeit (vgl. Kap. 7.5.2) infrage; beispielsweise wiederholte Situationsüberprüfung, Selbstgespräche, Atemtechniken.

Insbesondere half Herrn B. die Stocktechnik dabei, auf aufkommende Unruhezustände zu reagieren und dadurch besser denken zu können.

Um eine dieser Selbststeuerungstechniken in eine ursprünglich schwierige Situation zu integrieren, muss eine alltagstaugliche Adaption der positiven Wirkung durch entsprechende Sinnesreize gefunden werden.

Da sich bei Herrn B. beispielsweise das Linsenbad *(taktile/propriozeptive Reize)* als vorteilhaft erwiesen hatte, konnte er bei seiner Arbeit am PC z.B. mit einer Hand eine Igelrolle (oder einen Igelball) drücken. Dieser Vorgang provoziert ebenfalls taktile/propriozeptive Reize und erfüllt somit die Aufgabe der positiven Reizwirkung.

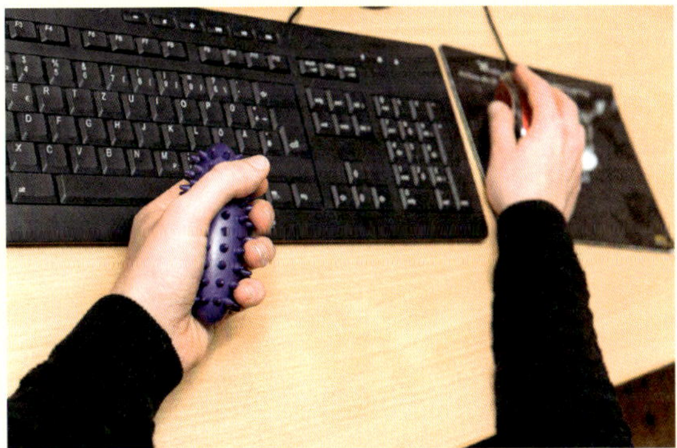

- *Transfer in den Alltag*

Später, am Arbeitsplatz, konnte statt durch Drücken des Igelballs beispielsweise durch ein bewusstes Anfassen von Kartons und deren Inhalten eine entsprechende taktile/propriozeptive Reizwirkung erreicht werden.

## 9.2 Weitere Beispiele

***Beispiel 1***

- *Klient:* Frau F., 16 Jahre, Größe: 1,78cm, Gewicht 52 kg
- *Diagnose:* Essstörung
- *Problem*

Ihre Gedanken drehten sich nur um ihre Heißhungerattacken. Sie litt unter starken Stimmungsschwankungen und hatte keine Lust mehr zur Schule zu gehen. Kontakt mit Freunden setzte sie unter Druck und Stress. Sie hatte kein Gefühl mehr für ihren Körper und keine Möglichkeit, ihren Körper wahrzunehmen, so merkte sie selbst auch keine Ermüdungserscheinungen mehr. Beim Sport beispielsweise (sie spielte aktiv Basketball) verausgabte sie sich völlig. Im Zeitraum der ersten Therapiestunden ließ ihr Trainer sie aus diesem Grund nicht am Training teilnehmen. Sie hatte ihre Lebensfreude verloren und sich sozial deutlich zurückgezogen. Zu der Zeit war sie nur zuhause und lag die meiste Zeit im Bett.

- *Im Rahmen der Befundung mit dem Klienten erarbeitetes Ziel*

Das Wichtigste war ihr, wieder Spaß am Leben zu haben und ihren Alltag wieder normal führen zu können.

Sie wollte mir ihren Freundinnen gemeinsame Aktivitäten durchführen und dabei nicht immer nur tun, was diese wollten.

- *Ziel der Ergotherapie gemäß Indikationskatalog (vgl. DVE 2017, Buchner 2017) (Richtziel)*

Verbesserung des situationsgerechten Verhaltens, sowie der sozioemotionalen Kompetenzen und der Interaktionsfähigkeit.

- *Grobziel(e)*

- Entwicklung, Wiederherstellung und Erhalt von Handlungskompetenzen zur Bewältigung kommunikativer und sozial-interaktiver Kompetenzen
- Stärkung der Eigenverantwortlichkeit und Entscheidungsfähigkeit
- Entwicklung und Verbesserung der Krankheitsbewältigung, Aufbau von Selbstwirksamkeit

- *Feinziel(e)*

- Steigerung des Antriebs und der Motivation
- Verbesserung der Tagesstruktur und der Ernährung
- Verbesserung des Umgangs mit Gefühlen und Impulsen
- Verbesserung des Umgangs mit Stress und Druck
- Steigerung der körperlichen Kraft und Leistungsfähigkeit
- Förderung der Selbstwahrnehmungsfähigkeit
- Förderung der Konfliktfähigkeit

- *Behandlungsverlauf*

Situationsanalyse: Sie fühlte sich völlig erschöpft und lag in ihrem Bett. All ihre Gedanken drehten sich um das Essen. Hungergefühl konnte sie nicht wahrnehmen. Insgesamt schenkte sie ihrem Körper keine Beachtung. Als eine Freundin anrief, beendete sie das Gespräch bevor es richtig beginnen konnte, weil sie das Gefühl hatte, dass sie keiner verstehe und sie deshalb an keiner gemeinsamen Unternehmung teilnehmen wolle. Sie hatte die Befürchtung, dass die Anderen alles bestimmen wollten. Gefühle von Ratlosigkeit und Verzweiflung machten sich breit, weil sie nicht wusste, was sie tun sollte, damit sich irgendwas änderte.

- *Veränderungswunsch/-wünsche*
  - Aktiv werden
  - Nicht nur an Essen denken, Veränderung störender Gedanken
  - Hunger- und Sättigungsgefühl entwickeln
  - Sich im eigenen Körper wohlfühlen
  - Umgang mit innerer Leere
  - Sinnvolle Tagesstruktur entwickeln
  - Verbesserung des Konfliktverhaltens

- *Weiteres Vorgehen*

Da die Klientin trotz der geäußerten Veränderungswünsche (s. o.) für Überlegungen zur tatsächlichen Veränderung ihrer Situation nicht zugänglich war, folgten unmittelbar Wahrnehmungsübungen.

- *Wahrnehmung von KGG ohne Nutzung der SI*

Ihr war „alles egal". Sie fand „das Leben doof" und „war noch nie so traurig"! Den Anspannungsgrad der Muskulatur konnte sie nicht einschätzen. Sie bemerkte auch keine anderen körperlichen Befindlichkeiten. Allgemein wollte sie nicht reden.

- *SI-Angebot*

In der fünften Therapiestunde entschied sie sich für das Bohnenbad *(taktile/propriozeptive Reize)*. Sie stieg zügig ein und experimentierte zunächst mit verschiedenen Bewegungen.

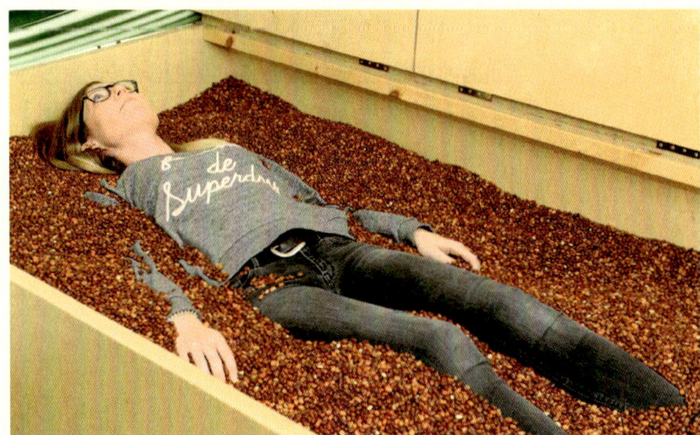

- *Wahrnehmung von KGG mit bzw. nach Nutzung der SI*

Zuerst hatte sie Sorge, die Bohnen zu verletzen. Dann machte sie sich die Realität bewusst, und stellte schließlich fest, „Ich tue den Bohnen nichts!". In der Folge machte es ihr Spaß, sich in den Bohnen zu bewegen, bis sie sich schließlich in die Bohnen legte und sich teilweise „einbuddelte".

Sie berichtete von sich aus ausführlich über ihre Wahrnehmungen und war im Kontakt offen und zugewandt. Sie verglich die Bohnen mit ihren Freundinnen. Diese blieben in ihren Meinungen auch so klar und eindeutig, hart, wie die Bohnen. Dennoch passten sie sich, ähnlich wie die Bohnen, an ihren Körper an und akzeptierten sie, so wie sie war. Daraus leitete sie die Erkenntnis ab: „Ich darf so sein, wie ich bin." Sie fühlte sich deutlich wacher und energievoller und war stolz darauf, dass sie zu diesem Ergebnis gekommen war.

An jenem Tag verließ sie deutlich gestärkt die Praxis.

- *Selbststeuerungstechnik(en) (SST)*

Sie hantierte mit einigen Bohnen, die sie in der Hosentasche ständig mit sich führte. Gestützt wurde dieser sensorische Reiz durch entsprechende Selbststeuerungsmechanismen im Bereich der Gedanken.

- *Transfer in den Alltag*

Nach dieser Erkenntnis konnte sie deutlich besser, ohne schlechtes Gewissen, im Kontakt mit den Freundinnen ihren eigenen Wünschen und Bedürfnissen folgen.

Nach zehn Therapieeinheiten fühlte sich die Klientin deutlich wohler, ihr Essverhalten hatte sich normalisiert, bei einem Gewicht von 65 kg trieb sie wieder regelmäßig Sport. Sie traf sich wieder regelmäßig mit Freunden und war dabei in der Lage, ihre eigenen Wünsche und Bedürfnisse, ohne schlechtes Gewissen, zu vertreten.

Dies ist auch ein Beispiel dafür, dass, wenn Klienten in der Lage sind, ihre Wahrnehmungen und Wahrnehmungsprozesse zu beobachten, sie oft aus sich heraus Erkenntnisse erlangen, die entscheidend sind für zukünftige Handlungsweisen.

**Beispiel 2**

- *Klient:* Herr M., 25 Jahre
- *Diagnose: ADHS*
- *Problem 1*

Zu Beginn der Therapie beschrieb der Klient (ein Student), dass er Schwierigkeiten hatte, eine Lernstruktur bei Prüfungsvorbereitungen zu finden. Außerdem ließ bei schwieriger werdenden Übungsaufgaben seine Motivation stark nach. Er fand in der Folge „Ausreden", um die Prüfung nicht schreiben zu müssen, da er ja nicht gelernt hatte.

- *Im Rahmen der Befundung mit dem Klienten erarbeitetes Ziel*

Entwicklung und Durchführung eines Lernplans, um ausreichend vorbereitet an der Prüfung teilzunehmen.

- *Ziel der Ergotherapie gemäß Indikationskatalog (vgl. DVE 2017, Buchner 2017) (Richtziel)*

Verbesserung der Belastungsfähigkeit und der Ausdauer.

- *Grobziel*

Entwicklung, Wiederherstellung und Erhalt von Handlungskompetenzen zur Bewältigung allgemeiner Aufgaben und Anforderungen.

- *Feinziel*

Steigerung der Motivation, des Antriebs, der Aufmerksamkeit, Konzentrations- und der Strukturfähigkeit.

- *Behandlungsverlauf*

Bei der *Situationsanalyse* beschrieb der Klient eine starke Ablenkbarkeit durch innere und äußere Reize. Er bemerkte, dass er, sobald er sich zum Lernen an den Schreibtisch setzte, nicht mehr wusste, was wichtig ist und was er lernen sollte. Außerdem fielen ihm andere Dinge ein, die er jetzt gerade lieber tun würde, und er dies dann in der Regel auch tat, beispielsweise sich mit seinen Mitbewohnern zu unterhalten.

- *Veränderungswunsch/-wünsche*

- Wissen über Lerninhalte erhalten
- Ablenkende Gedanken steuern können
- Am Vorsatz dranbleiben können

- *Weiteres Vorgehen*

Es sollten folgende Faktoren für den Erwerb der oben angestrebten Fähigkeiten beachtet werden:

- Arbeits- und Tagesstrukturentwicklung
- Selbstwahrnehmungsfähigkeit
- Abgrenzungsfähigkeit

Bei der Erarbeitung einer *Arbeitsstruktur*, Erfassung und Einteilung des Lernpensums für die noch verbleibende Zeit bis zur Prüfung gewann Herr M. an Sicherheit, weil er sich zutraute, das geplante Pensum zu bewältigen. Er wurde ruhiger und etwas entspannter.

Als zusätzliche Hilfe fertigte er einen *Wochen- und Monatsplan* an, den er als visuelle Verstärkung ausdruckte und an die Wand über dem Schreibtisch hängte, was ihm Sicherheit gab.

Nachdem ihm das Ziel seiner Bemühungen, nämlich das Studium beenden zu wollen, nochmal deutlicher geworden war, kamen verschiedene SST-Angebote zur *Verbesserung der Abgrenzungsfähigkeit* zur Anwendung.

- *Wahrnehmung von KGG ohne Nutzung der SI*

Herr M. schilderte Muskelverspannungen am ganzen Körper, besonders im Schulter-Nackenbereich. Er beschrieb ein „großes Durcheinander" im Kopf. Darüber hinaus berichtete er von dem Eindruck, der Kopf sei „angeschwollen". Er hatte viele unterschiedliche Gedanken gleichzeitig. Es waren dies Gedanken, die mit seinem Studium und den bevorstehenden Klausuren zu tun hatten, aber auch Gedanken aus dem privaten Bereich. Er bemerkte eine starke innere Unruhe, die ihn antrieb. Insgesamt war er frustriert.

- *SI-Angebot*

Er entschied sich in einer Therapiestunde für die Nutzung der Sanddecke *(taktiler/propriozeptiver Reiz)*, mit der er im Liegen zugedeckt wurde.

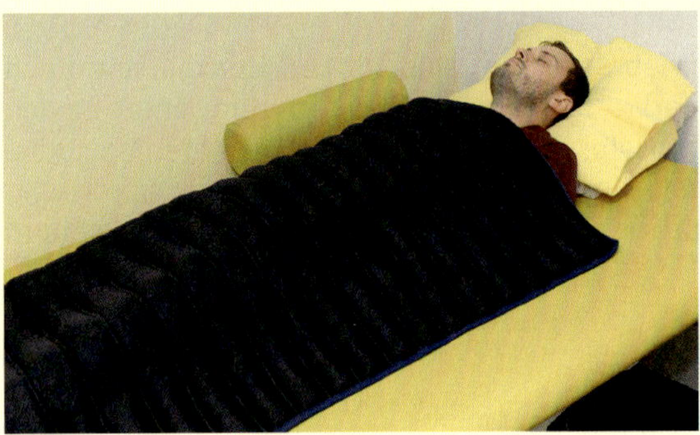

- *Wahrnehmung von KGG mit bzw. nach Nutzung der SI*

Zu Beginn fiel es ihm schwer, sich selbst die Erlaubnis zu geben, seinen Kopf auf dem Kopfkissen abzulegen. Nachdem ihm dies möglich war, wich die Nervosität. Im Brust-/Bauchbereich bemerkte er ein „wohliges-heimeliges" Gefühl. Bei genauerer Betrachtung beschrieb er dieses Gefühl als eine „blaue Fläche" die sich mit dem Atemrhythmus bewegte, was ihm angenehm war. Im Verlauf „kam dieses Gefühl im Kopf an", und er fühlte sich deutlich ruhiger. Er konnte sich darauf einlassen, die vielen Gedanken so zu lassen, wie sie sind und sie nicht weiter zu beachten.

Nach ca. 30 Minuten unter der Decke waren seine Muskeln deutlich entspannter, in seinem Kopf war es „aufgeräumter". Er hatte eine Idee, wie er sein Lernpensum für die Uni-Prüfung einteilen/strukturieren könnte. Er hatte den Eindruck, mehr „in sich" und im „Jetzt" zu sein. Der „Spaßreiz", der ihn vom Lernen ablenkte, war nicht mehr so stark. Er fühlte sich „erwachsener". Er war erstaunt darüber, dass der Vorsatz, „mit Konsequenz" sein Ziel zu verfolgen und sich dafür zu belohnen, ihm jetzt so klar und selbstverständlich erschien.

- *Selbststeuerungstechnik(en) (SST)*

Er schlief mit einer zusätzlichen schweren Bettdecke und trug enge Kleidung. Ergänzend nutzte er bestimmte gedankliche Steuerungsmöglichkeiten. Wiederholte Situationsüberprüfung machten ihm immer wieder bewusst, dass es *seine* Entscheidung war, die Prüfung zu machen.

Selbstgespräche halfen ihm, sich mit seinen Gedanken und Gefühlen auseinanderzusetzen und störende Gedanken zu verändern.

Um sich zu beruhigen nutzte er auch bei Bedarf die 1-2-3 Atmung.

- *Transfer in den Alltag*

Durch die gemachte Erfahrung fiel es ihm leichter, eine beobachtende Haltung während seiner Alltagstätigkeiten einzunehmen. Dadurch fühlte er sich deutlich entlastet.

Zwei Wochen später nahm er besser vorbereitet an der Prüfung teil, die er auch bestand. Er hatte die Erkenntnis gewonnen, dass mit ein „bisschen mehr" Aufwand die Prüfungsergebnisse noch besser ausfallen würden.

- *Problem 2*

Bei Beginn des neuen Semesters, wollte er nicht in alte Muster zurückfallen und bei 2/3 des Lernpensums aufhören.

- *Im Rahmen der Befundung mit dem Klienten erarbeitetes Ziel*

Er wollte eine Aktivierung erreichen, um ohne Druck am geplanten Vorhaben „dranbleiben" zu können.

- *Ergotherapeutische Ziele*

Richtziel, Grobziel und Feinziel blieben gleich (s. o.).

- *Veränderungswunsch/-wünsche*

„Dranbleiben"

- *Wahrnehmung von KGG ohne Nutzung der SI*

Zu Beginn dieser Therapieeinheit fühlte er sich antriebslos und verspürte einen starken Druck im Kopf. Er hatte Sorge, dass er sein Ziel nicht weiterverfolgen könnte.

- *SI-Angebot*

Er wählte diesmal die Schaukel, die ca. 30 cm über dem Boden hing (vestibulärer/propriozeptiver Reiz).

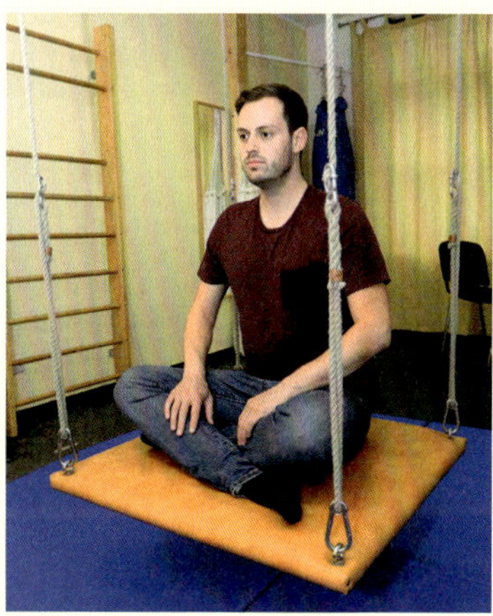

- *Wahrnehmung von KGG während bzw. nach Nutzung der SI*

Dort erlebte er, bei leichter Beschleunigung, vor und zurück, im Sitz ohne Bodenkontakt, zunächst ein Gefühl der Unsicherheit. Während der weiteren Nutzung veränderte sich dieses Gefühl, und er bemerkte, wie er in sich an Sicherheit gewann. Er hatte den Eindruck, dass der Druck im Kopf über die Schultern langsam durch den Körper nach unten wanderte, bis er im Bereich des Beckens an die Sitzfläche abgegeben und nicht mehr als belastend erlebt wurde.

- *Selbststeuerungstechnik(en) (SST)*

Diese Erfahrungen motivierten ihn, auch selbst außerhalb der Therapie körperliche Gegebenheiten für seine psychischen Problemstellungen zu nutzen, z. B. bei seinem Klettersport bewusst den Aspekt Sicherheit zu beachten.

- *Transfer in den Alltag*

Nach diesem Erlebnis konnte er sich erlauben, im Alltag seine Achtsamkeit auf seine Gefühle zu lenken, so dass er z. B. das Gefühl „Freude" bei sich wiederholenden Alltagsabläufen, z. B. Frühstücken, wahrnahm und dabei zufriedener war.

- *Ergebnis*

In der darauffolgenden Therapiestunde berichtete er, dass es ihm nun leichter falle, mit den Übungsaufgaben zu beginnen. In den folgenden Wochen schaffte er es, kontinuierlich seinen Lernplan zu verfolgen und fühlte sich deutlich besser vorbereitet, da er „immer im Stoff war".

**Beispiel 3**

- *Klient:* Frau N., 39 Jahre
- *Diagnose:* Komplexe PTBS, Dissoziationen
- *Problem*

Die Klientin litt unter häufigen Flashbacks, Panikattacken und dissoziativen Zuständen. Zusätzlich hatte sie ständig Grübelgedanken und eine hohe muskuläre Grundanspannung. Sie konnte nicht zur Ruhe kommen.

- *Im Rahmen der Befundung mit dem Klienten erarbeitetes Ziel*

Sie wollte eine Möglichkeit finden, damit sie bei ihren physiotherapeutischen Behandlungen nicht dissoziierte.

- *Ziel der Ergotherapie gemäß Indikationskatalog (vgl. DVE 2017, Buchner 2017) (Richtziel)*

Verbesserung des situationsgerechten Verhaltens.

- *Grobziel*

Entwicklung und Verbesserung der Krankheitsbewältigung, Aufbau von Selbstwirksamkeit.

- *Feinziel*
- Vermittlung von Stabilisierungsmöglichkeiten
- Förderung der Entspannungsfähigkeit
- Umgang mit Stress und Druck
- Förderung der Selbstwahrnehmungsfähigkeit

- *Behandlungsverlauf*

*Situationsanalyse:* Bereits beim ersten noch so leichten Körperkontakt durch die Physiotherapeutin dissoziierte Frau N. Im Anschluss fühlte sie sich hilflos und ausgeliefert, da sie keine Kontrolle über die Situation hatte.

- *Veränderungswunsch/-wünsche*
- Bei Körperkontakt mit Anderen (weniger vertrauten Personen) nicht zu dissoziieren
- Mit starken Gefühlen zurechtzukommen

- *Weiteres Vorgehen*

Zu Beginn wurde mit der Klientin erarbeitet, dass es eine große Hilfe für sie war, sich in jedem Fall von ihrem Lebenspartner zur Physiotherapie begleiten zu lassen. Während der Physiotherapie hielt der Lebensgefährte ihre Hand und blieb mit ihr im Gespräch. Auch wenn die Berührungen seitens der Physiotherapeutin belastend blieben, fühlte die Klientin sich etwas sicherer, und es entwickelte sich eine Hoffnung in ihr, sie könnte die Problematik in den Griff bekommen.

- *Wahrnehmung von KGG ohne Nutzung der SI*

Die Klientin klagte über massive Muskelverspannungen am ganzen Körper sowie Knie- und Rückenschmerzen. Sie trug Schuhe immer eine Nummer größer, da die Füße mehr Platz brauchten, da sie ihre Zehen ständig nach oben zog. Sie hatte große Schwierigkeiten, verschiedene Körperteile isoliert wahrzunehmen. Dies galt auch für beide Beine. Gleichzeitig beschrieb sie eine taktile Überempfindlichkeit, besonders an beiden Unterschenkeln. Gefühl: Frau N. beschrieb aufgeregt zu sein. Gedanken: Vor der Übung gab sie sich selbst die Erlaubnis dazu, aufgeregt zu sein.

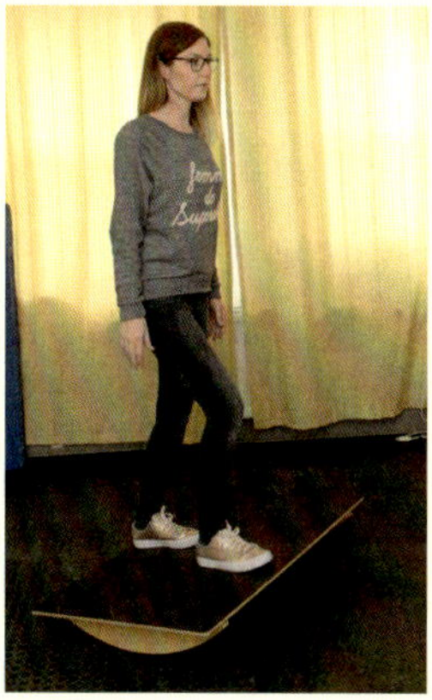

- *SI-Angebot*

Sie wählte das Schaukelbrett im Stand (vestibulär/propriozeptiver Reiz) und nutzte es mit langsamen Schaukelbewegungen vor und zurück.

- *Wahrnehmung von KGG mit bzw. nach Nutzung der SI*

Zunächst waren ihre Bewegungen recht steif, die Knie durchgedrückt. Im Verlauf wurden die Bewegungen weicher, die Knie machten die Bewegungen mit. Sie war nach einigen Minuten in der Lage, Hüft-, Knie- und Fußgelenke wahrzunehmen.

Im Anschluss an diese Übung war sie sehr erstaunt, dass sich die gesamte Muskulatur entspannt hatte, die Zehen lagen ausgestreckt am Boden, die Schmerzen hatten sich leicht reduziert.

Sie beschrieb den Zustand eines inneren Durcheinanders, allerdings anders als sonst, so als sei ihr „System aufgerüttelt". Sie bewertete diesen Zustand, zu ihrem eigenen Erstaunen, als positiv, angenehm, und hatte ein zufriedenes, hoffnungsvolles Gefühl.

- *Selbststeuerungstechnik(en) (SST)*

30 Minuten täglich schaukeln in der Hollywoodschaukel. Im Stand von Ferse zu Fußspitzen mit den Füßen vor- und zurückrollen.

- *Transfer in den Alltag*

Zusätzlich nutzte sie weiter die gezielte zeitliche Unterbrechung ihrer Alltagsaktivitäten mit Hilfe der SELWA-App zur Überprüfung/Bewusstmachung der Realität.

Sie berichtete, sie habe innerhalb der Woche die aktive Entspannung erstmalig effektiv üben können. So war es ihr möglich, die Zehen locker zu lassen. Dies war für sie eine neue Erfahrung, da sie selbst mit geringem Aufwand etwas tun konnte, um ihren körperlichen Zustand zu verbessern.

In der nächsten Therapiestunde wirkte sie immer noch ruhiger und muskulär entspannt. Es fiel ihr leichter im Kontakt zu bleiben, und sie erlebte die Stunde als weniger anstrengend. Darüber war sie sehr positiv überrascht. In nachfolgenden Therapiestunden entstand bei der Klientin und der Therapeutin der Eindruck, dass dieses Erlebnis wie eine Art „Schlüsselerlebnis" gewirkt hatte, so als „keime" vorsichtig das Zutrauen in ihre eigenen Fähigkeiten. In der folgenden physiotherapeutischen Behandlung war sie erstmalig nicht dissoziiert.

*Fazit*

Dies deutet darauf hin, dass aktive körperliche Entspannung auch Auswirkungen auf psychische Blockaden haben kann.

**Beispiel 4**

- *Klient:* Frau Q., 50 Jahre
- *Diagnose:* Gesicherte mittelgradige depressive Episode, Neurotische-, Belastungs- und somatoforme Störungen
- *Problem 1*

Frau Q. hatte erhebliche Schwierigkeiten bei der Haushaltsführung. Darüber hinaus konnte sie keine Entscheidungen treffen, was im Umgang mit einer sehr stressbehafteten Arbeitsstelle zu der Zeit erforderlich gewesen wäre.

- *Im Rahmen der Befundung mit dem Klienten erarbeitetes Ziel*

Sie wollte ihre Wohnung aufräumen. Sie wollte klare Gedanken fassen können.

- *Ziel der Ergotherapie gemäß Indikationskatalog (vgl. DVE 2017, Buchner 2017) (Richtziel)*

Selbstständigkeit in der Selbstversorgung.

- *Grobziel*

Entwicklung, Wiederherstellung und Erhalt

- von Handlungskompetenzen zur Bewältigung allgemeiner Aufgaben und Anforderungen
- der Selbstversorgung

- *Feinziel*

- Verbesserung der Entschluss- und Entscheidungsfähigkeit
- Reduzierung der inneren Unruhe
- Verbesserung der Konzentrations- und Belastungsfähigkeit

- *Behandlungsverlauf*

*Situationsanalyse:* Zu Therapiebeginn gab die Klientin an, dass sie alles „zerdenke" und nicht ins Handeln komme. Sie klagte über eine extreme innere Unruhe, Durchschlafstörungen und über eine starke körperliche und geistige Anspannung. Sie berichtete von Ohrgeräuschen, die durch Alltagsgeräusche und Stimmen in bestimmten Frequenzen entstünden.

- *Veränderungswunsch/-wünsche*

- Entwicklung klarer Vorstellungen von dem, was sie will
- Ganz allgemein Entspannung
- „Anfangen können", für sie bedeutungsvolle Tätigkeiten auszuführen

- *Weiteres Vorgehen*

Zu Beginn stand die Entwicklung einer Tagesstrukturierung im Vordergrund.

- *Wahrnehmung von KGG ohne Nutzung der SI*

Sie klagte über starke innere Unruhe und fühlte sich erschöpft. Ihre Muskeln waren angespannt, durch den lauten Tinnitus fühlte sie sich deutlich belästigt und in ihrem Denken eingeschränkt.

Für Frau Q. kamen daher grundsätzlich alle *SST bei innerer Unruhe* infrage.

- *SI-Angebot*

Sie entschied sich für die Hängematte (vestibulär/propriozeptiver Reiz), in die sie sich quer hineinsetzte. Dabei hatte sie beide Füße auf dem Boden. Im Rücken hatte sie ein festes Kissen und ein schweres Kissen auf dem Schoß (propriozeptiver Reiz). Sie bestimmte mit einem an der Wand befestigten Seil, das sie in der Hand hielt, selbst das Ausmaß der Reizwirkung. So schaukelte sie leicht vor und zurück. Im Weiteren experimentierte sie mit Körperbewegungen und einem zusätzlichen schweren Kissen, das sie schlussendlich auf beide Oberschenkel und Knie legte.

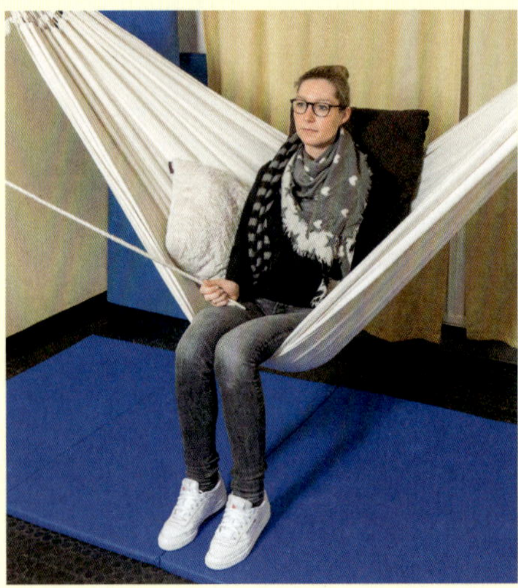

- *Wahrnehmung von KGG mit bzw. nach Nutzung der SI*

Zuerst sicherte sie sich, indem sie ein optisches Ziel an der Wand im Blick hielt. Nach ca. zehn Minuten schloss sie die Augen und fand so, durch die Zentrierung nach innen, ihre eigene Mitte, was sie als wohltuend wahrnahm.

Sie variierte die Stärke der Schaukelbewegung und stellte fest, dass schon minimalste Bewegungen, Veränderungen der körperlichen Wahrnehmungen zur Folge hatten. So bemerkte sie beispielsweise, dass zunächst ein leichtes Druckgefühl im Brustbereich entstand. Sie merkte aber auch, dass sich durch das Hochnehmen der Beine ein Gefühl von Unsicherheit entwickelte. Mit Neugier beobachtete sie diese Vorgänge und begann von sich aus Einfluss zu nehmen, indem sie statt des Kissens eine Sanddecke nutzte, die sie über Oberschenkel und Knie legte.

Trotz ihrer anfänglichen Skepsis wurde nach einiger Zeit des Schaukelns der Tinnitus leiser, und ihr inneres gedankliches Durcheinander beruhigte sich. Das Druckgefühl im Brustbereich war nicht mehr da, und sie konnte tief durchatmen, was sie als sehr angenehm empfand. Ihre Muskulatur hatte sich merklich entspannt. Nach ca. 45 Min. fühlte sie sich deutlich erholt, und ihre Stimmung war positiver geworden, sie lächelte.

- *Selbststeuerungstechnik(en) (SST) / Transfer in den Alltag*

Sie versuchte Ruhepausen während der Alltagshandlungen einzubauen, was ihr zunächst noch sehr schwerfiel. Deshalb nutzte sie mehrere in der Wohnung verteilte selbst gebastelte Stop-Schilder, die ihr halfen, Pausen grundsätzlich einzulegen und einen visuellen Tagesplan, um diese auch einzuhalten. Sie versuchte, ihre Aufmerksamkeit innerhalb der Pausen auf sich selbst zu lenken und beruhigte sich durch leichte Schaukelbewegungen des Oberkörpers im Sitz auf einem Stuhl.

Sie hatte mit dem Aufräumen der Wohnung begonnen. Sie beschrieb, dass sie immer neue Impulse zum Aufräumen hatte. Dabei stellte sie fest, dass sie fast automatisch ein neues Ordnungssystem entwickelte.

- *Problem 2*

Durch Aktivitäten beim Aufräumen der Wohnung fühlte sie sich massiv erschöpft.

- *Neues Feinziel / Veränderungswunsch*

Sie wollte ihre Wohnung aufräumen und „sich dabei nicht überfordern".

- *Wahrnehmung von KGG ohne Nutzung der SI*

Druck im Stirnbereich, hohe muskuläre Anspannung bei 8 (auf der Skala von 0 – 10), viele Parallelgedanken zu unterschiedlichen Themen: „Ich tue insgesamt viel zu viel", „Ich will mich auf diese Übung einlassen!", „Ich möchte das hier gut machen!". Sie war erschrocken darüber, dass ihre Anspannung so hoch war; gleichzeitig war sie neugierig darauf, was wohl während der Übung geschehen würde.

- *SI-Angebot*

Hängematte in Längsrichtung, Füße hoch, Sanddecke auf Körper und Beine. Die linke Hand legte sie auf ihren Kopf (vestibulär/propriozeptiver Reiz). Mit der rechten Hand hielt sie das Seil.

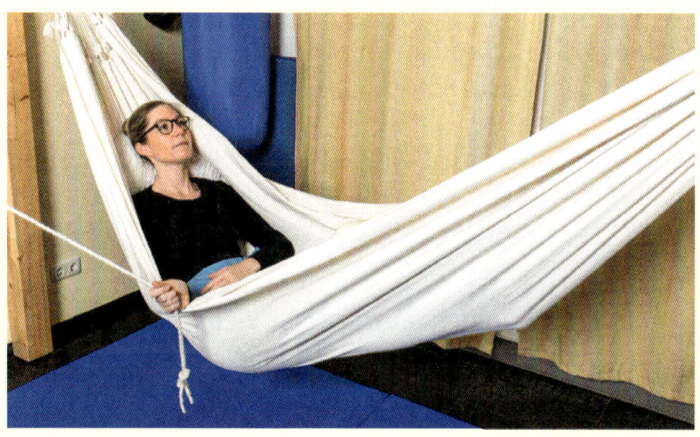

- *Wahrnehmung von KGG mit bzw. nach Nutzung der SI*

Im Verlauf der Übung war das Seil nicht mehr nötig, und sie konnte die Augen schließen, was sie als sehr angenehm empfand.

Nach ca. 45 Minuten hatte sich die Anspannung reduziert, und ihre subjektive Einschätzung der muskulären Anspannung lag jetzt bei einem Anspannungsgrad von 5 (Skala 0-10). Sie hatte den Eindruck, als ob ein „Schleier" von ihrem Kopf „weg flatterte", was sie als ein sehr angenehmes Gefühl von Leichtigkeit wahrnahm. Es entstand die Assoziation, bei ihrer Mutter auf dem Arm zu sein und gewiegt zu werden. Gefühle von Geborgenheit und Zufriedensein entstanden.

Der Druck im Kopf hatte sich deutlich reduziert und „irgendwie verändert", so dass er nicht mehr als so belastend empfunden wurde.

- *Selbststeuerungstechnik(en) (SST)*

Sie hatte sich eine Sanddecke gekauft, die sie mehrmals tagsüber für ca. 30 Minuten und vor dem Einschlafen nutzte. Darüber hinaus behielt sie zeitweise Schaukelbewegungen im Sitzen mit dem Oberkörper bei. Zur Erinnerung an die Überprüfung des Ermüdungsgrades nutzte sie die SELWA-App.

- *Transfer in den Alltag*

Durch die konsequente Nutzung der SST konnte sie Erschöpfungszustände vermeiden. Mit dem Aufräumen der Wohnung kam sie kontinuierlich voran.

In der darauffolgenden Woche erschien sie deutlich ruhiger und muskulär entspannter zur Therapie. Sie war stolz, dass sie ihre Wohnung in einen Aufräumzustand gebracht hatte, mit dem sie zufrieden war.

**Beispiel 5**

- *Klient:* Frau T., 49 Jahre
- *Diagnose:* Mittelschwere depressive Episode
- *Problem*

Überforderung am Arbeitsplatz. Die Klientin berichtete, zu der Zeit ihre Arbeit nicht mehr zu schaffen und hatte das Gefühl einer ständigen Unruhe und eines Gedankenkreisens in sich. Sie war irgendwie anders geworden, nicht mehr sie selbst.

- *Im Rahmen der Befundung mit dem Klienten erarbeitetes Ziel*

Sie wollte ihre Arbeit im Büro schaffen, ohne sich von ihrer Kollegin stressen zu lassen.

- *Ziel der Ergotherapie gemäß Indikationskatalog (vgl. DVE 2017, Buchner 2017) (Richtziel)*

Verbesserung der Belastungsfähigkeit und der Ausdauer.

- *Grobziel*

Entwicklung, Wiederherstellung und Erhalt

- von Handlungskompetenzen zur Bewältigung allgemeiner Aufgaben und Anforderungen
- kommunikativer und sozial-interaktiver Kompetenzen

- *Feinziel*

Verbesserung der Abgrenzungsfähigkeit
- Reduzierung der inneren Unruhe
- Verbesserung der Konzentrations- und Belastungsfähigkeit
- Steigerung des Antriebs
- Verbessertes Ein- und Durchschlafen
- Schmerzreduzierung

- *Behandlungsverlauf*

*Situationsanalyse:* Im Erstkontakt wirkte die Klientin unruhig und verzweifelt. Sie hatte große Sorge, nicht mehr arbeiten gehen zu können. Sie beschrieb sich als sehr verletzlich und schnell gereizt. Außerdem berichtete sie, dass sie sich verschließe, unsicher, antriebsgehemmt und traurig sei. Sie schlief schlecht und hatte Kopf- und Rückenschmerzen.

Dennoch wurde der Klientin im Rahmen der Situationsanalyse klar, dass das Arbeitspensum am Arbeitsplatz durchaus zu schaffen wäre.

- *Veränderungswunsch/-wünsche*

- Reduzierung der inneren Unruhe
- Verbesserung der Konzentrations- und Belastungsfähigkeit
- Selbstsicherer werden

- *Wahrnehmung von KGG ohne Nutzung der SI*

Nackenschmerzen, Herzrasen und eine Verkrampfung der Muskulatur am ganzen Körper. Der Klientin war das dahinterliegende Signal klar: „Lasst mich doch alle in Ruhe, das ist mir alles zu viel." Das Gefühl von Hilflosigkeit, Wut und mentalem Durcheinander war körperlich spürbar.

Im Rahmen dieser Wahrnehmungen begriff die Klientin, dass sie bisher versucht hatte, die verschiedenen Aufgabenstellungen am Arbeitsplatz gleichzeitig zu bewältigen (die Bearbeitung schriftlicher Vorgänge, die Hilfestellung für eine Kollegin, die sie um Hilfe bat und das Annehmen eines Anrufes). Dies erzeugte Stress und Druck mit der Folge körperlicher, emotionaler und mentaler Blockaden.

- *SI-Angebot*

Die Klientin wählte als erstes SI-Angebot das Erbsenbad (taktil/propriozeptiver Reiz).

- *Wahrnehmung von KGG mit bzw. nach Nutzung der SI*

Sie griff mit ihren Händen in die Erbsenwanne und experimentierte mit bestimmten Bewegungen und Tasterfahrungen. Dabei fiel es ihr zunächst schwer, sich nur auf einen Sinn zu konzentrieren. Nach einer kurzen Zeit konsequenten Übens war die Klientin jedoch in der Lage, sich nur auf den Tastsinn zu fokussieren (Beispiel: „Die Erbsen sind: hart, nicht ganz rund, schwer, kalt, ..."). Zu Beginn fiel es ihr nicht leicht, auf eine Wertung zu verzichten. Ihr wurde bewusst wie es ist, nur im Moment zu sein. Mit Erstaunen stellte sie fest, dass sie dies als sehr angenehm empfand. Es entstand die Erfahrung, sich selbst zu spüren und Zugang zu den eigenen inneren Vorgängen finden zu können.

Anschließend stellte sie bei einem erneuten gezielten Hinterfragen subjektiver Eindrücke fest:

- Körper: „Die Muskeln sind entspannt." (Anspannung verringert sich von 8 auf 4 (auf einer Skala von 0–10)
- Gefühl: „Ich fühle mich befreit, der Kopf ist klar."
- Gedanke: „Ich bin ganz da", „Das bin ich!".

- *Selbststeuerungstechnik(en) (SST)*

Die Hausaufgabe bestand darin, unterschiedliche Alltagsgegenstände zu ertasten und wahrzunehmen, welcher Gegenstand und der davon ausgehende Reiz der Klientin guttat und welcher nicht. Mit diesen Erfahrungen konnte sie gemeinsam mit der Therapeutin nun Möglichkeiten finden, wie sie positive Effekte auch außerhalb der Therapiesituation herbeiführen konnte. Die Aufgabe der positiven Reizwirkung erfüllte in der Alltagssituation zunächst ein Igelball, den die Klientin im Gespräch mit der Kollegin mit einer Hand drückte. Später erfüllte diese Funktion ein Kugelschreiber. Außerdem stellte sie fest, dass weiche Stoffe beruhigend auf sie wirkten. Diese Reizwirkung erfüllte ein Anhänger an ihrem Schlüsselbund.

Eine weitere Möglichkeit, um die innere Beruhigung zu fördern und mit heftigen Emotionen umzugehen ist, zusätzliche praktische Selbststeuerungsmöglichkeiten zu erarbeiten. Hier können grundsätzlich alle entsprechenden Angebote der SI wie etwa Hängematte, Sitzecke und Batakas zum Einsatz kommen.

- *Transfer in den Alltag*

Bei dieser Klientin kamen beispielsweise die Sanddecke und die Erbsenkiste zum Einsatz. Wichtige methodische Hilfestellungen in ihrem Alltag sind:

- körperliche Aktionen wie Bügeln, Spazierengehen, Hände öffnen und schließen, Pusten oder Kniebeugen, um Wut/Aggression durch nicht-schadende körperliche Bewegung abzubauen

- Atembeobachtung, um die Konzentration auf den eigenen Körper zu fördern
- in geeigneter Weise fest zugreifen (z. B. einen Besen), um eigene Stärke zu erfahren
- beliebige Gegenstände, wie Bleistifte und Handschmeichler, um die taktile Reizwirkung zu nutzen
- bewusste Aufnahme von Energiespendern (etwas essen und trinken) und gezielte Sauerstoffzufuhr (Fenster öffnen), um die Konzentration zu halten

Die Klientin stellte fest, dass es tagesform- und situationsabhängig war, für welche Selbststeuerungstechniken sie sich entschied. Die Auswahl empfand sie als bereichernd.

In der Folge fühlte sich die Klientin mehr bei sich und konnte auf diese Weise besser Position für sich beziehen. Ihre Arbeit erledigte sie ohne Stressreaktionen.

# 10. Special: Traumafolgeerkrankungen

Bedingt durch die große Zahl an Traumapatienten im beruflichen Alltag der Autorin hat dieses Krankheits- / Störungsbild auch bei der Entwicklung von SELWA einen Schwerpunkt eingenommen.

## 10.1 Was ist ein Trauma und wie entstehen Traumafolgestörungen?

Der Begriff Trauma (griech.: Wunde) lässt sich bildhaft als eine „seelische Verletzung" verstehen, zu der es bei einer Überforderung der psychischen Schutzmechanismen durch ein traumatisierendes Erlebnis kommen kann. Als traumatisierend werden im Allgemeinen Ereignisse wie schwere Unfälle, Erkrankungen und Naturkatastrophen, aber auch Erfahrungen erheblicher psychischer, körperlicher und sexueller Gewalt sowie schwere Verlust- und Vernachlässigungserfahrungen bezeichnet (N.N. 2018l).

Dabei müssen derartige Erfahrungen oder Ereignisse nicht zwangsläufig zu einem Trauma führen. Ein Trauma kann ausbleiben, wenn „alles gut aufgefangen wird", wie Gaby Fischer (Fischer 2014) erklärt: „... wenn der Verunfallte gut versorgt wird, seine Opferschaft anerkannt wird. Wenn er auch keine großen Schwierigkeiten anschließend mit seinen Versicherungen hat, dann kann es sein, dass der Unfall einfach ein schweres Ereignis im Leben ist oder war." Aus ergotherapeutischer Sicht bedeutet dies, dass es unter Umständen nicht zu einem Trauma kommen muss, wenn die Betroffenen entsprechende Strategien an die Hand bekommen, um das Erlebte zu bewältigen. Das kann mit der Wundversorgung anfangen, sich über eine Erklärung dessen, was passiert ist, fortsetzen, bis hin zu tröstenden Worten und dem Aufzeigen einer möglichen Perspektive.

Nach (Wöller 2006, S. 11) hängt der Einfluss des Traumas davon ab, wie das Opfer dieses Erleben interpretiert und bewertet. Das subjektive Erleben der völligen Hilflosigkeit und des Ausgeliefertseins macht ein Trauma aus.

Die Redaktion *Wissenschaft im Dialog* schreibt zu den Auswirkungen von derartigen traumatisierenden Erlebnissen (N.N. 2018e):

> *„Diese spielen sich in ihrem Kopf auch Wochen, Monate, oder Jahre nach dem auslösenden Ereignis immer wieder von Neuem ab. Ein bestimmtes Lied, ein spezieller Geruch oder der Anblick eines Alltagsgegenstands – und schon kehren, wie in einem Film, die verdrängten Erinnerungsfetzen zurück. Viele traumatisierte Menschen leiden nicht nur unter diesen ‚Flashbacks'. Hinzu kommen Schlafstörungen, Alpträume und erhöhte Reizbarkeit, was oftmals Suchtprobleme und sozialen Rückzug zur Folge haben kann. Dies macht das alltägliche*

*Leben auf Dauer zu einer schwer bewältigbaren Aufgabe. Welche Vorgänge im Gehirn verursachen diese Symptome?*

*In der Regel führen grauenhafte Erlebnisse zu einer akuten Stressreaktion. Wenn bei den Betroffenen Wochen später beim Gedanken an diese Erlebnisse immer noch vergleichbar starke Reaktionen auftreten, ist unter anderem ihr Stresshormonsystem durcheinandergeraten. Das macht sie besonders empfindlich für Belastungen, auch für einfache Stresssituationen im Alltag.*

*Die genauen neurobiologischen Ursachen (...) sind noch nicht abschließend geklärt. Bei den Betroffenen ist unter anderem die Amygdala ungewöhnlich aktiv. Diese Hirnregion ist für das Erkennen und Einstufen von Gefahren zuständig. Gibt es einen ‚Fehlalarm' – eine Situation wird also zu Unrecht als Gefahr erkannt – wird diese ‚Warnsirene' bei gesunden Menschen schnell wieder abgeschaltet und die Aktivität der Amygdala sinkt. Bei Betroffenen ist jedoch die Aktivität der Amygdala erhöht. Gleichzeitig zeigt der ventromediale präfrontale Cortex eine deutlich verringerte Aktivität. Das ist der Bereich in der Hirnrinde, der bei Gesunden die Furchtreaktion kontrolliert.*

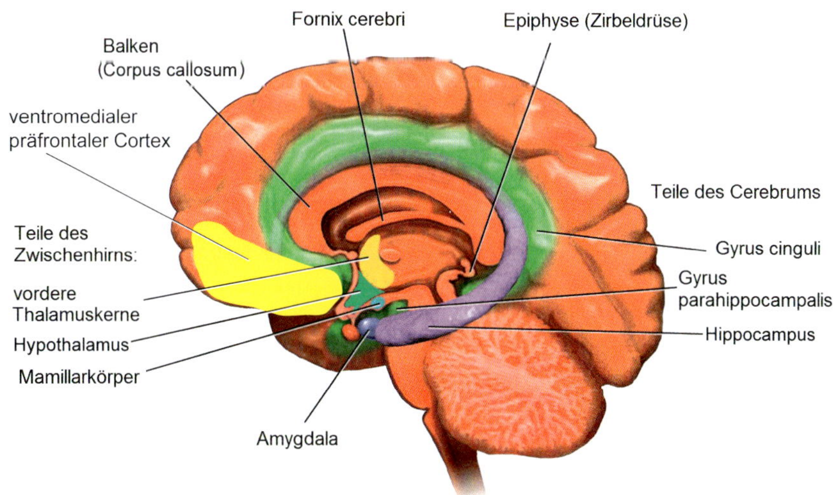


*(Bild: nach Blausen 2014, CC BY 3.0 [m])*

*Hinzu kommt, dass Klienten das traumatische Ereignis nicht als ‚normale Erinnerung' im Hippocampus abspeichern. Dieses Hirnareal ist für die Gedächtnisbildung zuständig. Stattdessen erfolgt eine Art Fehlspeicherung, die das unwillkürliche Abrufen der Erinnerungen an das traumatische Erlebnis und damit quälende Flashbacks zur Folge hat."*

## 10.2 Wie äußern sich Traumafolgestörungen?

Traumatisierungen können sich sehr unterschiedlich auswirken, mit den vielfältigsten Folgen. Zu den am häufigsten auftretenden, charakteristischen Beschwerdebildern, den sogenannten Traumafolgestörungen gehören (nach N.N. 2019d):

- Posttraumatische Belastungsstörung (PTBS)
- Komplexe posttraumatische Belastungsstörung
- Dissoziative Beschwerden und Krankheitsbilder

Das breite Spektrum der Traumafolgestörungen umfasst darüber hinaus (Wöller 2006, S. 21):

- depressive Erkrankungen
- Störungen der Emotionsregulierung
- Somatisierungsstörungen
- funktionelle Sexualstörungen
- körperliche Erkrankungen
- Angststörungen und Panikattacken
- Essstörungen und
- Substanzmissbrauch

### 10.2.1 PTBS

Wenn psychische Beschwerden länger als vier Wochen nach einem traumatischen Ereignis anhalten, wird in der Regel eine PTBS diagnostiziert (N.N. 2018m, N.N. 2019d).

Für eine posttraumatische Belastungsstörung sind die folgenden Symptombereiche typisch:

- Das Wiedererleben (Intrusionen) des Traumas in Erinnerungsbruchstücken
- Die Vermeidung von Reizen (Avoidance), die an das Trauma erinnern
- Eine anhaltende Übererregung (Hyperarousal)

Dabei leiden nicht alle Klienten an allen drei Symptomen. Aber alle leiden an Symptomen, die aus diesen drei Bereichen stammen (N.N. 2018m).

#### *Wiedererleben (Intrusionen)*

Relativ häufig erleben Betroffene Teile der traumatischen Erfahrung immer wieder. Das bedeutet, dass sie immer wieder unwillentlich mit Erinnerungen an das Trauma konfrontiert werden. Dies kann im Schlaf in Form von Albträumen oder tagsüber als sich aufdrängende Erinnerungen im Wachzustand geschehen. Oftmals werden solche Erinnerungen durch bestimmte Auslöser, sogenannte Trigger angestoßen. Nicht selten fühlen sich die Betroffenen von den Erinnerungen und den damit verbundenen unangenehmen Gefühlen völlig überwältigt und reagieren so, als würde das Trauma gerade wieder geschehen. Sie erleben einen „Flashback". Das Wiedererleben stellt den Versuch des Gehirns dar, die im Hochstress des Traumas nur bruchstückhaft und unzusammenhängend gespeicherten Erlebnisinhalte zu verarbeiten. Es handelt sich also um eine physiologische Reaktion des Körpers, in dem Bemühen, sich selbst zu heilen. (vgl. N.N. 2018m, N.N. 2019d). Man könnte auch sagen: ein Flashback ist die *Lust* des Körpers gesund zu werden. Dieser Erklärungsversuch kann dem Klienten dabei helfen, eine Motivation zu entwickeln, diese Reaktion seines Körpers als weniger bedrohlich anzusehen.

### *Vermeidung (Avoidance)*

Für die Betroffenen ist es meist äußerst belastend, sich an das traumatische Ereignis zu erinnern. Viele glauben, bei der Erinnerung die Kontrolle über ihre Gefühle oder über sich selbst zu verlieren. Daher meiden sie meist jegliche Umstände, die sie an das traumatische Ereignis erinnern könnten. Dazu gehören bestimmte Orte, Aktivitäten oder Menschen, die sie an das Trauma erinnern. Schmerzhafte Gedanken oder Gefühle an das Erlebte werden weggeschoben, „Trigger" möglichst gemieden. Über das Erlebte zu sprechen, erscheint nicht aushaltbar. Manche Betroffene erleben sich emotional „wie betäubt" und lassen so negative Gefühle gar nicht erst an sich heran. Häufig zeigen Betroffene auch weniger Interesse an Aktivitäten, die ihnen früher wichtig waren. Sie fühlen sich losgelöst oder entfremdet von Freunden oder Familienangehörigen (vgl. N.N. 2018m, N.N. 2019d).

### *Anhaltende Übererregung (Hyperarousal)*

Typisch für diese Art der Beschwerden sind Nervosität und Unruhe, Konzentrationsstörungen, erhöhte Wachsamkeit, Schreckhaftigkeit, Reizbarkeit und Schlafstörungen. Die Ursache hierfür liegt darin, dass der Körper weiterhin eine Stressreaktion aufrechterhält, obwohl faktisch gesehen keine Gefahr mehr besteht. Das sympathische Nervensystem bleibt aktiviert und versetzt den Organismus in ständige Alarmbereitschaft. Es ist also jederzeit bereit auf Gefahr zu reagieren. Viele Klienten überprüfen ununterbrochen ihre Umwelt auf eventuelle mögliche Gefährdungen.

Diese Symptome der Übererregung sind für die Klienten nicht nur sehr unangenehm, sondern stören auch das Funktionieren im Alltag. Dauerhafte Nervosität und Schlafstörungen wirken zermürbend, Konzentrationsstörungen erschweren die Erledigung alltäglicher Aufgaben. Viele Betroffene erleben sich zudem als überaus gereizt und ecken deshalb ständig bei ihren Mitmenschen an (vgl. N.N. 2018m, N.N. 2019d).

### 10.2.2 Komplexe posttraumatische Belastungsstörung

Unter einer komplexen posttraumatischen Belastungsstörung versteht man besonders schwere, wiederholte oder langanhaltende Traumatisierungen. Das können beispielsweise Traumatisierungen infolge psychischer, körperlicher oder sexueller Gewalterfahrungen (u.a. durch Krieg, Terrorismus oder jahrelangen Missbrauch in der Kindheit) oder auch Erfahrungen körperlicher bzw. emotionaler Vernachlässigung in der Kindheit sein (vgl. N.N. 2019d).

### 10.2.3 Dissoziative Beschwerden

Im hier dargestellten Zusammenhang bedeutet Dissoziation das Wegdriften aus dem *Hier-und-Jetzt*. Auslöser von Dissoziationen können beispielsweise Überforderungen, Reizüberflutung oder einzelne bestimmte Reize (Trigger, s.o.) sein. Es ist also wichtig zu erkennen, was beim jeweiligen Klienten dissoziative Beschwerden auslöst. Dann gilt es, entsprechende Selbststeuerungsmaßnahmen zu identifizieren und einzuüben.

## 10.3 SELWA bei Trauma-Folgeerkrankungen

### 10.3.1 Vorbemerkungen

Bei Klienten mit traumatischen Vorerfahrungen ist es grundsätzlich von zentraler Bedeutung, wie sicher sie sich in der jeweiligen Therapiesituation fühlen. Aus diesem Grund ist von Seiten des Therapeuten alles zu tun, damit der Klient sich möglichst sicher fühlen kann. Dies beginnt bei der Ausgestaltung der räumlichen Gegebenheiten. Was dem betreffenden Klienten Sicherheit gibt, ist individuell und kann sehr unterschiedlich sein. Es empfiehlt sich zu Beginn abzufragen, ob es beispielsweise etwas im Raum gibt – ein Bild oder einen Gegenstand – das den Klienten ängstigt und ggf. entfernt werden kann. Ein geöffnetes Fenster kann hilfreich sein, wenn Außengeräusche dem Klienten Sicherheit geben. Andererseits können Geräusche von außen aber auch als zusätzliche Belastung empfunden werden. In einem solchen Fall sollte das Fenster geschlossen werden. Da sich im Lauf des Therapieprozesses ändern kann, was vom Klienten als bedrohlich empfunden wird, ist es ratsam, von Zeit zu Zeit erneut nachzufragen.

Gerade bei traumatisierten Klienten ist ein besonders behutsames und meist langsames Vorgehen in der Behandlung unabdingbar. Der Klient hat so leichter die Möglichkeit, die Handlungsabläufe zu verfolgen, Unklarheiten zu erkennen und aufkommende Fragen zu stellen.

Der Therapeut hat hier die wichtige Aufgabe eine Therapiesituation zu schaffen, in dem eine vertrauensvolle und von gegenseitigem Respekt geprägte Therapeuten-Klienten Beziehung wachsen kann.

Ein weiterer wichtiger Aspekt in diesem Zusammenhang ist die Kommunikation.

> Eine Klientin meinte: „Gerade in Zeiten, wenn es mir mal nicht so gut geht, hilft mir zu wissen, dass ich meiner Ergotherapeutin alles anvertrauen kann. Ich mit ihr auch noch mal das durchsprechen kann, was gerade in der Psychotherapie läuft, natürlich nicht im Detail, denn das gehört in die Psychotherapie. Aber wenn mich zum Beispiel die letzte Therapiestunde noch weiter beschäftigt, kann ich hier mit etwas Abstand und auch anderer Sichtweise nochmal schauen, wie es gelaufen ist, und wie es weitergehen soll. Und was dies mit meinem Alltag zu tun hat."

Wichtig ist auch der Austausch zwischen den verschiedenen Behandlern. Wenn sich der behandelnde Arzt und der Psychotherapeut mit dem Ergotherapeuten von Zeit zu Zeit über den Stand der Therapie austauschen, wissen alle, wer gerade an welchem Teilaspekt mit dem Klienten arbeitet. Dies ist auch in Bezug auf die Sicherheit für den Klienten äußerst förderlich. Die Möglichkeiten, die jeweils erarbeiteten Fähigkeiten oder Erkenntnisse zu nutzen, werden größer. Der therapeutische Prozess für den Klienten wird harmonischer, ein Therapieerfolg stellt sich meist schneller ein.

Ein wesentlicher Aspekt bei einer ergotherapeutischen Behandlung von Klienten mit einer PTBS ist es, zu erkennen wann beim Ausführen alltäglicher Tätigkeiten eine individuelle Belastungsgrenze erreicht ist. Durch das Wahrnehmungstraining nach SELWA wird den Klienten die tatsächliche, und oftmals sehr geringe, Belastbarkeit erst deutlich. Für viele Klienten stellt es ein Problem dar, eine vergleichsweise geringe Belastungsgrenze zu akzeptieren.

In jedem Fall sollten Überforderungen vermieden werden, so dass Zustände wie beispielsweise Konzentrationsschwierigkeiten, Denkblockaden oder dissoziative Symptome, in denen keine selbstbestimmte Handlung mehr möglich ist, gar nicht erst eintreten. Diese Überforderungen können auf Grund von Gedanken, Erinnerungen, Gefühlen und körperlichen Reaktionen entstehen.

Aus diesem Grund soll der Klient befähigt werden, möglichst frühzeitig Maßnahmen einleiten zu können, um handlungsfähig zu bleiben. Dazu soll er Einfluss nehmen auf Gedanken, Gefühle und Körperreaktionen (Selbststeuerungsmöglichkeiten SST). Zudem werden gemeinsam individuelle Strukturen und Handlungsstrategien entwickelt, mit deren Hilfe er sein Leistungsvermögen steigern und die zu erledigenden Aufgaben bewältigen kann. Dazu gehört es natürlich auch, entsprechende Pausen zur Regeneration der Leistungsfähigkeit einzuplanen und ggf. entsprechend zu gestalten.

Eine bewusste Wahrnehmung, mit und ohne gezielt gesetzte Reize, sowie daraus abgeleitete Selbststeuerungstechniken, können bei PTBS-Symptomen und auch bei ggf. auftretenden Komorbiditäten helfen.

### 10.3.2 SELWA bei „Wiedererleben“

Durch das Wahrnehmungstraining wird ein bewusster Bezug zur aktuellen Situation hergestellt und das Bewusstsein für die Realität ganz allgemein gestärkt.

Bewusste Wahrnehmung kann dem Klienten helfen, als bedrohlich interpretierte innere und äußere Reize wahrzunehmen und individuelle Trigger als solche zu identifizieren. Darüber hinaus kann geübt werden, die Trigger und deren Auswirkungen möglichst frühzeitig zu erkennen, um dem Gefühl des plötzlichen *Ausgeliefertsein* entgegenzuwirken.

Dies kann im optimalen Fall soweit gehen, dass ein Flashback erfolgreich vermieden werden kann. In einem weiteren Schritt können dann Maßnahmen und Handlungsstrategien (SST) erarbeitet werden, um konstruktiv mit den als bedrohlich interpretierten Reizen umzugehen. So kann erreicht werden, dass diese nicht mehr als einschränkend oder störend auf die Lebensqualität erlebt werden müssen.

Es ist nicht zu unterschätzen, dass dies je nach Ausmaß des Störungsbildes ein sehr langer Weg sein kann. Auch wenn nicht in jedem Fall am Ende die Fähigkeit steht, z. B. Trigger zuverlässig zu erkennen und Flashbacks zu vermeiden, so bietet doch für viele Klienten die konstruktive Auseinandersetzung mit den vorhandenen Problemen Möglichkeiten, um aus der passiven „Opfer“-Rolle oder aus einer Machtlosigkeit herauszukommen und selbst aktiv zu werden. Dies ist ein wichtiger Schritt, um den Alltag wieder besser in den Griff zu bekommen.

**Beispiel zu „Wiedererleben“**

- *Klient:* Frau N., 39 Jahre (hier wird der Beginn der Behandlung der Klientin, wie in Beispiel 3 in Kap. 9.2 beschrieben, vorgestellt)
- *Diagnose:* Komplexe PTBS, Dissoziationen
- *Problem*

Die Klientin war vielfach nicht autonom handlungsfähig, da sie oft ohne offensichtlich erkennbaren Grund dissoziierte (unerkannter Trigger).

- *Im Rahmen der Befundung mit dem Klienten erarbeitetes Ziel*

Das Ziel der Klientin war, dissoziative Zustände früher zu erkennen. „Ich möchte eher mitbekommen, wenn ich drohe abzudriften.“ Die Vermeidung der Dissoziation stellte für die Klientin die Voraussetzung für das Ausführen aller Tätigkeiten dar. Genauere Ziele für den Alltag hatte sie nicht und konnte sie nicht benennen.

- *Ziel der Ergotherapie gemäß Indikationskatalog (vgl. DVE 2017, Buchner 2017) (Richtziel)*

Verbesserung des situationsgerechten Verhaltens.

- *Feinziel(e)*

- Verbesserung der Aufmerksamkeit
- Verbesserung der Selbst- und Zeitwahrnehmung (z. B. eigene Identität und Realitätsbezug)
- Körperwahrnehmung und Wahrnehmungsverarbeitung
- Verbesserung im Umgang mit Stress und psychischen Anforderungen

- *Behandlungsverlauf*

Situationsanalyse: Zu Beginn erschien die Klientin meist sehr unruhig und aufgewühlt zur Therapie. Blickkontakt war nur kurzzeitig möglich. Im Gespräch war sie klar, verständlich und zugewandt. Sie hatte Angst, dass die Therapeutin nicht mit ihr arbeiten möchte. Sie benötigte viel Mut, um überhaupt zur Therapie zu kommen. Das Anwenden von Befundsystemen in Form von Fragebögen war nicht möglich, da die Klientin auch hier sehr schnell in dissoziative Zustände geriet.

In den Therapiestunden kam es häufig vor, dass die Klientin plötzlich erstarrte, die jeweilige Handlung oder das Gespräch abbrach und nicht mehr reagierte.

Zu diesem Zeitpunkt der Therapie war die Klientin noch nicht in der Lage, den Beginn einer Dissoziation rechtzeitig zu erkennen und dementsprechend selbstständig zu reagieren oder Maßnahmen einzuleiten. Daher konnte die Handlungsfähigkeit zunächst nur durch lautes Ansprechen durch die Therapeutin, Benutzen einer Tischklingel oder Klopfen auf den Tisch, später Fingerschnipsen wiederhergestellt werden.

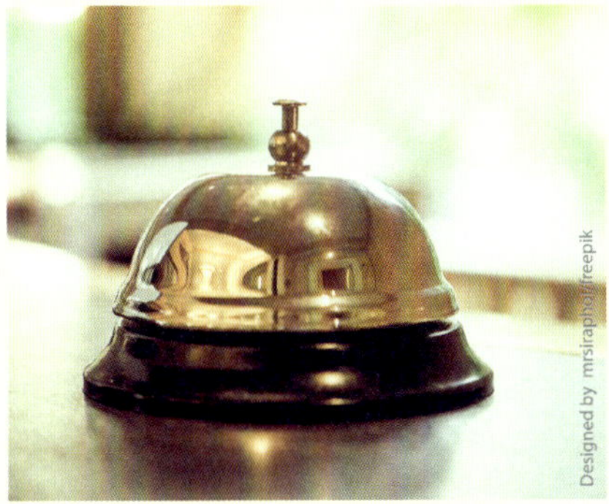


- *Veränderungswunsch/-wünsche*

- Eine vertrauensvolle Klienten/Therapeutenbeziehung aufzubauen (was ihr bis dahin äußerst schwerfiel)
- Erreichen eines Sicherheitsgefühls in der Therapiesituation
- Verbesserung des Gefühls der Anwesenheit

▪ *Weiteres Vorgehen*

Um der Klientin eine Teilnahme an der Therapie überhaupt zu ermöglichen, benötigte sie ein hohes Maß an Sicherheitsmaßnahmen. Zusätzlich zur Sicherung des Raumes war die Bewusstmachung der aktuellen Situation durch die Therapeutin absolut erforderlich. „Sie sind heute am Donnerstag den 24. Februar hier in der Ergotherapie. Sie sind hier in einer Therapiesituation. Es kommt hier niemand plötzlich herein. Es gibt hier bei uns die Regel, vorher anzuklopfen und auf ein ‚Herein' zu warten. Außerdem bin ich da, ich passe auf, jeder müsste zuerst an mir vorbei."

Es half der Klientin, die Therapiesituation zu verschiedenen Zeitpunkten während des Therapieverlaufs zu zeichnen. Dieses bildliche Darstellen aus dem Blickwinkel der Klientin machte deutlich, welche Position die Klientin und welche die Therapeutin einnahmen, und wie die Beiden zueinander standen. So war diese Position für Beide vorstellbar und trug zur Absicherung der Situation bei. Die Klientin fühlte sich muskulär entspannter. Sie fühlte sich als erwachsene Person ernstgenommen und das Gefühl der Hoffnungslosigkeit war reduziert.

Diese Darstellung verdeutlichte außerdem, dass die Klientin durchaus eine klare Zielvorstellung hinsichtlich des von ihr gewünschten Therapieverlaufes und der Klienten-Therapeutenbeziehung hatte.

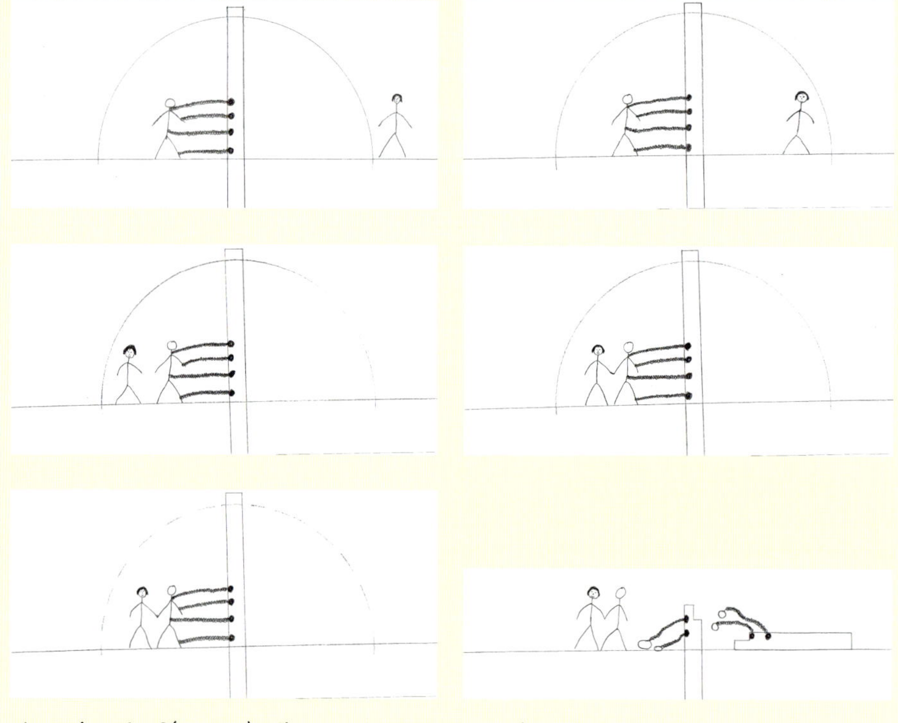

*Therapieverlauf (Auszug): Klienten-Therapeuten-Beziehung*

▪ *Wahrnehmung von KGG ohne Nutzung der SI*

Mit dem Ziel, früher zu erkennen, wenn sie drohte „abzudriften", wurde vorsichtig ein Wahrnehmungstraining begonnen. Ihre Muskeln waren am ganzen Körper stark angespannt, besonders im Schulter-Nackenbereich. Sie beschrieb ein Gefühl der Anwesenheit von 20 %. Sie hätte Angst vor Neuem. Die Gedanken waren beispielsweise: „Was kommt jetzt?", „Ich kann nichts".

Es wurde zunächst versucht, sich näher mit den Begriffen *Trigger* und *Dissoziation* auseinanderzusetzen und das Erleben der Klientin bildhaft zu gestalten, in diesem Fall zu malen.

Die Schilderung der Klientin, wie sie selbst dissoziative Zustände erlebt, machte deutlich, warum diese Zustände für sie selbst angstbesetzt waren. Durch die Psychotherapie wusste sie, dass es darum ging, den Kontrollverlust über ihr eigenes Verhalten zu vermeiden. Das praktische, handwerklich-gestalterische Auseinandersetzen (hier: Malen) mit dissoziativen Zuständen aus dem Blickwinkel der Klientin halfen ihr, sich vorsichtig dem Thema zu nähern und sich konstruktiv mit diesem auseinanderzusetzen.

Frau N. stellte die für sie nicht erkennbaren Trigger als Tretminen dar, wobei sie bei jedem Schritt Gefahr läuft, dass eine unter ihr explodiert und *Stromschläge* sie wie *Blitze* treffen. In der Folge würde sie bewegungs- und/oder handlungsunfähig.

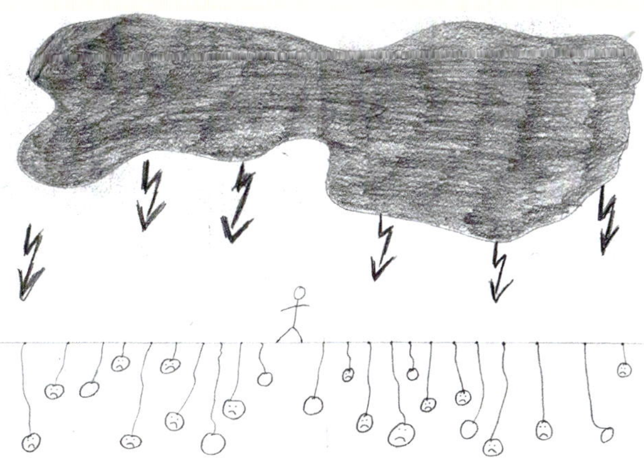

Durch das Darstellen und Erklären dieser Situationen wurde ihre ständige Angst, plötzlich mit einem Trigger konfrontiert zu werden, verstehbarer. Sie begann die Motivation zu entwickeln, sich selbst aktiv mit dieser Problematik auseinanderzusetzen. So fühlte sie sich in der Therapiesituation zunehmend sicherer. Die körperliche Symptomatik ließ nach.

Es wurde dann versucht, die inneren Vorgänge (Gedanken und Gefühle) zu verbildlichen. In diesem Zusammenhang entwickelte die Klientin die Vorstellung, mit einem frühzeitig eingeschalteten *Minensuchgerät* oder einem *Radar* die Tretminen (z. B. einen bestimmten Gedanken oder bestimmte Themen mit Trigger-Wirkung) rechtzeitig zu erkennen. Hierzu ist es erforderlich, wachsam zu sein.

Aus diesem Grund konnte sie sich auf die Schulung der Sinne einlassen, um eine Möglichkeit zu finden, ihre Aufmerksamkeit zu steuern.

Im nächsten Schritt entwickelte Frau N. die Imagination einer Art *Blitzableiter*, der helfen sollte, die Auswirkungen eines Triggers zu vermeiden. Dieser imaginäre Blitzableiter wurde zur visuellen Verstärkung ebenfalls in Form von Bildern, die sie im Internet suchte, sichtbar positioniert.

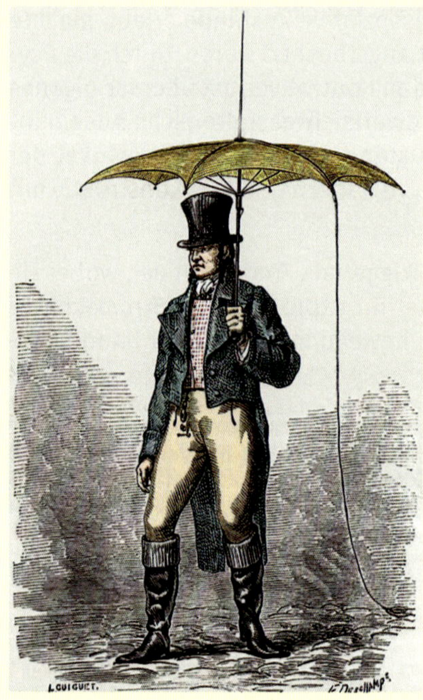

*Blitzableiterschirm, nachempfunden in einem Holzstich von Jacques Barbeu-Dubourg, 1867 (Creative Commons – Public Domain)*

Nach der Erarbeitung dieser Abläufe war das Gefühl der Anwesenheit von 20 % auf 65 %, gestiegen, die Angst vor Neuem war dem Gefühl einer „Sicherheit, die ins Handeln führt" gewichen. Sie hatte erkannt, wie es möglich ist, sich zwischen den *Tretminen* zu bewegen. Ein Verharren in Starre war nicht mehr nötig. Für sie war es absolut ungewohnt und neu, sich selbst so zu erleben, was ihr aber nicht unangenehm erschien.

Die Gedanken, die sie wahrnahm, trafen nun gegen den imaginierten Blitzableiter, was ihr Zeit gab, die Bedeutung der Inhalte zu klären (passt Gedanke gerade jetzt, ist er störend?). In jedem Fall wollte sie ihre Gedanken wertschätzen und ggf. auf eine andere Zeit verschieben oder aufschreiben.

- *SI Angebot*

Da die Klientin von sich aus schon die Aufmerksamkeit auf Umgebungsgeräusche lenkte, wurde zunächst mit der gezielten Wahrnehmung von Geräuschen begonnen.

- *Wahrnehmung von KGG mit bzw. nach Nutzung der SI*

Die Klientin sollte zunächst wahrnehmen, was sie aktuell hörte.

Es stellte sich heraus, dass bereits das Ansprechen durch die Therapeutin oder eine bestimmte Wortwahl oder Stimmlage als gefährlich interpretiert wurde. Auch Geräusche von Menschen im Rezeptionsbereich außerhalb des Therapieraumes wirkten bedrohlich.

Da sich die Praxis in unmittelbarer Nähe zu einem Krankenhaus befindet, kam es immer wieder vor, dass ein Krankenwagen mit *Martinshorn* in einiger Entfernung zu hören war. Der Klientin war die Trigger-Wirkung dieses Geräusches durchaus bekannt.

Das Wahrnehmen des Tickens der Uhr im Therapiezimmer oder vorbeifahrender Autos hatten hingegen eine beruhigende Wirkung, sodass das Gefühl von Angst verschwand. Die Muskulatur entspannte sich etwas, und sie fasste Mut, sich auf eine praktische Tätigkeit, wie beispielsweise auf das Malen von Mandalas oder ein Spiel zu spielen, einzulassen. Ihr Gefühl der Anwesenheit im *Hier-und-Jetzt* hatte sich von 20 % auf 40 % erhöht.

So wurde im Rahmen des gezielten Wahrnehmungstrainings ersichtlich, welche (Hintergrund-)Geräusche von der Klientin als bedrohlich interpretiert oder gar als Trigger identifiziert wurden, und die eine beruhigende Wirkung hatten.

- *Selbststeuerungstechnik(en) (SST)*

Frau N. stellte nun in von ihr selbst bestimmten Zeitabständen einen Wecker, um den jeweiligen Handlungsablauf im Alltag zu unterbrechen und die Situation zu überprüfen.

Sie führte Selbstgespräche, um Gedanken und Gefühle zu regulieren und somit das Gefühl für die Realität zu fördern.

Sie setzte imaginäre Helfer ein, wie Blitzableiter (Schirm oder Schutzanzug) und einen imaginären Adler, der als Beschützer über ihr kreiste.

So war sie zunehmend in die Lage, dissoziative Zustände frühzeitiger zu erkennen. Und es konnte in der Folge begonnen werden, entsprechende Maßnahmen einzuleiten, um den Verbleib im Hier-und-Jetzt zu vergrößern.

In diesem konkreten Fall haben sich ferner als hilfreich erwiesen

- einfach aufzustehen und ein paar Schritte durch den Raum zu gehen
- sich auf einem aktuellen Kalender das heutige Datum bewusst zu machen
- ein Bild genau zu betrachten

- einen dicken Stock in die Hand zu nehmen und bewusst festzuhalten, um so den Kontakt zu sich zu spüren

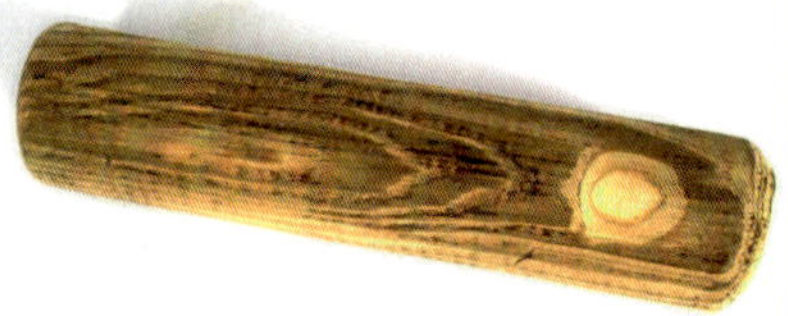

*Dicker Stock*

- rückwärts zu zählen in „Siebener-Schritten" von einer hohen dreistelligen Zahl ausgehend
- *Transfer in den Alltag*

Wichtig war es, den Hörsinn weiter im Hinblick auf Differenzierung von Geräuschen zu trainieren. Zu Hause half es der Klientin je nach Stimmung, unterschiedliche Musik-CDs mehr oder weniger aufmerksam zu hören.

Im weiteren Therapieverlauf konnte der Trigger „Martinshorn" entschärft werden. Hierbei halfen unter anderem der „Adler" und der „Schutzanzug" (Symbole in Form sichtbar platzierter Bilder), ein „Polizei-Teddy" und das Festhalten des dicken Stockes. Dabei beschrieb die Klientin auf dem Tisch platzierte Spielzeug-Feuerwehrautos, während die Therapeutin MP3-Sounddateien kurzer Sequenzen verschiedener Martinshorngeräusche abspielte.

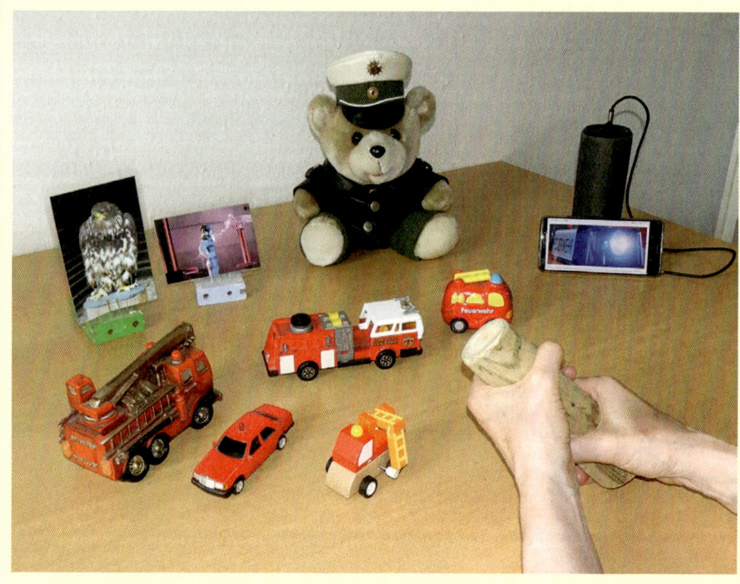

### 10.3.3 SELWA bei „Vermeidung“

Mit Hilfe des Wahrnehmungstrainings wird das Körperbewusstsein gestärkt und das Selbstvertrauen gefördert. Das Ich-Bewusstsein kann wachsen, sodass die Klienten sich selbst mehr zutrauen. Der Unterschied zum Vergangenen und der heutigen Realität wird spürbar, so dass die Distanz zu belastenden Geschehnissen größer werden und der damit verbundene Schrecken sich verkleinern kann.

Bei Bedarf kann geübt werden, mit starken Emotionen oder Impulsen so umzugehen, dass sie weder den Klienten selbst, noch anderen schaden. Das Gefühl von Handlungsfähigkeit und Kontrolle über sich selbst gibt den Klienten Sicherheit. Das Wiederentdecken positiver Gefühle eröffnet Möglichkeiten, diese den negativen entgegenzustellen und an innerer Freiheit zu gewinnen.

Durch den intensiven Kontakt zu sich selbst können eigene Wünsche und Bedürfnisse, Stärken und Ressourcen wieder ins Blickfeld rücken. Nicht selten entsteht wieder „Lust auf das Leben“.

**Beispiel**

- *Klient:* Frau N., 39 Jahre (hier wird eine andere Facette der Behandlung der Klientin, wie in Beispiel 3 in Kap. 9.2 beschrieben, mit besonderem Augenmerk auf „Trauma“ vorgestellt)
- *Diagnose:* Komplexe PTBS, Dissoziationen
- *Problem*

Die Klientin vermied traumabedingt den Trigger „Hautkontakt“. Dies galt sowohl gegenüber anderen Menschen als auch, wo immer möglich, zu Teilen der eigenen Kleidung, Schuhen usw.

- *Im Rahmen der Befundung mit dem Klienten erarbeitetes Ziel*

Sie hatte den Wunsch physiotherapeutische Behandlungen durchführen lassen zu können, um Linderung bei Rückenschmerzen zu erfahren.

- *Ziel der Ergotherapie gemäß Indikationskatalog (vgl. DVE 2017, Buchner 2017) (Richtziel)*

Verbesserung des situationsgerechten Verhaltens.

- *Grobziel*

Entwicklung und Verbesserung der Krankheitsbewältigung, Aufbau von Selbstwirksamkeit.

- *Feinziel(e)*
- Vermittlung von Stabilisierungsmöglichkeiten
- Förderung der Entspannungsfähigkeit

- Umgang mit Stress und Druck
- Förderung der Selbstwahrnehmungsfähigkeit
- Verbesserung der Abgrenzungsfähigkeit
- Umgang mit starken Emotionen

- *Behandlungsverlauf*

Zu Beginn der Therapie war das Bemerken, dass sich jemand mit ihr überhaupt beschäftigte, bzw. an ihr interessiert war, schon ausreichend, um sie in dissoziative Zustände geraten zu lassen. Erst mit wachsendem Vertrauen zur Therapeutin konnte sie vorsichtig mit der praktischen Auseinandersetzung mit der Problematik beginnen.

- *Veränderungswunsch/-wünsche*

- Körperkontakt mit Anderen auszuhalten, ohne zu dissoziieren
- Mit starken Gefühlen umgehen können

- *Weiteres Vorgehen*

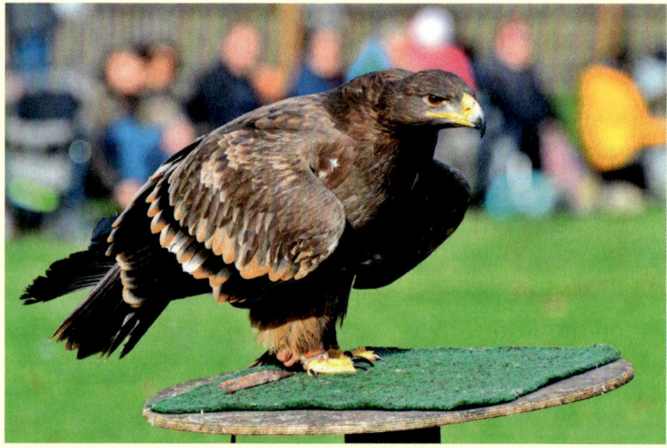

Zunächst wurde das imaginäre Bild ihres Schutztieres eines Adlers, das sie in der Psychotherapie erarbeitet hatte, verstärkt. In ihrer Vorstellung flog der Adler wachsam über ihr durch den Raum, wodurch sie sich ein Stück weit beschützt fühlte. In der Ergotherapie wurde diese Vorstellung verstärkt, indem sie das Bild eines solchen Adlers ausgedruckt und einlaminiert als tatsächliches Bild, sichtbar positionierte. Dieser visuelle Reiz kombiniert mit der Realitätsüberprüfung und dem Selbstgespräch bewirkte eine Zunahme des Gefühls der Sicherheit.

Diese vorbereitenden Sicherheitsmaßnahmen ermöglichten später das Arbeiten mit SI-Angeboten.

- *Wahrnehmung von KGG ohne Nutzung der SI*

Muskelverspannungen und Schmerzen im Schulter- und Nackenbereich, Schmerzen in Armen und Beinen.

Gedanken: „Ich werde es nie schaffen, Körperkontakt wie alle anderen Menschen zulassen zu können."

Gefühle konnte Frau N. nicht benennen.

- *SI-Angebot(e)*

Da praktische Wahrnehmungsübungen zum Tastsinn zunächst absolut unmöglich waren, wurde mit dem Seh-Sinn begonnen. Erst als die Klientin gelernt hatte, sich über das bewusste Betrachten eines Bildes ausreichend zu stabilisieren, konnte mit der Linsenkiste begonnen werden, sich dem Tastsinn zu nähern.

- *Wahrnehmung von KGG mit bzw. nach Nutzung der SI*

Bei den Übungen mit den unterschiedlichen Materialen (Linsen, Bohnen usw.) hatte die Klientin zunächst die Sorge, es könnten „Krabbeltiere" darin sein. Mit dem Vertrauen in die Therapeutin, dass dem nicht so sei, konnte sie sich zunehmend auf diese Übungen einlassen.

Durch den direkten Körperkontakt mit den Materialien wurde ihr zunehmend bewusst, dass dies nur Bohnen oder Linsen sind, von denen keine konkrete Gefahr ausging. Diese wiederholte Konfrontation mit dem direkten Kontakt förderte ihr Bewusstsein für das Hier-und-Jetzt. So konnte sie die Erfahrung machen, dass nicht jede Berührung automatisch schlecht oder gefährlich ist.

- *SST und Transfer in den Alltag*

Aufbauend auf dieser Erfahrung sowie der kognitiven Steuerung (Bewusstmachen der aktuellen Situation) konnte die Klientin ermitteln, welche Art der Berührung sie zulassen und welche sie sogar als angenehm empfinden konnte. So stellte sie beispielsweise fest, dass es sie beruhigte, wenn sie ihren Hund streichelte.

Für die dann begonnene physiotherapeutische Behandlung bedeutete dies, dass es für die Klientin eine Hilfe war, wenn der Lebenspartner während der Behandlung ihre Hand hielt.

### 10.3.4 SELWA bei „Übererregung"

Durch die Wirkung bestimmter SI Reize wird das Körperbewusstsein gestärkt und bei vielen Klienten eine Beruhigung erreicht. Stresssymptome reduzieren sich, und der Klient macht die Erfahrung, wie es ist, wenn es in ihm ruhig wird und sein ganzes System sich beruhigt. Nicht selten entsteht ein Gefühl von Sicherheit oder Geborgenheit. Dieses Körpererleben wird vom Klienten selbst beobachtet und beschrieben. Dies stärkt das Gefühl von Unabhängigkeit. Da dies sehr kleinschrittig geschieht, braucht es Zeit. So werden die Abläufe insgesamt langsamer, was wiederum zusätzlich beruhigend wirkt.

Ergänzend werden kognitive Möglichkeiten erarbeitet, die das Bewusstsein dafür stärken, aktuell in Sicherheit zu sein. Diese können dann individuell kombiniert werden.

Es entsteht die Erfahrung, dass der Körper andere Möglichkeiten hat, um zu reagieren und nicht zwangsläufig mit Stressreaktionen reagieren muss.

So erlebt der Klient zunächst innerhalb der Therapiesituation eine kurzzeitige Entlastung. Um dies leichter in den Alltag zu integrieren, werden innerhalb der Therapiesituation unterschiedliche Tätigkeiten (kreativ-handwerklicher Art z.B. Malen, Schmuck herstellen, Collagen, Übungen zur Steigerung der Konzentration oder alltagspraktischer Tätigkeiten) ausgeübt, während der Klient übt, diese Beruhigung selbstständig herbeizuführen.

Im Weiteren wird der Klient angeleitet, entsprechende Möglichkeiten auch außerhalb der Therapie zu üben, so dass die Phasen der inneren Beruhigung oder Entspannung sukzessive ausgebaut werden können.

Gleichzeitig macht der Klient die Erfahrung, dass er seine Fähigkeit, sich selbst bei Gefahr zu schützen, nicht verliert. Er lernt zu unterscheiden, wann dies erforderlich ist und wann eine Situation für ihn ungefährlich ist.

***Beispiel***

- *Klient:* Frau Z., 32 Jahre
- *Diagnose:* PTBS
- *Problem*

Die Klientin litt u.a. an einer starken motorischen Unruhe, Rast- und Ruhelosigkeit, massiver Müdigkeit, Schlafproblemen und Herzrasen. Außerdem berichtete sie über verschiedene körperliche Symptome wie Kopfschmerzen, Neuralgien und Magen-Darm Probleme. Sie schaffte es nicht mehr, die Aufgaben im Haushalt zu erledigen. Sie hatte Zweifel, ob sie jemals wieder arbeitsfähig würde.

- *Im Rahmen der Befundung mit dem Klienten erarbeitetes Ziel*

Als Wünsche für die Ergotherapie gab sie an, sie wollte ihren Haushalt und die zu der Zeit erforderlichen, verschiedenen Arztbesuche erledigen, täglich mit dem Hund gehen und Freunde anrufen. Auch wollte sie ihre Konzentration halten und nach Albträumen wieder einschlafen können. Sie wollte insgesamt Ruhe finden können.

- *Ziel der Ergotherapie gemäß Indikationskatalog (vgl. DVE 2017, Buchner 2017) (Richtziel)*

Verbesserung der Tagesstrukturierung und der Selbstständigkeit in der Selbstversorgung

- *Grobziel*

Entwicklung, Wiederherstellung und Erhalt

- von Handlungskompetenzen allgemeiner Aufgaben und Anforderungen
- der eigenständigen Selbstversorgung

- *Feinziel*

- Entwicklung einer günstigen Tages- und Wochenstruktur
- Steigerung der Konzentrationsfähigkeit
- Innere Beruhigung

- *Behandlungsverlauf*

Die Klientin erschien zu den Therapiestunden meist aufgewühlt mit den oben beschriebenen Symptomen.

- *Veränderungswunsch/-wünsche*

- innere Beruhigung
- Gedanken ordnen können
- Klarheit bekommen
- „Anfangen" können

- *Wahrnehmung von KGG ohne Nutzung der SI*

Zu Therapiebeginn konnte sie ihre Arme und Hände kaum stillhalten, im Gespräch war sie übereilt, fast hektisch. Ihr Kiefer schmerzte, ihr Bauch war *zusammengekrampft.*

Sie beschrieb, dass sie sich nicht traue, sich schlafen zu legen, und sie auch insgesamt keine Ruhe finden könne. Sie fühle sich *wie getrieben.*

- *Weiteres Vorgehen*

Ein wesentlicher Aspekt bei dieser Klientin war die Entwicklung einer für sie günstigen Tages- und Wochenstruktur, die sie schriftlich als visuelle Unterstützung, sichtbar postierte (vgl. Muster Seite 245). Dies erlaubte es ihr, bestimmte Phasen der Aktivität und Phasen der Regeneration (Pausen) einzuplanen und nicht jeden Tag immer alles erledigen zu wollen. Dennoch gab diese Vorgehensweise ihr die Gewissheit, dass am Ende alle Aufgaben erledigt werden. Dies reduzierte den Stress und gab ihr wieder mehr Ruhe.

Ergänzend nutzte sie folgende SST: das *Stopp,* die Realitätskontrolle, das Selbstgespräch, die 1-2-3-Atmung, bestimmte Musik hören.

Schon nach zwei Wochen erledigte sie die Aufgaben im Haushalt zu ihrer Zufriedenheit und nahm alle erforderlichen Arzttermine wahr. Sie schaffte es, regelmäßig mit dem Hund zu gehen und auch die gewünschten erforderlichen Anrufe zu tätigen. Die schriftliche Tages- und Wochenplanung hatte sie als hilfreich angesehen und beibehalten.

Der zweite Teil der Therapie bestand jeweils in der Erarbeitung weiterer Selbststeuerungsmöglichkeiten unter Zuhilfenahme von SI Angeboten.

- *SI-Angebot (1)*

Zunächst machte die Klientin bei den Übungen mit den verschiedenen Handbädern (Linsen, Erbsen) die Erfahrung, dass sie sich während des Hantierens in den Materialien geringfügig, aber spürbar beruhigte (von 10 auf 7 auf der 10er Skala). Belastende Gedanken verschwanden und Erinnerungen, beispielsweise an Urlaube am Meer, weckten positive Gefühle.

- *Selbststeuerungstechnik SST (1)*

Aufbauend auf dieser Erfahrung half es der Klientin, bei Bedarf eine Igelrolle in die Hand zu nehmen oder bewusst Alltagsgegenstände wahrzunehmen und zu beschreiben. Sie fand heraus, dass das Festhalten eines bestimmten Schlüsselanhängers sie beruhigte.

- *SI-Angebot (2)*

Beim Liegen unter einer schweren Decke war es ihr nach ca. 40 Minuten noch besser möglich, muskulär zu entspannen. Sie hatte den Eindruck, dass ihre Füße nicht mehr „in Weglaufstellung" positioniert und ihre Zehen nicht mehr eingerollt waren. Sie stellte dies mit großer Überraschung fest und traute sich nun, ihre Aufmerksamkeit ausschließlich auf ihren Körper, ihre aktuellen inneren Vorgänge und die damit verbundenen Wahrnehmungen zu lenken. Sie stellte fest, dass ihr Bauch sich entkrampft hatte, ihr Kiefer locker war und der Kopf ihr plötzlich „angenehm leer" erschien. Sie merkte, dass die problemorientierten Gedanken weg waren und sie sehr müde war. Sie hatte den Eindruck, dass die sie umhüllende Sanddecke sie gut einpackte und ihr Sicherheit gab und ein wohliges Gefühl entstanden war.

Im Anschluss waren Hände und Arme ruhig. Die Anspannung war auf der 10er Skala von 10 auf 4 gesunken. Bei einem der folgenden Male erlebte sie sogar eine Reduktion von 10 auf 1.

Sie machte in der Folge innerhalb der Therapie die Erfahrung, dass sie sehr wohl die Augen schließen und ihre Wachsamkeit aufgeben konnte, ohne dass ihr irgendetwas geschah.

- *Selbststeuerungstechnik SST (2)*

Die Klientin war sehr schnell in der Lage, die gemachten Erfahrungen für sich zu nutzen. Sie kombinierte in der Therapie erarbeitete Selbststeuerungstechniken:

- das bewusste *Stopp*, verstärkt durch den visuellen Reiz eines Stop-Schildes, das sie sichtbar postierte

- das Liegen unter mehreren Decken
- das Bewusstmachen der Realität
- die 1-2-3 Atemübung
- das Selbstgespräch (Zuspruch der Gewissheit, dass sie das traumatische Erlebnis mit einer Psychotherapeutin bearbeiten wollte).
- das Anlegen eines Nierengurtes (bekannt vom Motorradfahren), der ebenfalls propriozeptiv wirkt und ihr dadurch Halt und Sicherheit gab

- *Transfer in den Alltag*

Sie benutzte zum Schlafen nun die Couch, bei der ihr Rücken und Seitenteil Stabilität gaben. Zusätzlich gaben mehrere zusammengerollte Decken ihr einen sicheren Rahmen. Außerdem deckte sie sich mit mehreren Decken zu, um mehr Gewicht zu spüren, was ihr weitere Sicherheit gab. So war es ihr dann möglich, nach Albträumen (die im Übrigen immer seltener auftraten) wieder einzuschlafen. Insgesamt wurde ihr Schlaf deutlich erholsamer.

Eine weitere Möglichkeit der inneren Beruhigung war für sie die Stocktechnik.

In der Therapie stellte sie verschiedene Stöcke selbst her, indem sie einen geeigneten Stab auf die entsprechenden Längen sägte, sich Muster aussuchte und die Stäbe mit einem Brennpeter (Lötkolben) verzierte. Mit diesen Stöcken (ein langer und mehrere kurze für die Handtasche) wurde dann innerhalb der Therapie geübt, verschiedene Varianten der Stock-SST anzuwenden.

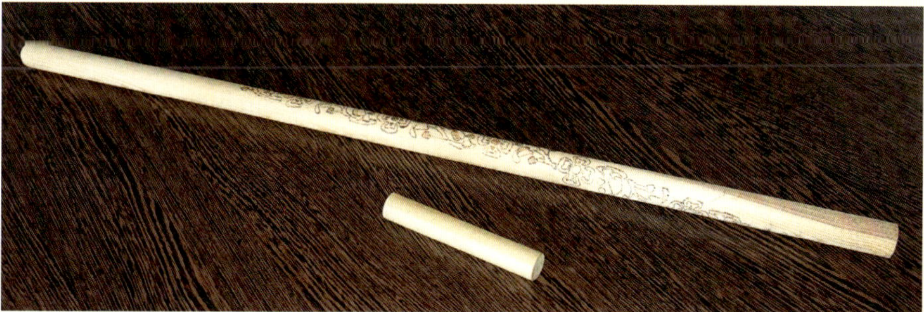

Zu Hause nutzte sie die Stöcke je nach Bedarf. Als Ersatz diente ihr im Auto das Lenkrad.

- *SI-Angebot (3)*

Beim Liegen *längs* in der Hängematte stellte sich zunächst ein „schummriges" Gefühl im Kopf ein, was sich nach ca. 5 Minuten veränderte, so dass sie „klar denken" konnte.

Nach ca. 30 Minuten war der Kiefer locker, der Bauch ruhig und wurde als „breiter" wahrgenommen. Zu ihrem Erstaunen gab es nun keine körperlichen Symptome mehr. Sie fühlte sich zufrieden. Die Anspannung hatte sich insgesamt auf der 10er Skala von 10 auf 3 reduziert.

Beim Liegen *quer* in der Hängematte entstand zuerst Schwindel und der Bauch „reagierte“, indem es in ihm „zu brodeln“ begann. Auch hier trat sehr schnell eine Veränderung ein.

Nach einigen Minuten hatte der Bauch sich beruhigt, im Kopf fühlte es sich „agil und präsent“ an. Der Druck in den Beinen war weg und die Füße waren deutlich lockerer. Ein Gefühl von Ruhe, Sicherheit und Geborgenheit hatte sich eingestellt. Die Anspannung hatte sich insgesamt auf der 10er Skala von 10 auf 1 reduziert.

- *Transfer in den Alltag*

Sie benutzte täglich mehrmals eine Hängematte, die sie auf ihrem Balkon angebracht hatte.

Nach zehn Behandlungseinheiten war die Klientin in der Lage, sich bei auftretender Unruhe zu einem großen Teil selbst zu beruhigen, indem sie situationsabhängig die entsprechende SST anwendete. Sie fühlte sich insgesamt nicht mehr so getrieben und hatte an Selbstsicherheit gewonnen, da sie die Erfahrung gemacht hat: „Ich kann etwas tun!“ Sie war (und blieb) optimistisch und begann unmittelbar mit einer Psychotherapie, bei der sie das traumatische Erlebnis aufarbeiten wollte. Sie war zuversichtlich, dass sie ihr Problem bewältigen konnte und wieder arbeiten würde.

## Abschlussbemerkung zu diesem Kapitel

Zum einen nimmt SELWA Einfluss auf die Wahrnehmung durch die Zuführung bzw. Nutzung bestimmter SI Reize, die den Wahrnehmungsprozess verändern. Diese Wirkung wird beobachtet und beschrieben und wird dem Klienten auf diese Weise bewusst. Zum anderen wird auf die Interpretation des Wahrgenommenen Einfluss genommen, da diese ja auf den gemachten Erfahrungen und dem eigenen Wertesystem beruht. Hierzu ist es erforderlich, auch diese Interpretationen zunächst wertneutral zu beachten. Dabei hilft die Achtsamkeit. In der Folge kann der Klient dann entscheiden, was er verändern möchte. Um dies zu erreichen, werden entsprechende SST entwickelt und in das alltägliche Tun integriert.

# 11. Haltung, Kompetenz und Rolle des Therapeuten

Beim Therapiekonzept SELWA spielt die ganzheitliche Sichtweise, dass Körper, Geist und Seele eine Einheit bilden, eine besondere Rolle.

Da sich diese drei Ebenen stets gegenseitig beeinflussen und somit Veränderungen in einem Bereich Auswirkungen auf die anderen haben, sollte der Mensch immer als Ganzes betrachtet werden. Nur so kann eine derartige ergotherapeutische Behandlung erfolgreich sein.

Neuronale Prozesse der Reizverarbeitung, die Lösung sozialer und emotionaler Konflikte oder die Stärkung des Selbstwertgefühls werden bei SELWA immer im Zusammenhang gesehen.

Bei diesem Konzept wird versucht, innere Vorgänge ins Bewusstsein zu heben, so dass der Klient ganz bewusst registrieren kann, was *in ihm* wie geschieht. So kann er in die Lage versetzt werden, zu entscheiden, was er verändern möchte.

Die Klienten sollen erleben können, wo ihre eigenen Möglichkeiten und Grenzen liegen, welche Schwierigkeiten es gibt, aber auch über welche Ressourcen sie verfügen. Sie sollen lernen, ihre gesunden Anteile zu entdecken und zu aktivieren. So können sie dann selbst die Initiative für ihre Selbstheilung übernehmen (Hesse/Prünte 2012).

Für diese umfassende Sichtweise benötigt der Therapeut eine breite therapeutische Kompetenz.

Weil hier die ergotherapeutische Arbeit immer da beginnt, wo der Klient in die Selbsterfahrung einsteigt, sollte der Therapeut in der Lage sein, dies entsprechend dem Stand des Klienten zu erkennen und zu agieren.

Die individuellen Wünsche und Bedürfnisse des Klienten stehen im Vordergrund, und er beeinflusst aktiv seine Therapie. Er entscheidet selbst, womit er sich auseinandersetzen will (Hesse/Prünte 2012).

Da es unterschiedliche Schulungswege der Achtsamkeit gibt, ist es eine wichtige Grundvorrausetzung, dass der Therapeut den entsprechenden Weg selbst kennt (Thielen 2015).

Der Therapeut sollte wissen, wie er damit umgeht, wenn Klienten Dinge wahrnehmen, die sie erst einmal ängstigen. Die Beobachtungen des Klienten sollte der Therapeut im Idealfall so lenken können, dass sich heilsame Handlungsstrukturen entwickeln können (Thielen 2015).

Im Kontakt mit den Klienten soll der Therapeut stets versuchen, den ganzen Menschen zu sehen, mit dem er arbeitet. Dabei wird nur das Verhalten, das die Person im jeweiligen Moment zeigt, als relevant für die ergotherapeutische Intervention registriert. Eigene Interpretationen und das eigene Bewertungssystem werden außen vor gelassen (Thielen 2015).

## 11.1 Die Rolle des Therapeuten

Die Rolle des Therapeuten ist im Sinne des SELWA Konzeptes die eines „Begleiters". Begleiten bedeutet für den Klienten, dass jemand an seiner Seite ist, der Hilfestellung gibt. Er hilft, die eigene Wahrnehmung zu lenken, damit heilsame Denk- und Handlungsstrukturen entwickelt werden können. Zudem schützt der Therapeut vor Fehlinterpretationen und achtet auf Überforderung. So sichert der Therapeut den Therapieprozess.

Die therapeutische Beziehung sollte von einem wohlwollenden Aufforderungscharakter geprägt sein, wobei Aufforderung hier immer in Richtung auf eine bewusste, wertfreie Selbstwahrnehmung verstanden wird. Bevormundung und Ratschläge sollten vermieden werden.

Das Gefühl, für eine festgelegte, bestimmte Zeit „nicht allein zu sein", sondern eine sichernde Begleitung zu haben, kann Mut machen. Dieser Mut ist erforderlich, da es darum geht, sich auf eine „Forschungsreise zu sich selbst" zu begeben, bei der man nicht weiß, was einem begegnet.

Weiterhin ist es sinnvoll, die Begleitfunktion des Therapeuten klar als zeitlich begrenzt zu definieren. Dies sollte ggf. im Verlauf der Therapie nochmals wiederholt werden. Das kann dabei helfen, den Ablösungsprozess am Ende einer Therapie zu erleichtern.

### *Augenhöhe, Schulterschluss mit dem Klienten*

Diese Art der Begleitung eines Klienten sollte grundsätzlich *auf Augenhöhe* geschehen. Die Wertschätzung des Klienten, der sich mit seiner Erkrankung am besten auskennt, sollte dabei nicht fehlen, so dass ein respektvoller Umgang selbstverständlich sein sollte.

Man kann auch von *Schulterschluss* sprechen, was bedeutet, dass der Therapeut sich *neben den Klienten* stellt, um aus seiner Sicht die Geschehnisse betrachten zu können und um mit ihm zusammen aus dieser Sichtweise heraus Verhaltensstrategien zu entwickeln und zu reflektieren.

### *Transparenz*

Es wird möglichst transparent gearbeitet. Der Therapeut versucht alles so zu erklären, dass der Klient verstehen kann, was mit ihm geschieht. Darüber hinaus warnt der Therapeut vor Risiken und Gefahren und setzt bei Gefahr ggf. Grenzen.

### *Gefühl des Verstehens*

Der Therapeut sollte stets versuchen, den Klienten zu verstehen. Der Klient muss sich sicher sein, dass der Therapeut ihn und sein Problem versteht, ohne dabei grenzverletzend zu sein.

Dabei sollte der Therapeut unbedingt auf seine eigene Abgrenzungsfähigkeit achten.

### *Abgrenzungsfähigkeit des Therapeuten*

Bei einer therapeutischen Behandlung nach SELWA kommt der Therapeut sehr nahe an Kernaussagen des Klienten heran. Dies ist eine Kostbarkeit, ein wertvolles Geschenk, das die Klienten dem Therapeuten machen.

Um jedoch eine Vermischung der Erlebniswelten von Therapeut und Klient oder eine Beeinflussung des Klienten durch den Therapeuten zu vermeiden, ist eine entsprechende Abgrenzung vonnöten. Es ist sicherlich schwierig, die nötige Nähe zum Klienten herzustellen, um vertrauensvoll arbeiten zu können und gleichzeitig ausreichend Abstand zu halten, so dass der Klient selbstbestimmt und unabhängig bleiben kann. Dennoch ist dies unabdingbar.

### *Vertrauen*

Grundvoraussetzung für eine erfolgreiche Therapie ist die Kooperationsbereitschaft des Klienten und dessen Vertrauen in den Therapeuten.

Dazu gehört dann natürlich auch das Vertrauen des Therapeuten in sich selbst, denn nur so kann er dem Klienten Halt und Sicherheit geben, so dass der Klient *sich anvertrauen* kann. Natürlich ist es auch wichtig, dass der Therapeut dem Klienten etwas *zutraut*.

### *Zuverlässigkeit*

Da sich der Klient mit der Therapie auf einen für ihn „unsicheren Prozess" einlässt, ist die Zuverlässigkeit des Therapeuten, der sich an Termine und Absprachen hält, oft der einzig verlässliche Aspekt.

### *Ehrlichkeit*

Auch wenn Ehrlichkeit in der Ergotherapie eine Selbstverständlichkeit ist, so ist dies gerade in der Arbeit mit psychisch Kranken von noch größerer Bedeutung. Diese Klienten haben in dieser Hinsicht enorm sensible *Antennen*. Durch einschlägige Vorerfahrungen geprägt, empfinden sie Unehrlichkeit oder auch nur kleine Schwindeleien als Verletzung oder gar als Bedrohung. Dies kann sogar den gesamten Therapieprozess gefährden. So hat beispielsweise eine stark traumatisierte Klientin erfahren, dass sich ihre Psychotherapeutin und ihre Ärztin ohne ihr Wissen ausgetauscht haben, woraufhin sie die Therapie bei beiden abbrach.

Als positives Beispiel sei eine Therapeutin genannt, die auf eine Frage der Klientin zugab, auch keine Antwort zu wissen, was sie in den Augen der Klientin glaubhaft und menschlich machte.

### *Offenheit und Interesse*

Es ist stets wichtig, dem Klienten aktiv zuzuhören, wertfrei und für seine Belange offen zu sein. Dazu gehört, sich mit dem Klienten zusammen anzuschauen, was für ihn gerade wichtig ist. Dies erfordert vom Therapeuten ein hohes Maß an Flexibilität. Für viele Klienten ist die Erkenntnis, dass jemand sich für sie im positiven Sinne interessiert, sehr heilsam, da viele nur allzu oft andere Erfahrungen gemacht haben.

### *Freude*

Sich selbst freuen zu können und Freude an der eigenen Arbeit zu haben, schafft eine gute Voraussetzung dafür, um sich auch auf die Klienten freuen zu können. Für viele Klienten wird dieses so im Positiven „Angenommensein" zunächst ungewohnt und neu sein, weil es in ihrer kindlichen Biografie möglicherweise unzureichend war. Es ist jedoch eine wesentliche Voraussetzung für eine positive emotionale Entwicklung. Hier kommt dann auch der Aspekt der *Mitfreude* zum Tragen (Wikipedia 2016). Wenn sich der Therapeut ehrlich und glaubhaft mit dem Klienten über dessen Erfolge oder Wohlbefinden freut, kann dies den Therapieerfolg unter Umständen fördern.

### *Geduld*

Zu einer guten ergotherapeutischen Arbeit gehört auch, dem Klienten Zeit zu geben, sich in *seinem Tempo* entwickeln zu können. Ein therapeutischer Erfolg kann nicht beschleunigt oder erzwungen werden.

### *Halt geben*

Ein weiterer wichtiger Aspekt ist der des *Haltens*. Es geht darum, dem Klienten das Gefühl des *Gehaltensein*, zu vermitteln. Das beinhaltet aber auch, den Klienten mit all seinen Gefühlen *aushalten* können. Das ist nicht selten eine der schwersten Übungen für den Therapeuten.

### *Normalität*

Die Erfahrung hat gezeigt, dass je normaler mit therapierelevanten Geschehnissen umgegangen wird, desto größer die Wahrscheinlichkeit ist, dass der Klient es schafft mit seinem inneren Erleben zurechtzukommen. Wenn es dem Therapeuten gelingt, ohne jemals die Ernsthaftigkeit und Wertschätzung zu vernachlässigen, eine gewisse Leichtigkeit – bis hin zu Humor (s. u.) – in das Therapiegeschehen zu bringen, ist dies oft eine Erleichterung.

### *Humor*

Neben all diesen anspruchsvollen therapeutischen Fähigkeiten ist der Humor nicht zu vergessen. Er nimmt eine besondere Stellung ein, da es durch ihn möglich werden kann, selbst schwierigste, ausweglos erscheinende Situationen zu meistern. Dies ist jedoch eine Gratwanderung. Es darf nie auch nur der Hauch eines „Lächerlichmachens" entstehen. Ebenso ist leichtfertige Albernheit zu vermeiden.

## 11.2 Gesprächsführung

In der ergotherapeutischen Behandlung nach dem SELWA Konzept hat sich die Berücksichtigung von Elementen einer personenzentrierten Gesprächsführung (Rogers 1981) bewährt. Dazu gehören die Kongruenz, die Empathie und die bedingungslose positive Zuwendung.

Mit Kongruenz ist gemeint, dass es dem Klienten in einer Therapie-Beziehung nur möglich ist, sich zu entwickeln, wenn ihm der Therapeut so gegenübertritt, wie er wirklich ist. Der authentische Therapeut ist selbst auch Mensch, der sich nicht als jemanden darstellt, der etwa nur aufgrund seines Berufes in der Hierarchie höher angesiedelt ist als der Klient. Er bringt lediglich eine gewisse Expertise und Erfahrung hinsichtlich der Erkrankung ein.

Dabei soll er sich selbst als Person nicht verleugnen, keine Abwehrhaltungen einnehmen, sondern sich in erster Linie als Helfer des Klienten verstehen, der aus dieser Beziehung ebenfalls gestärkt und mit neuen Lernerfahrungen hervorgehen kann.

Unter Empathie versteht man das einfühlende Verstehen, das nichtwertende Eingehen, also das echte Verständnis einer Person.

Die Chance, dass es beim Klienten zu einer Veränderung im Sinne der Therapie kommt, ist laut Rogers (1981) größer, wenn der Therapeut eine positive, akzeptierende Einstellung gegenüber dem zeigt, was der Klient in diesem Augenblick ist. Dies bedeutet nicht, dass der Therapeut den Gefühlen des Klienten unbedingt zustimmen muss, sondern dass er ihn ohne Wertung und Vorurteil so annimmt, wie er in diesem Moment ist. Das beinhaltet, dem Klienten nicht seine eigenen Werte, Meinungen und Empfehlungen aufzuzwingen – auch wenn diese auf den ersten Blick gut gemeinte Ratschläge zu sein scheinen.

## *Einfache Sprache*

Da die Klienten oft mit ihrem *inneren Durcheinander* beschäftigt sind, kann es für sie schwierig sein, sich auf den Gesprächsinhalt und Verlauf zu konzentrieren. Deshalb ist es hilfreich, sich möglichst so auszudrücken, dass es für den Klienten leicht zu verstehen ist. Ausschweifende Erklärungen und lange Monologe des Therapeuten können überfordernd wirken. Deshalb ist es hilfreich, lange verschachtelte Sätze, komplizierte Ausdrücke oder Fremdwörter zu vermeiden. Hierbei gilt: je größer das Störungsbild beim Klienten, desto einfacher und kürzer die Sätze. Es sollte dennoch darauf geachtet werden, dass dies nicht ins Naive abgleitet und sich der (intelligente, differenzierte) Klient „für dumm verkauft" fühlt.

Dabei sollten die Gespräche von einem wohlwollenden Aufforderungscharakter geprägt sein.

- Wenn Sie noch einmal überlegen ...
- Fällt Ihnen dazu etwas ein?
- Kennen Sie diese Reaktion schon?
- Können Sie sich vorstellen, dies auszuprobieren?
- Was könnte jetzt hilfreich sein?
- Was brauchen Sie jetzt oder in dieser Situation, damit es Ihnen bessergeht?
- Kann ich etwas tun, damit die Situation für Sie leichter wird?
- Können Sie etwas tun, das Ihnen die Situation erleichtert?

## 11.3 Raumgestaltung

### *Sitzplatzwahl*

Es hat sich als hilfreich erwiesen, dem Klienten schon zu Beginn der ersten Therapieeinheit die Wahl des Sitzplatzes zu überlassen. Die Wahl des Sitzplatzes ist in jeder Therapie wichtig, denn damit wird bereits eine frühe Voraussetzung für eine möglichst erfolgreiche Therapie gelegt. Wenn man sich an seinem Platz sicher und wohl fühlt, tritt man allem, was folgt bereits positiver entgegen.

So möchten viele Klienten beispielsweise die Tür im Blick haben, um sehen zu können, wer hereinkommt.

> Im Fall einer psychotischen Klientin war es dieser z. B. wichtig, dass die Therapeutin den Stuhl mit Blick zur Tür einnahm, damit diese sehen konnte, wer ggf. den Raum betrat, um die Klientin gegebenenfalls zu beschützen.

### *Jahreszeit und kulturelle Besonderheiten*

Ein jahreszeitbezogenes Arbeiten und die Einbeziehung kultureller Gegebenheiten erleichtern ggf. den Zugang zu den eigenen Fähigkeiten und die Integration in das soziale Umfeld des Klienten. Hier können dann bereits gemachte positiv besetzte Erfahrungen Sicherheit geben. Es ist immer hilfreich, eine Atmosphäre zu schaffen, in der Klienten sich wohlfühlen können.

So kann eine jahreszeitbezogene Dekoration, z. B. ein immer wieder aktuell dekorierter Ast über der Theke, zu einer positiven Atmosphäre beitragen.

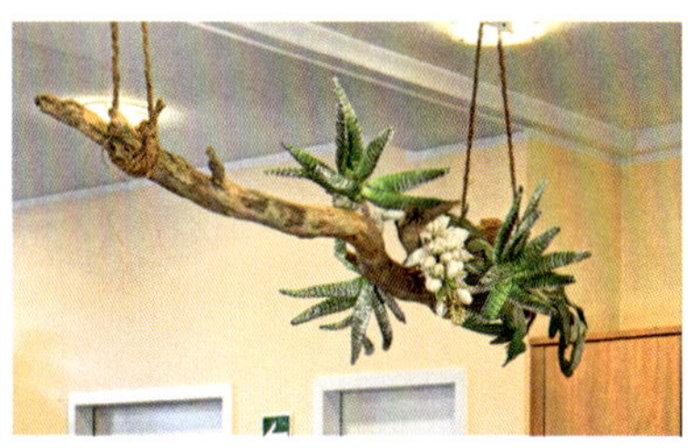

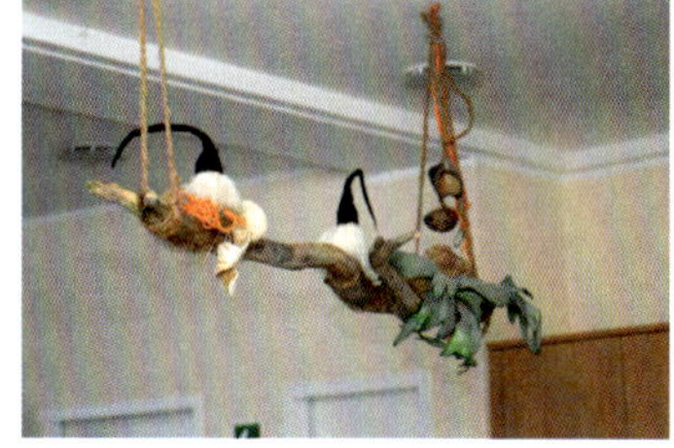

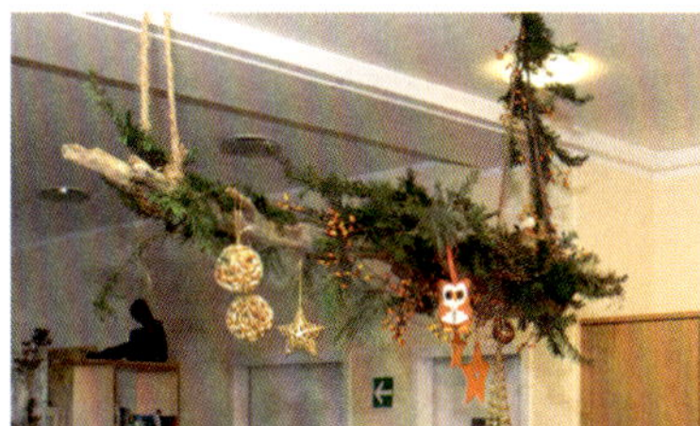

Es ist im Gegensatz hierzu aber durchaus möglich, dass sich bestimmte jahreszeitliche oder kulturelle Elemente in einzelnen Fällen als Trigger erweisen, beispielsweise ein Adventskranz. Hier wäre dann im Einzelfall eine Änderung der Dekoration zu erwägen, oder die Situation mit dem Klienten zu thematisieren.

## 11.4 Psychohygiene

Bei der Psychohygiene geht es (hier) um die Erhaltung der eigenen psychischen Gesundheit des Therapeuten.

Voraussetzung für eine gelungene Psychohygiene ist die Beobachtung der psychischen und körperlichen Belastungsfaktoren und der persönlichen Reaktionen. Je nach Situation und persönlichen Präferenzen können unterschiedliche Verfahren zum Einsatz kommen (N.N. 2019b).

Einige seien hier aufgezählt:

- alle SELWA SST Techniken, die für den Klienten einsetzbar sind
- Supervision für eigenes Erleben
- Rituale am Arbeitsplatz (z. B. Beenden einer Therapiestunde durch bewusstes Zurückstellen der Klienten-Akte in den Schrank)
- Freizeitausgleich (Freunde treffen, Musik hören, musizieren, Sport, ...)
- Selbstbelohnung nach erbrachten Leistungen (Wellness, Hobbys, gutes Essen, Ausflüge unternehmen, Freunde treffen)
- und vieles mehr

# 12. Erfahrungswerte mit SELWA

In der Praxis der Autorin liegen umfangreiche positive Erfahrungen mit SELWA vor. Sie zeigen, dass sich die Einsatzmöglichkeiten des SELWA Konzeptes ebenso vielfältig und facettenreich darstellen wie die einsetzbaren Mittel und ergänzenden Selbstwahrnehmungsmethoden. So war bei etlichen psychisch/psychosomatisch erkrankten Klienten eine objektiv feststellbare Steigerung der Handlungsfähigkeit zu verzeichnen. In anderen Fällen berichteten Klienten von einer Abnahme verschiedenster Symptome und einer deutlichen subjektiven Steigerung des Wohlbefindens.

Hierzu wurden u.a. Erfassungsbögen nach COPM für die Bereiche Selbstversorgung, Produktivität und Freizeit herangezogen. Eine wissenschaftliche Studie in Zusammenarbeit mit der HS Niederrhein war bei Drucklegung noch nicht abgeschlossen. Erste Ergebnisse bestätigen diese Aussage aber. Es ist geplant, die Studie ganz oder teilweise auch unter www.selwa.care zu veröffentlichen.

Beim Einsatz des SELWA Konzeptes hat sich gezeigt, dass durch eine gezielte Wahrnehmung unter Zuhilfenahme der Achtsamkeitslehre des Buddhismus in Verbindung mit gezielt gesetzten SI-Reizen Therapieerfolge viel schneller erzielt werden können, als ohne SELWA. In diesem Zusammenhang konnte festgestellt werden, dass Achtsamkeit eine bewusstere Selbsterfahrung ermöglicht und zu Erkenntnissen der Selbst- und Fremdwahrnehmung führen kann. Klienten gewinnen in der Behandlung oft an Selbstbewusstsein. Sie können schneller konstruktiv mit ihrer Erkrankung umgehen und Ziele selbst mitentwickeln und verfolgen. Sie haben schneller Erfolgserlebnisse, sind motivierter und schneller alltagstauglich. Nebenbei entwickeln sie oft einen ganz eigenen Humor (Thielen 2015).

Durch die klare und transparente Therapiegestaltung wird die Therapie sowohl für die Therapeuten als auch für die Klienten insgesamt erleichtert.

Durch die verbesserte Selbststeuerungsmöglichkeit (von Körper, Gedanke und Gefühl) sind die Klienten in der Lage, in für sie schwierigen Situationen handlungsfähig zu bleiben. Die verbesserte und strukturierte Selbstwahrnehmung erleichtert zudem psychotherapeutische Prozesse.

Dies bestätigen auch zahlreiche Ergotherapeuten, die von der Autorin in Kursen zum SELWA Konzept ausgebildet wurden.

www.selwa.care

# 13. Die SELWA App

Im Rahmen einer ergotherapeutischen Behandlung psychisch/psychosomatisch Erkrankter, sowie auch später bei der Anwendung erlernter und eingeübter Selbststeuerungstechniken im Alltag spielt die gezielte Unterbrechung der jeweils gerade ausgeführten Tätigkeit eine besondere Rolle. Nach einer solchen Unterbrechung werden in der Regel die gerade wahrnehmbaren Körperreaktionen, Gedanken und Gefühle (KGG) abgefragt.

Speziell für die Anwendung im Alltagsgeschehen wurde die SELWA App entwickelt, die sowohl für Apple (iPhone, iPad) als auch für Android-Geräte verfügbar ist.

Die App dient der Unterstützung der ergotherapeutischen Behandlung nach dem SELWA Konzept.

Die Benutzung der App kann eine Behandlung nicht ersetzen, sondern sollte nur in Verbindung und im Dialog mit dem behandelnden Ergotherapeuten eingesetzt werden.

Ziel und Aufgabe der App ist es, den Nutzer im Tagesablauf zeitgesteuert zu unterbrechen, um die Eigenwahrnehmung zu überprüfen und (optional) für eine spätere Auswertung aufzuzeichnen. Zusätzlich wird der Nutzer beim Einsatz geeigneter Selbststeuerungstechniken unterstützt.

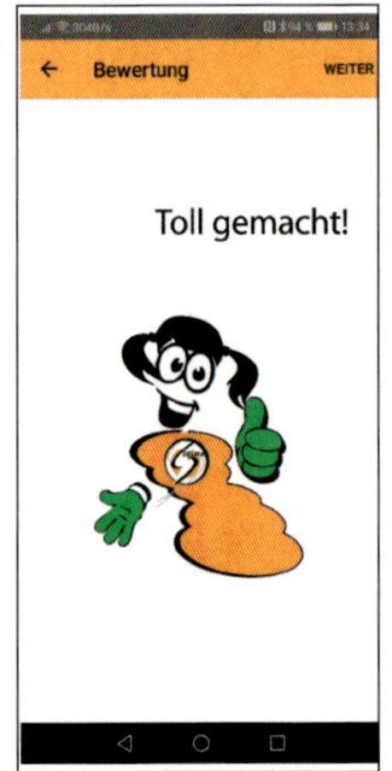


Zur Motivation werden zwischendurch „Selwie“ und „Selwine“ eingeblendet.

Die App kann im Apple-Store und im Google Playstore kostenlos heruntergeladen werden (Suchbegriff SELWA).

Um die App nutzen zu können, muss diese mit der Auswerte-Software verknüpft werden.

# Literatur


Affenzeller, A.: Genusstraining, www.psycho-therapeut.net/genusstraining.html, Internetzugriff April 2018

Ayres J. (2002): Bausteine der kindlichen Entwicklung. Berlin/Heidelberg: Springer

Berking M.; Hänel, M. (2007): Achtsamkeitstraining als psychotherapeutische Interventionsmethode; Psychother Psych Med

Blausen.com staff (2014). „Medical gallery of Blausen Medical 2014". WikiJournal of Medicine 1 (2). DOI:10.15347/wjm/2014.010. ISSN 2002-4436.Derivative work by Geo-Science-International – Derivative work of file:Blausen_0614_LimbicSystem.png, CC BY 3.0, https://commons.wikimedia.org/w/index.php?curid=47020419

Brand, U. (1992): Eutonie, natürliche Spannkraft. München: Gräfe und Unzer

Brickenkamp, R. (2002): d2 Aufmerksamkeits-Belastungs-Test. Göttingen: Hogrefe

Buchner (Hrsg.) (2017): Indikations-Katalog „Maßnahmen der Ergotherapie". Ort: Buchner

Bundy A, Lane S, Murray E. (2002): Sensorische Integrationstherapie. Heidelberg. Springer

Burkhard A. (2006): Achtsamkeit und Skilltraining. Ergotherapie und Rehabilitation. 45(5): 16-9

Dahlke, U.: Geh-Meditation, https://www.der-buddhismus.de/geh-meditation/, Internetzugriff Februar 2019

Deutscher Verband der Ergotherapeuten e.V. (Hrsg.) (2017): Indikationskatalog Ergotherapie. Idstein: Schulz-Kirchner

Dyckhoff, P. (2001): Atme auf, 77 Übungen zur Leib- und Seelsorge. München: Don Bosco

Fernando, A. (1987): Zu den Quellen des Buddhismus. Eine Einführung für Christen, aus dem Englischen übersetzt und bearbeitet von W. Siepen. Mainz: M. Grünewald Verlag

Fischer, G. (2014): Neurobiologie der Traumatisierung, Vortrag beim Tag der offenen Tür, Praxis für Ergotherapie Susanne Thielen

Fischer, R.: Exterozeption und Interozeption (in Uniwissenpsycho), https://uniwissenpsycho.wordpress.com/2016/10/18/exterozeption-und-interozeption/, Internetzugriff März 2019

Götze, R.; Zens, K.; Michal, C. (2005): Neurophysiologisches Befundsystem für die Ergotherapie. Heidelberg: Springer

Gruber, H.: „Die Rede an die Kalâmer": Kalâma-Sutta (Angereihte Sammlung III. 66); http://www.buddha-heute.de/rubrik-01/kalama-sutta.htm, 2005, Internetzugriff 02.10.2017

Gürtler-Bayer, M.: „Ich bin ja so stolz auf mich" oder innere Regeln; https://martamam.de/ich-bin-ja-so-stolz-auf-mich-oder-innere-regeln Internetzugriff Februar 2019

Hall, K.: Warum Menschen sich selbst so unterschiedlich bewerten, https://www.psychotherapiewien.co.at/selbstbewertung-mensch , Internetzugriff Februar 2019

Harrer, M.; Weiss, H. (2016): Wirkfaktoren der Achtsamkeit. Stuttgart: Schattauer

Heimsoeth, A.: Lebenslang lernen mit der Neuroplastizität des Gehirns, https://wort-und-ideenreich.de/lebenslang-lernen-mit-der-neuroplastizitaet-des-gehirns/ Internetzugriff Februar 2019

Helmstaedter, C.; Lendt, M.; Lux, S. (2001): Verbaler Lern- und Merkfähigkeitstest. Göttingen: Hogrefe Testzentrale

Hesse W., Prünte K. (2012): Angebote zur sensorischen Integration bei akut psychotischen Patienten. Seminarunterlagen. Köln: DVE-Akademie

Hesse W., Prünte K. (2004): Sensorische Integration für schizophrene Patienten. Dortmund: verlag modernes lernen

Hesse, W. (2005): Sensorische Integration in der Psychiatrie. Idstein: Schulz-Kirchner

Hesslinger B., Philipsen A, Richter H, Ebert D. (2004): Psychotherapie der ADHS im Erwachsenenalter. Göttingen: Hogrefe

Höynck, J. (2013): Impact on Participation and Autonomy – Germany (IPA-G) (Fragebogen zu Selbstbestimmung und Teilhabe), 2013, z. B. http://docplayer.org/38119472-Impact-on-participation-and-autonomy-german-ipa-g-ein-fragebogen-zu-selbstbestimmung-und-teilhabe.html, Internetzugriff 31.9.2017

Huber, M. (2010): Der innere Garten. Paderborn: Junfermann

Kabel, M.: Roman legion at attack (Foto) [http://commons.wikimedia.org/wiki/User:MatthiasKabel]. Lizenz: Creative Commons by-sa-3.0 [http://creativecommons.org/licenses/by-sa/3.0/legalcode] Internetzugriff Dezember 2018

Kast, B. ([3]2007): Wie der Bauch dem Kopf beim Denken hilft: Die Kraft der Intuition. Frankfurt: S. Fischer

Kessler, J; Calabrese, P.; Kalbe, E.; Berger, F. (2000): DemTect. Ein neues Screening-Verfahren zur Unterstützung der Demenzdiagnostik. In: Psycho. 2000; 6, S. 343–347

Klaus, M. (2015): Der Mofu-Baukasten. Dortmund: verlag modernes lernen

Kubny-Lüke, B. (2009): Ergotherapie im Arbeitsfeld Psychiatrie. Stuttgart: Thieme

Linehan M. (1996); Dialektisch Behaviorale Therapie der Borderline-Persönlichkeitsstörung. München: CIP-Median

Linnartz, A.: Foto Angela Merkel, Creative Commons Attribution-Share Alike 3.0 Germany (Wikipedia), Internetzugriff November 2018

Marker, K. (o.J.): Cogpack, Das neuropsychologische kognitive Trainingspaket. Ladenburg: Marker Software

Marotzki, U. (Hrsg.) et al. (2011a): COPM (Canadian Occupational Performance Measure. Idstein. Schulz-Kirchner

Marotzki, U. (Hrsg.) et al. (2011b): OSA Occupational Self Assessment. Idstein: Schulz-Kirchner

Merkle R: Selbstgespräche, ihr Einfluss auf unser Befinden, https://www.psycho-tipps.com/selbstgespraeche.html, Internetzugriff Oktober 2018

Michallick, A.: Den Moment erleben, Et Reha 54. Jg., 2015, Nr. 1: 13–15, Hrsg. DVE

Miesen M. Christopher A. Mentrup C. (2004): Begriffbestimmung Ergotherapie. In: Miesen M. Hrsg. Berufsprofil Ergotherapie 2004. ldstein: Schulz-Kirchner

Müller, B. (1997): Meditative Übungen für unruhige Geister. München: Kösel

Müller, E.: Die Elfe und die Zauberquelle, https://www.petrafeil.de/div-geschichten/die-elfe-und-die-zauberquelle/ Internetzugriff Oktober 2018

Müller, E. (1993): Träumen auf der Mondschaukel. München: Kösel

N.N. 2016a: Wahrnehmung, www.ergotherapie-zentrum.de/konzepte/behandlungsmethoden-kinder/wahrnehmung.html, Internetzugriff 17.10.2016

N.N. 2016b: Was ist Schwindel; https://www.neurologen-und-psychiater-im-netz.org/neurologie/erkrankungen/schwindel/was-ist-schwindel/#c603, Internetzugriff Juli 2016

N.N. 2017: Rahmenverträge des DVE mit den Krankenkassen gem. § 125 Abs. 2 SGB V, 2017 (https://www.vdek.com/vertragspartner/heilmittel/rahmenvertrag/_jcr_content/par/download_18/file.res/Rahmenvertrag_Ergotherapeuten.pdf)

N.N. 2017a: Online-Enzyklopädie für Psychologie und Pädagogik, http://lexikon.stangl.eu/4674/wahrnehmung/, Internetzugriff 13.8.2017

N.N. 2017b: Was ist Sensorische Integration?, http://gsid.de/was-ist-si/, Internetzugriff 07.08.2017

N.N. 2018a: Glaubenssätze und ihre Prägungen, https://elearning.fhsg.ch/mod/wiki/view.php?pageid=249, Internetzugriff April 2018

N.N. 2018b: Was ist ein Trigger? Was ist ein Trauma? https://triggermedia.wordpress.com/2012/10/18/was-ist-ein-trigger-was-ist-ein-trauma/, Internetzugriff August 2018

N.N. 2018c: Trigger als Auslöser psychischer Reaktionen, https://www.regenbogenwald.de/themen/trigger-als-ausloeser-psychischer-reaktionen.htm, Internetzugriff August 2018

N.N. 2018d: Merkmale der Posttraumatischen Belastungsstörung (PTBS), https://www.christoph-dornier-klinik.de/de/betroffene-und-angehoerige/behandlungsangebot/traumafolgestoerungen/merkmale.html, Internetzugriff September 2018

N.N. 2018e: Was passiert im Gehirn bei einer Posttraumatischen Belastungsstörung?, Wissenschaft im Dialog gGmbH, https://www.wissenschaft-im-dialog.de/projekte/wieso/artikel/beitrag/was-passiert-im-gehirn-bei-einer-posttraumatischen-belastungsstoerung, Internetzugriff September 2018

N.N. 2018f: Kinhin, Mediation im Gehen, http://www.meditation-zen.org/de/kinhin-meditation-gehen, Internetzugriff Oktober 2018

N.N. 2018g: Abnorme Gewohnheiten und Störungen der Impulskontrolle – https://www.psychotherapiepraxis.at/artikel/icd-10/gf60.phtml, Internetzugriff November 2018

N.N. 2018h: Hasomed: https://www.rehacom.de/auf-einen-blick.html Internetzugriff November 2018

N.N. 2018i: Goliath Toys: Spielerklärung Triominos, https://www.youtube.com/watch?v=LHRtGReo9Fk Internetzugriff November 2018

N.N. 2018j: Liste der Gefühle Liebe bis Depression, http://www.lernen-fuehlen-verstehen.de/gefuehle_liebe_depression.html, Internetzugriff Dezember 2018

N.N. 2018k: Gefühl und Handlungsimpuls http://meinwegmitborderline.files.wordpress.com/2013/05/gefc3bchl-und-handlungsimpuls.pdf , Internetzugriff Dezember 2018

N.N. 2018l: Was ist ein Trauma und wie entstehen Traumafolgestörungen? https://www.degpt.de/informationen/fuer-betroffene/trauma-und-traumafolgen, Internetzugriff September 2018

N.N. 2018m: Posttraumatische Belastungsstörungen und deren Behandlung – ein Begleitbuch zum Filmprojekt, Deutschsprachige Gesellschaft für Psychotraumatologie DeGPT, https://www.e-dietrich-stiftung.de/fileadmin/dateien/eds_dvd_booklet_final.pdf, Internetzugriff September 2018

N.N. 2019a: Mandala Ausmalbilder Vorlagen ausmalen; https://www.kinder-malvorlagen.com/zum-ausmalen/vorlagen-muster-formen-mandalas.php, Internetzugriff März 2019

N.N. 2019b: Psychohygiene, DocCheck Flexikon, https://flexikon.doccheck.com/de/Psychohygiene, Internetzugriff Januar 2019

N.N. 2019c: MandaLogi, Das Mandala mit innovativem Stecksystem, http://mandalogi.com/, Internetzugriff Februar 2019

N.N. 2019d: https://www.degpt.de/informationen/fuer-betroffene/trauma-und-traumafolgen/wie-äußern-sich-traumafolgestörungen.html, Internetzugriff Februar 2019

N.N. 2019e: RehaCom Katalog: Kognitive Therapie und Hirnleistungstraining (Hasomed) S. 30 https://www.rehacom.de/fileadmin/user_upload/RehaCom/Mediathek/Broschueren_Flyer/RehaCom_Katalog_2018-09_Web2.pdf , Internetzugriff März 2019

N.N. 2019f: Lokale Vibrationstherapie, https://www.novafon.ch/lokale-vibrationstherapie, Internetzugriff März 2019

N.N. 2019g: Vom Sinn des Riechens: Wie die Nase unser Verhalten steuert, http://duftstoffverband.de/sinn-des-riechens/, Internetzugriff März 2019

N.N. 2019h: Rezeptabrechnung richtig vorbereiten, Leitfaden für Ergotherapie, Broschüre Optica Dr. Güldner GmbH, https://www.optica.de/fileadmin/Wissenswert/Ergotherapie-Rezeptleitfaden-Optica.pdf, Internetzugriff März 2019

N.N. (o.J.): Monofilament Touch-Test, Sensibilitäts-Tester nach Semmes-Weinstein, im Fachhandel erhältlich (o.J.)

Nieuwesteeg-Gutzwiller, M.-T.(2009): in: Winkelmann, I.: Handwerk in der Ergotherapie. Stuttgart: Thieme

Nyanaponika (Übersetzer): Kommentar zur Lehrrede von den Grundlagen der Achtsamkeit; http://www.palikanon.com/diverses/satipatthana/satikom.html, Internetzugriff 02.10.2017

Nyanaponika (1984): Geistestraining durch Achtsamkeit. Konstanz: Christiani

Olschewski, P.: http://wertekosmos.de/vom-symbolgehalt-der-inneren-bilder/ Internetzugriff Januar 2019

Oschwald, M. (2015): Achtsamkeit in der Ergotherapie – Methoden und ihre Anwendung im Bereich der Psychiatrie. Bachelorarbeit. Bad Sooden-Allendorf: DIPLOMA Hochschule

Pröllochs, C. (2014): Gedächtnistraining für ältere Menschen: Das große Praxisbuch mit umfassendem Übungsmaterial. Marburg: Tectum

Pschyrembel klinisches Wörterbuch ([267]2017): Stichwort Dissoziation. Berlin: de Gruyter (sowie Pschyrembel-online)

Reddemann L. (2010): Imagination als heilsame Kraft. Stuttgart: Klett-Cotta

Reddemann, L.: Der sichere Ort (Wohlfühlort), http://mutmachen.info/hilfsmittel/ubungen/der-sichere-ort-wohlfuhlort, Internetzugriff April 2018a

Reddemann, L.: Gepäckübung, http://www.clarasehen.de/stabilisierung.html, Internetzugriff April 2018b

Rieser, M.L.: Foto Trionimos (Eigenes Werk), CC BY-SA 3.0, https://commons.wikimedia.org/w/index.php?curid=2548102, Internetzugriff Januar 2019

Rogers, C. R. (1981): Der neue Mensch. Stuttgart: Klett-Cotta

Scheepers, Clara (2011a): Einführung und Gegenstand psychosozialer Behandlungsverfahren. In: Scheepers, Clara; Steding-Albrecht, Ute; Jehn, Peter (Hrsg.): Ergotherapie. Vom Behandeln zum Handeln. 4. Auflage. S. 416-417. Stuttgart: Thieme

Scheepers, Clara (2011b): Wahrnehmungsbezogene und handlungsorientierte Methoden. In: Scheepers, Clara; Steding-Albrecht, Ute; Jehn, Peter (Hrsg.): Ergotherapie. Vom Behandeln zum Handeln. 4.Auflage. S. 496-498. Stuttgart: Thieme

Scheiber, I. (1995): Ergotherapie in der Psychiatrie. Köln: Stam

Schirrmacher, T. (2001): Das Lübecker Fähigkeitenprofil: (LFP) ; standarisierte Ergotherapiedokumentation und -evaluation in der Psychiatrie, Band 1. Idstein: Schulz-Kirchner

Schlegel, L.: Handbuch der Transaktionsanalyse, http://www.mko-akademie.de/downloads/handbuch-der-transaktionsanalyse.pdf, Internetzugriff Februar 2019

Schröder et al. (1993): Heidelberger NSS-Skala.

Schröder, J., Niethammer, R., Geider, F.J., Reitz, C., Binkert, M., Jauss, M., Sauer, H. (1992): Neurological soft signs in schizophrenia. Schizophrenia Research 6, 25–30

Schwarz, R. (2002): Tools for Transforming Trauma, Brunner-Routledge (zitiert in Wöller 2006)

Siepen W. (1992): Weg der Erkenntnis – Weg der Liebe. Mainz: Grünewald

Siepen, W. (2009): persönliche Information

Stangl, W. (2012): Online Lexikon für Psychologie und Pädagogik, http://lexikon.stangl.eu/4921/selbststeuerung/ (Zugriff 13.02.2016)

Stevens, J.O. (1991): Die Kunst der Wahrnehmung. München: Kaiser

Stevens, J. O. (1983): Die Kunst der Wahrnehmung, S. 15–16. München: Kaiser

Thich Nhat Hanh (1992): Ich pflanze ein Lächeln. München: Goldmann

Thich Nhat Hanh (1990): Umarme deine Wut. Sutra der vier Verankerungen der Achtsamkeit. Theseus Verlag (zitiert in: Seite „Achtsamkeit (mindfulness)“. In: Wikipedia, Die freie Enzyklopädie. Bearbeitungsstand: 12. März 2019, 15:59 UTC. URL: https://de.wikipedia.org/w/index.php?title=Achtsamkeit_(mindfulness)&oldid=186515487 (Abgerufen: 16. März 2019, 16:59 UTC)

Thielen, S. (2015) in: Oschwald, M. (2015): Achtsamkeit in der Ergotherapie – Methoden und ihre Anwendung im Bereich der Psychiatrie. Bachelorarbeit. Bad Sooden-Allendorf: DIPLOMA Hochschule

Thielen, S. (2016): Selbstwahrnehmung und Selbststeuerung verbessern lernen, Et Reha 55. Jg., Nr. 7: 20–23, Hrsg. DVE

Thielen, S. (2018): SELWA: A occupational therapy method for mental diseases using sensory integration. Buchkapitel in ADVANCES IN PSYCHOLOGY RESEARCH, nova science publishers, New York, ISBN: 978-1-53612-800-0

Thielen, S. (2013): SELWA: Selbststeuerung durch wahrnehmungsbasiere Methoden, Et Reha 52. Jg., Nr. 2: 11–17, Hrsg. DVE

Tibetisches Zentrum e.V. (1999): Fünf Mittel gegen störende Gedanken, Tibet und Buddhismus, Heft 51, Oktober/November/Dezember 1999, S. 14–15 (https://www.tibet.de/fileadmin/pdf/tibu/1999/tibu051-1999-04-14-buddha-vksutta.pdf, Internetzugriff Februar 2019) Tilmann, K.(1976): Die Führung zur Meditation. Einsiedeln (CH): Benziger

Voigt-Radloff, S.; Akkoad, H.; Seume, S. (2003): Das Ergotherapeutische Assessment; Zentrum für Geriatrie und Gerontologie Freiburg (ZGGF)

Wehrle, M. (2017): Handbuch Fantasiereisen: Für Training, Coaching, Beratung, Jugendarbeit und Therapie,. Weinheim: Beltz

Wikipedia (2016) Seite „Mudita“. In: Wikipedia, Die freie Enzyklopädie. Bearbeitungsstand: 28. September 2016, 20:43 UTC. URL: https://de.wikipedia.org/w/index.php?title=Mudita&oldid=158306268 (Abgerufen: 16. März 2019, 17:10 UTC)

Wikipedia (2017): Seite „Boing-Ball“. In: Wikipedia, Die freie Enzyklopädie. Bearbeitungsstand: 17. Juli 2017, 11:26 UTC. URL: https://de.wikipedia.org/w/index.php?title=Boing-Ball&oldid=167335545 (Abgerufen: 16. März 2019, 16:58 UTC)

Wikipedia (2018a): Seite „Trigger (Medizin)“. In: Wikipedia, Die freie Enzyklopädie. Bearbeitungsstand: 8. Februar 2018, 05:13 UTC. URL: https://de.wikipedia.org/w/index.php?title=Trigger_(Medizin)&oldid=173776301 (Abgerufen: 16. März 2019, 17:01 UTC)

Wikipedia (2018b): Seite „Fantasiereise". In: Wikipedia, Die freie Enzyklopädie. Bearbeitungsstand: 17. Februar 2018, 13:34 UTC. URL: https://de.wikipedia.org/w/index.php?title=Fantasiereise&oldid=174111141 (Abgerufen: 16. März 2019, 10:35 UTC)

Wikipedia (2019a): Seite „Achtsamkeit (mindfulness)". In: Wikipedia, Die freie Enzyklopädie. Bearbeitungsstand: 12. März 2019, 15:59 UTC. URL: .n. (Abgerufen: 16. März 2019, 18:55 UTC)

Wikipedia (2019b): Seite „Mandala". In: Wikipedia, Die freie Enzyklopädie. Bearbeitungsstand: 24. Februar 2019, 08:49 UTC. URL: https://de.wikipedia.org/w/index.php?title=Mandala&oldid=185983929 (Abgerufen: 16. März 2019, 17:07 UTC)

Wikipedia (2019c): Seite „Dissoziation (Psychologie)". In: Wikipedia, Die freie Enzyklopädie. Bearbeitungsstand: 17. Februar 2019, 19:45 UTC. URL: https://de.wikipedia.org/w/index.php?title=Dissoziation_(Psychologie)&oldid=185782268 (Abgerufen: 16. März 2019, 17:09 UTC)

Wikipedia (2019d): Seite „Imagination". In: Wikipedia, Die freie Enzyklopädie. Bearbeitungsstand: 1. Februar 2019, 13:18 UTC. URL: https://de.wikipedia.org/w/index.php?title=Imagination&oldid=185283952 (Abgerufen: 16. März 2019, 10:20 UTC)

Wolf, D. (2018): Gefühle verstehen & beeinflussen – Wie entstehen Gefühle? https://www.palverlag.de/lebenshilfe-abc/gefuehle.html, Internetzugriff Dezember 2018

Wolf, D.; Merkle, R. (2012): Gefühle verstehen, Probleme bewältigen. Mannheim: PAL Verlagsgesellschaft

Wöller, W. (2006): Trauma und Persönlichkeitsstörungen. Stuttgart: Schattauer

Zimmermann, M.; Spitz, C.; Schmidt S. (Hrsg.) (2015): Achtsamkeit: Ein buddhistisches Konzept erobert die Wissenschaft. Bern: Huber

## Disclaimer

Alle in diesem Buch wiedergegebenen Informationen wurden nach bestem Wissen zusammengestellt. Dennoch sind Fehler nicht ganz auszuschließen. Aus diesem Grund sind die im vorliegenden Buch enthaltenen Informationen mit keiner Verpflichtung oder Garantie irgendeiner Art verbunden. Insbesondere können aus diesem Buch keine konkreten Handlungsempfehlungen für bestimmte Krankheits- oder Störungsbilder abgeleitet werden. Autorin und Verlag übernehmen infolgedessen keine Verantwortung und werden keine daraus folgende oder sonstige Haftung übernehmen, die auf irgendeine Art aus der Benutzung dieser Informationen, oder Teilen davon, entsteht.
Wie jede Wissenschaft ist die Medizin ständigen Entwicklungen unterworfen. Forschung und klinische Erfahrung erweitern unsere Erkenntnisse. insbesondere was Behandlung und den Einsatz von Hilfsmitteln anbelangt. Soweit in diesem Werk eine Methode oder der Einsatz von Hilfsmitteln erwähnt wird, darf der Leser zwar darauf vertrauen, dass Autorin und Verlag große Sorgfalt darauf verwandt haben, dass diese Angaben dem Wissensstand bei Fertigstellung des Werkes entsprechen.
Für Angaben über Methoden oder der Einsatz von Hilfsmitteln kann von der Autorin und vom Verlag jedoch keine Gewähr übernommen werden. Jeder Benutzer ist angehalten, durch sorgfältige Prüfung der Bedienungsanleitungen von Hilfsmitteln und gegebenenfalls nach Konsultation eines Spezialisten festzustellen, ob die dort gegebenen Informationen und Empfehlungen zur Beachtung von Kontraindikationen gegenüber der Angabe in diesem Buch abweichen. Eine solche Prüfung ist besonders wichtig bei selten oder ansonsten anderweitig verwendeten Hilfsmitteln oder solchen, die neu auf den Markt gebracht worden sind. Jede Anwendung erfolgt auf eigene Gefahr des Benutzers. Autorin und Verlag appellieren an jeden Leser, ihm etwa auffallende Ungenauigkeiten dem Verlag mitzuteilen.
Die Autorin hat mit größter Sorgfalt versucht, alle Urheber bzw. Quellen von fremden Aussagen/Erkenntnissen zu nennen. Sollten einzelne Quellen versehentlich nicht genannt worden sein, so ist dies keine Absicht.

Geschützte Warenzeichen werden nicht besonders kenntlich gemacht. Aus dem Fehlen eines solchen Hinweises kann also nicht geschlossen werden, dass es sich um einen freien Warennamen handelt.

## Externe Links

Der Verlag weist ausdrücklich darauf hin, dass eventuell im Text enthaltene externe Links vom Verlag nur bis zum Zeitpunkt der Buchveröffentlichung eingesehen werden konnten. Auf spätere Veränderungen hat der Verlag keinerlei Einfluss. Eine Haftung des Verlages ist daher ausgeschlossen.

# Stichwortverzeichnis


## A

Abendroutine 249
Abgrenzungsfähigkeit 28, 169, 219
Ablenkung 202
abstraktes Denken 53
abwesend sein 32
achtsames Gehen 207
Achtsamkeit 48, 102
Achtsamkeitslehre 17, 72
– des Buddhismus 50
Achtsamkeitstraining 41, 52
Aggression 94
aktuelle Gegebenheiten 52
aktuelle Symptomatik 58
Albträume 272
Alltag 19
Alltagsbewältigung 17, 168
alltagsbezogen 68
Alltagsfähigkeit 21
Alltagshandlungen 19
alltagspraktische(n) Tätigkeiten 84, 143
– Unterstützung bei 17
Alltagssituationen 46
Alltagsstruktur 242
Analyse 152
Anamnese 57
Android 300
Ängste 31
Angststörungen 272
Ansprüche von außen 30
Anteile 46
– fehlende 153
– gesunde 153
– gewollte 153
– gewünschte 153
– schadende 153
– störende 153
– unerwünschte 153
– ungewollte 153
antidissoziativ 16
Anwesenheit 32, 109, 240
App 300
Arbeitsabläufe 47
Arbeitsamt 22
Arbeitsstruktur 242, 247
arbeitstherapeutische Verfahren 20
Assoziationen 78, 108
Atemübung 204
Aufmerksamkeit 50
äußere Reize 46
äußere Wahrnehmung 45, 231
Auszeit 90
Automatismen 47, 73
Avoidance 272

## B

Balance Board 83
Balancier-Halbkugeln 83
Bälle 94
basale Ebene 53
basale Sinneseindrücke 74
basale Sinnessysteme 54
Basissinne 45
Batakas 94, 97
Bedrohung 31, 235
Bedürfnisse 30
Befund 60
Befunderhebung 60
Befundsysteme 63
Behältnis 199
Behandlung 57
Behandlungskonzept 57
Behandlungsplan 66
Behandlungsprozess 66
Behandlungsverlauf 57
Behandlungsziele 66, 70
Belastbarkeit 242
Belastungsgrenze 21, 31, 64, 275
Beobachterposition 126
Beratungsstellen 22, 134
beruhigend 217
Bewegungsdrang 96
Bewertung 102, 152
bildhauerische Tätigkeiten 91
Blockaden 177
Bodenkontakt 81
Bohnen 85, 89, 138
Bohnenbad 86, 104
Boingball 94, 95
Boxsack 94, 99
Buddhismus 17, 50
buddhistische Achtsamkeitsschulung 153
Bürsten 92

## C

Checklisten 242
Collagen 178
Containertechnik 197

## D

Dart-Scheibe 100
Decken 79
Denkblockade 25
Depressionen 80
detailliertes Abfragen 126
Diagnose 74
Diagnosegruppen 33
diagnostisches Mittel 74
differenzierte Handlungsanalyse 153
Dissoziation 151, 204, 274, 276
Distanz 106
Druckausgleich 84
druckentlastend 81
Durcheinander im Kopf 24, 73
Durchschlafstörungen 88

## E

1-2-3-Atmung 204
eigene Anteile 46
eigene Körperlichkeit 73
eigene Leistungsgrenze 233
eigene Sensibilität 73
Einschlafstörungen 88
Emotionen 31
Emotionsregulierung 272
Energiestau 217
Engegefühl 87f., 92
Engel 183
Erbsen 85, 89, 138
ergotherapeutische Mittel und Methoden 72
Erholung 90
Erlebnisfähigkeit 72
Ermutigung 205
euthyme Therapie 111

## F

Fähigkeiten 68
Fähigkeitsstörungen 32
Fantasiegeschichten 191
Fantasiereisen 190
Fernbedienung 190
Festhalten 175
Flashback 270, 276
fokussierte Aufmerksamkeit 48
Fotoreportage 116
Fremdwahrnehmung 23, 48, 72, 105
Fühlsäckchen 119
Fußbäder 85

## G

Gedanken, aktuelle 157
Gedanken, alte 157
Gedankenblockaden 25, 132
Gedankenchaos 25, 131
Gedankenkreisen 132
Gedanken, nicht störende 158
Gedanken, störende 158
Gefühl(s) der Anwesenheit, Verbesserung des 240
Gefühle 44
Gefühle, alte 155
Gefühle, aktuelle 155
Gefühle, nicht störende 156
Gefühle, störende 156
Gefühllosigkeit 25
Gefühl mangelnder Anwesenheit 32
Gefühlschaos 25
Gefühlsexplosion 25
Gefühlslisten 131
Gefühlsschwemme 25
Gefühlswallungen 238
Gegenwärtigsein 75
Gehirn 42, 53
geistige Aktivierung 82
Gemälde 178
Genusstraining 111
Geräusche 122
Gerüche 122
Geruchssinn 122
Gesprächsführung 295
gestalterisch 175
Gesundheitsamt 22
Gewichtsmanschetten 88
gezielt gesetzte SI-Reize 138, 169
Ghandi 183
Glaubenssätze 132, 136
Gleichgewicht 82, 211
Gleichgewichtsparcours 83
Gleichgewichtsprobleme 84
Gleichgewichtsregulation 84
Gleichgewichtssinn 54
Gleichgewichtstraining 203
Gleichgewichtsübungen 84
Grenzüberschreitung 29
Grobziele 67
Grundbotschaften 132, 136
Gymnastikball 84

## H

Halten 175
Haltung des Therapeuten 291
Hammer 91
Handbäder 78, 85, 137f.
Handlungsanalyse 145, 152
Handlungsfähigkeit 47, 153

Handlungsimpulse 137
Handlungskriterien 47
handlungsorientiert 73
Handlungsplanung 53
Handlungsunterbrechung 126
Handlungsweisen 46
Handschmeichler 177
handwerklich 175
handwerkliche Arbeiten 91
handwerklich-gestalterische Tätigkeiten 144
handwerklich-kreative Techniken 175
Hängematte 79, 104
Haushaltstätigkeiten 211
Heilmittelrichtlinien 33
Heilmittel-Verordnung 23
heilsam 52
Hier-und-Jetzt 32, 171
Hilflosigkeit 46
Hirnleistungstraining 35
HMR 32
Holz 91
Homöostase 75
Hören 112, 122
Hüpfen 96
Hyperarousal 272
Hypersensibilität 79
Hyposensibilität 79

## I

Igelbälle 94
Imaginationen 182
Impulskontrolle 31, 169, 238
Indikation 23
Indikationsschlüssel 33
Individualdistanz 185
individueller Lebensraum 146
Informationsaufnahme 44
Informationsverarbeitung 44
Informationsverarbeitungsprozesse 54
Innehalten 126
innere Bilder 137, 182, 190
innere Energie 217
innere Helfer 177, 183
innere Ordnung herstellen 193
innere Regeln 132, 136
innere Reize 46
innere Unruhe 28, 169, 193, 217
innere Wahrnehmung 45
innerer Beobachter 44
innerer Dialog 206
innerer Nebel 69
innerer Prozess 52
inneres Durcheinander 46, 110, 192
Integrationsfachdienst 22
Interpretationen 78, 108
Intervention 18
Intrusionen 272
intuitives Wissen 43
iPad 300
iPhone 300
isoliertes Wahrnehmen 110

## K

Kinhin 207
Kirschkerne 89
Kissen 79, 84
kleinschrittiges Vorgehen 68, 107
kleinteilig 153
Klinik 21
kognitives Feedback 74
Kommunikation 44
Kompetenz des Therapeuten 291
Konzentration 202
Konzentrationsfähigkeit 49, 53
Konzentrationstraining 202
Koordinationstraining 203
Körpereinsatz 175
Körpergrenzen 29, 72, 92
Körperreaktionen, nicht störende 154
Körperreaktionen, störende 154
Körperreize 44
Korperschema 72
Körpersensationen 25, 129
Körpersymptome 25, 129
Körperwahrnehmung 44, 90
Krankheitsbilder 33
kreativ-gestalterische Techniken 177
Krieg 274
Kuschelecken 89

## L

Leistungsfähigkeit 31, 64, 242
Leistungsgrenzen 31
Leitsymptomatik 32
Lernvermögen 53
Linsen 85, 138
Linsenkiste 11, 78, 139
Loslassen 49

## M

Mandala 181
mangelnde Anwesenheit 169
Märchenreisen 190
Matte 84

meditatives Gehen 207
Meinungen 30
Mensch ärgere dich nicht 209
Merkel-Technik 184
Methoden und Mittel 72
Missbrauch 274
Mitgefühl 30
Mobbing 61
Mobilität 146
Möglichkeit zur Erholung 90
Morgenroutine 248
Mosaiksteine 193
Muster 182

## N

Nähe – Distanz 146
Naturkatastrophen 270
negative Anteile 52
Neurobiologie 42
neuronale Plastizität 44
neuronaler Prozess 53
neurophysiologische Behandlungsverfahren 20
neuropsychologische Behandlungsverfahren 20
neuropsychologische Funktionen 53
nicht heilsam 52

## P

Panikattacken 272
Papierkorb 184
Pausen 247
Peddigrohr 91, 176
persönlicher Abstand 185
persönlicher Schutzraum 185
Pfeilwerfen 100
Pläne 242
Platzangst 88
Porenbeton 91
Posttraumatische Belastungsstörung (PTBS) 272
Präsenz im Hier-und-Jetzt 75, 109
Praxis, ambulant und stationär 21
Prioritätenliste 244
Problematiken 24
Progressive Muskelrelaxation (PMR) 209
propriozeptives System 54
psychische Grenzen 29
psychisch-funktionelle Behandlung 34
psychisch/psychosomatisch Erkrankter 17
Psychohygiene 298
psychosoziale Behandlungsverfahren 20
Psychotherapie 17, 19
PTBS 272

## R

räumliche Bedingungen 146
Realitätsbezug 48, 191
Realitätsüberprüfung 144, 153, 166
Reflexion 70, 128, 147
Reis 85, 89, 138
Reizisolierung 75
Reizverarbeitung 106
Respekt 275
Ressourcen 19, 70, 81, 137
Rezept 38
Richtziele 67
Riechen 113, 122
Ritualketten 249
Rolle des Therapeuten 291
Rollenanforderungen 62
Rollen, soziale 58
Rollenspiel 143, 202
Römer 186
Routine 47
Rückzugsmöglichkeit 90
Rüstung 187

## S

sägen 91
Samurai 183
Sand 89
Sanddecke 81, 87, 141
Sandkragen 88
Sandweste 88
Satipatthana Sutta 50
Schallwellengerät 93
Schaukelbewegungen 104
Schaukelbrett 104
Schaumstoffstangen 98
schmecken 113, 123
Schutzblase 188
Schutzmechanismus 148
Schutzraum 185
Schutzschild 186
Schwierigkeiten 147
Schwimmnudeln 98
Schwindel 203
sehen 114
Seilspringen 96
selbstbestimmt 19
selbstbestimmtes Handeln 17
Selbstgespräch 205
Selbstmanagement 62
Selbstregulation 16
selbstständige Lebensführung 17
Selbststeuerung 41

Selbststeuerungstechniken 167
Selbstverletzungen 84
Selbstversorgung 248
Selbstverständnis 72
Selbstvertrauen 72
Selbstwahrnehmung 23, 46, 72f., 105
Sensibilitätsmemory 120
sensomotorisch-perzeptive Behandlung 36
Sensorische Integration (SI) 45, 53, 72, 74, 102, 138
Sensorische Integrationstherapie 17
sensorische Reize 41, 53, 75
Setting 21
Sexualstörungen 272
sexuelle Gewalt 132, 270, 274
SI-Angebote 53, 79, 104
Sicherheit 150, 171, 274
SI in der Diagnose 74
SI in der Therapie 75
SI und Achtsamkeit 102
Sinneseindrücke 53
Sinnesreize 53
Sinnesschulung 114
Sinneswahrnehmungen 54, 108
Sinneswahrnehmung Hören 112, 122
Sinneswahrnehmung Riechen 113, 122
Sinneswahrnehmung Schmecken 113, 123
Sinneswahrnehmung Sehen 111, 114
Sinneswahrnehmung Tasten 111, 119
Sinnlichkeit 111
SI-Reize 167
Situationsüberprüfung 102, 144, 153
Sitzecke 89
Sitzplatz 297
Skulpturen 178
Somatisierungsstörungen 272
Sorgen-Fresser 199
Sortieren 152
Sozialarbeiter 22
soziale Rollen 61
Speckstein 91
Spiele 209
spirituelle Beeinflussung 53
spirituelle Themen 132
Sprossenwand 84
Stabilisierung 16, 19, 171
starke Emotionen 31, 169, 238
Steine 94
Steuerung innerer Energie 171
Stocktechnik 171
Stockübung 171
Stopp 126, 127
Stopp-Schild 127
Störungen der Wahrnehmung 130
Störungsbilder 24, 61
Stressgedanken 25
Strukturen 181
strukturierte Handlungsabläufe 110
Stuhlauflage 84
Stundenglas 117
Supervision 298
Symbole 200

## T

Tabuthemen 132
Tagesdokumentation 243
Tagesstruktur 242
taktiles System 54
Taoismus 50
Tasten 111, 119
Tastsinn 54
tätigkeitsbezogenes Wahrnehmungstraining 17
Teilhabe 109
Terrorismus 274
Therapeuten-Klienten Beziehung 275
Therapiebohnen 86
Therapieschaukel 79
Ton 91
tonussteigernde Wirkung 82
Trampolin 84
Transparenz 128, 293
Trauma 270
Traumafolgeerkrankungen 16, 270
Traumafolgestörungen 16, 80, 270
traumatisierte Personen 108
Traumbilder 182
Traumreisen 190
Traumwelt 191
Trigger 92, 112f., 148, 150, 152, 273, 276
Triominos 210

## U

Überempfindlichkeit 92
Übererregbarkeit 87, 272, 285
Überforderung 247
Umweltfaktoren 145f.
Umweltreize 44
Unterbrechung 126
unveränderbare Randbedingungen 145
Unwohlsein 149

## V

Veränderung 134
Veränderung der Wahrnehmungsprozesse 74
Veränderungsprozesse 52
Veränderungswunsch 20, 105, 154, 168

verbale Zudringlichkeiten 30
Verbote 132
Verhalten 46
Verhaltensmuster 134
Verlangsamung 107
Vermeidung 272, 283
Verordnung 32
Vertrauen 293
verunsichernde Informationsverarbeitungs stö-
rungen 24
vestibuläres System 54
Vibrationsgeräte 93

## W

Wachsbad (Paraffinbad) 91
Wahrnehmen von Gedanken 131
Wahrnehmen von Gefühlen 130
Wahrnehmen von Körperreaktionen 129
Wahrnehmung 41, 44, 72
Wahrnehmung einzelner Sinne 105
Wahrnehmungsmodulation 79
Wahrnehmungsprozesse 53, 102
Wahrnehmungsspaziergang (Waldspaziergang) 123, 161
Wahrnehmungstraining 105
Wahrnehmungsübung im Sitzen 159
Wahrnehmungszentrierte Methoden 72
wahrnehmungszentrierte Techniken 73
Wahrnehmung während der Befundung 65
Waldspaziergang 161
Walnuss 123
Wand, gegen eine ... drücken 101
Weglauftendenz 137
Wegtreten 152
Werkangebote 91
wertfrei 51
wertfreie Wahrnehmung 107
Wertung 51
Wiedererleben 272, 276
Wise Mind 43
Wochenplan 243
Wochenstruktur 242
Wünsche 30
Wurfwand 97
Wut 189
Wutknopf 189

## Z

zeitliche Gegebenheiten 147
Zeitmanagement 243
Zen-Buddhismus 50
Ziele formulieren 69
zufriedenes Leben 19

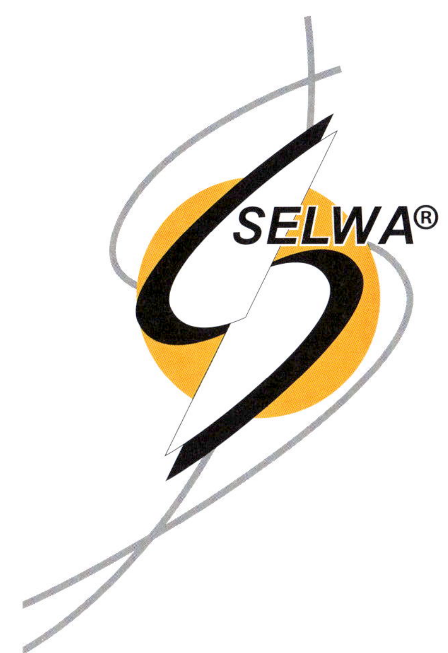


## SELWA® Selbststeuerung durch wahrnehmungsbasierte Methoden

Weitere Informationen zu:

- Fortbildungen (Grund- und Aufbaukurse)
- Wissenschaftliche Studien
- Neue Erkenntnisse
- Und vieles mehr

Finden Sie unter:

**www.selwa.care**

Praxis für Ergotherapie Susanne Thielen
Dammer Str. 112
41066 Mönchengladbach

Tel.: 02161 6 88 44 70
info@ergo-neuwerk.de
www.ergo-neuwerk.de

# Kunsttherapie in der Praxis für Therapie und Atelier

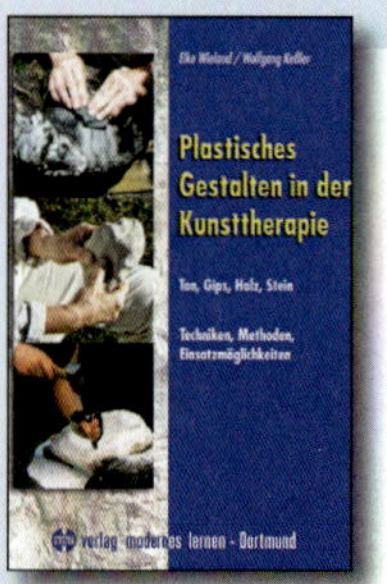


Elke Wieland / Wolfgang Keßler

## Plastisches Gestalten in der Kunsttherapie

Ton, Gips, Holz, Stein
Techniken, Methoden, Einsatzmöglichkeiten

In der kunsttherapeutischen und pädagogischen Arbeit spielt das plastische Gestalten, gerade auch in unserer heutigen, handlungsarmen Zeit, eine immer wichtigere Rolle. Wer plastisch gestaltet, erlebt seine Hände im Tun und knüpft darüber an elementare Erfahrungen des Tastsinns an, er verbindet sich über die Sinne. Materialien wie Ton, Gips, Holz und Stein sprechen die Menschen in ihrer eigenen spezifischen Art an. Dieses Arbeitshandbuch ist übersichtlich nach den Werkstoffen untergliedert. Die einzelnen Materialien werden bezogen auf den handwerklichen Umgang, die therapeutischen und pädagogischen Einsatzmöglichkeiten werden beschrieben. Zahlreiche Bilder veranschaulichen Material, Werkzeug, Werktechnik und therapeutische Vorgehensweise.

„Es ist für Fachkreise eine wertvolle Hilfe und bietet eine Quelle von zahlreichen kreativen Anregungen. Ein sehr empfehlenswertes Buch."
Dr. Georg Glettler, Psychologische Medizin (A)

2. Aufl. 2008, 280 S., 206 Farbabb., Format 16x23cm, fester Einband
**ISBN 978-3-8080-0564-4 | Bestell-Nr. 1213 | 25,50 Euro**

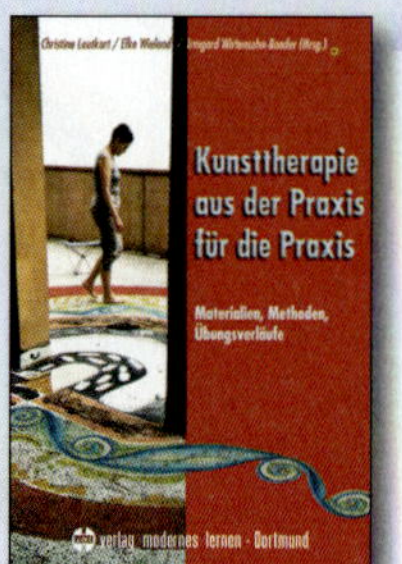


Christine Leutkart / Elke Wieland / Irmgard Wirtensohn-Baader (Hrsg.)

## Kunsttherapie – aus der Praxis für die Praxis

Materialien – Methoden – Übungsverläufe

„... es ist ein praktisches Buch gelungen, das in jedem Atelier stehen sollte, in dem kunsttherapeutische Aspekte eine Rolle spielen." Jörg Rinninsland, E & R

„Eine Fülle an gestalterischen Techniken wie Malerei und Zeichnen, Druck, Collagen, Gestalten mit Sand, Filzen sowie plastische Tätigkeiten mit verschiedenen Materialien werden vorgestellt. Die Beschreibungen der einzelnen Übungen sind sehr überschaubar gegliedert. In Form einer Tabelle wird zu Beginn jeder Übung eine kurze Übersicht über die Sozialform, das Alter der Teilnehmer, die Materialien, die Dauer und die Einsatzmöglichkeit der jeweiligen Übung aufgelistet, und es werden Vorbereitungen und Verlauf sowie die Erfahrungen, die der Einzelne oder die Gruppe durch die Übung erleben können, detailliert beschrieben. Das Buch bietet dem Leser bzw. Therapeuten ein reichhaltiges Repertoire an gestalterischen Übungen und ermöglicht es, ohne großen Aufwand das Gelesene sofort umzusetzen." M. Alkemper, ergotherapie.de

4., unveränd. Aufl. 2016, 328 S., farbige Gestaltung, Format 16x23cm, fester Einband
**ISBN 978-3-8080-0663-4 | Bestell-Nr. 1223 | 29,80 Euro**

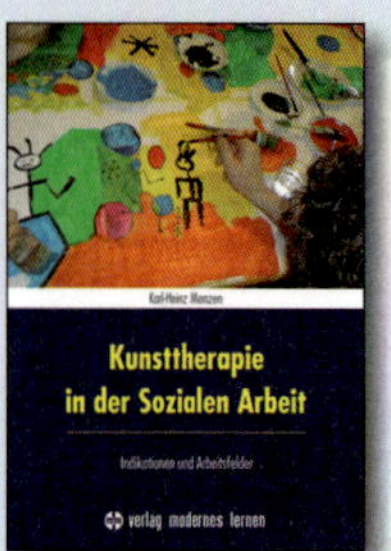


Karl-Heinz Menzen

## Kunsttherapie in der Sozialen Arbeit

Indikationen und Arbeitsfelder

Anhand konkreter Beispiele zeigt der Autor die Anwendungsgebiete auf, immer wieder ausgehend von den Umschreibungen des ICD-10. Themen sind bspw. die psychosoziale Befindlichkeit eines Teils der Kinder von risikoschwangeren Frauen, die Ausgangslage hospitalisierter Kinder, traumatisch verstörte Heranwachsende nach familiären Trennungsprozessen, drogenabhängige Jugendliche und Jugendliche, die nicht lernen konnten, ihre Gefühle zu regulieren, von Verwahrlosung bedrohte junge Erwachsene, u.v.a.m.

SozialarbeiterInnen berichten in Interviews, Projektberichten, Protokollen aus ihrer Tätigkeit. Künstlerisch-therapeutisch zusatzausgebildete Sozialarbeiter kommentieren, was gesundheitspädagogische Projektarbeit bedeutet. Abschließend geht das Buch der Frage nach, ob die überall in Europa sich entwickelnde Schema-Therapie auf die Muster unseres Verhaltens übertragbar ist. Der Leser erfährt, in welchen Bereichen der Gesellschaft und aufgrund welcher Bedarfslagen er ggf. als Sozialarbeiter mit bildnerisch-therapeutischen Mitteln arbeiten kann und darf.

2013, 160 S., Format 16x23cm, br
**ISBN 978-3-8080-0699-3 | Bestell-Nr. 1249 | 16,95 Euro**

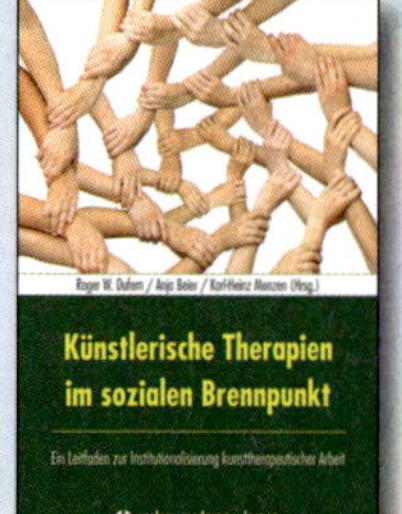


Roger W. Dufern / Anja Beier / Karl-Heinz Menzen (Hrsg.)

## Künstlerische Therapien im sozialen Brennpunkt

Ein Leitfaden zur Institutionalisierung kunsttherapeutischer Arbeit

Dieses Buch fokussiert die Arbeit in den ambulanten Hilfe- und Betreuungszentren unserer Kommunen bei psychosozialen Konfliktlagen. Besonders die Arbeit mit Kindern und Jugendlichen, selbstverständlich begleitend die mit deren Eltern und anderen Bezugspersonen, steht hier auf dem Programm. Die Arbeit wird i.d.R. getragen und geleistet von HeilpädagogInnen und SozialarbeiterInnen im Auftrag der städtischen Jugend- und Sozialämter.
Hierbei kommen verschiedene Formen der Psychotherapie infrage, insbesondere die bei Kindern und Jugendlichen höchst angemessenen künstlerischen Therapien.
Das Buch zeigt, wie im Sand- und Rollenspiel, im sog. Jeux Dramatiques, im Puppenspiel und Familientheater, aber auch in den herkömmlichen bildnerischen Verfahren des Zeichnens, Malens und Plastizierens die Nöte der Heranwachsenden zum Ausdruck kommen. Es berichtet auch über die Rahmenbedingungen dieser Arbeit, will also multiplikatorisch wirken, und zeigt den interessierten LeserInnen, wie solche Zentren aufgebaut, organisiert und finanziell gesichert werden können.

2014, 224 S., Format 16x23cm, br
**ISBN 978-3-8080-0724-2 | Bestell-Nr. 1251 | 16,95 Euro**

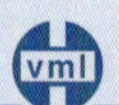


verlag modernes lernen

Schleefstraße 14, D-44287 Dortmund
Telefon 02 31 12 80 08, Fax 02 31 12 56 40
E-Mail: info@verlag-modernes-lernen.de
Leseproben, Rezensionen, Bestellen im Internet: www.verlag-modernes-lernen.de

# Aus der eigenen Kraft schöpfen ...

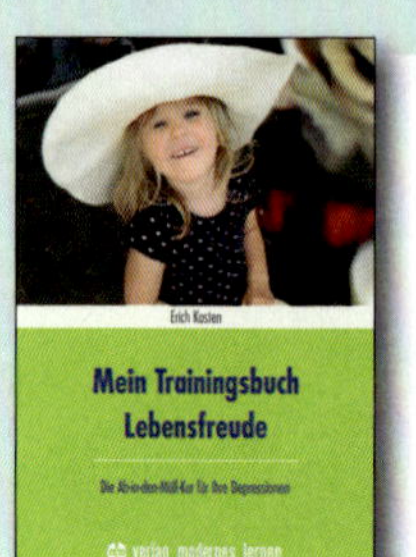


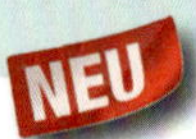


Erich Kasten

## Mein Trainingsbuch Lebensfreude

Die Ab-in-den-Müll-Kur für Ihre Depressionen

Der Schwerpunkt des Buches liegt in der Vermittlung von Methoden, wie man aus einer Phase von wirklich miserabler Stimmung wieder herausfindet. Depressionen werden als eine Erkrankung gesehen, der man nicht hilflos ausgeliefert sein muss. Grundlage sind Übungen, um zu lernen aktiver zu werden und mehr Lebensfreude zu genießen. Der Leser begreift, wie er selbst (wieder) zum Boss in seinem eigenen Kopf werden und negative Gedanken und Gefühle „hinausfegen" kann. Es werden Ratschläge gegeben, um dem Gedanken zu begegnen, seinem eigenen Leben ein Ende setzen zu wollen. Es gibt Tipps, um mit Lebensereignissen abzuschließen, die unabänderlich sind. Vor allem wird eine Fülle von Möglichkeiten aufgezeigt, um wieder etwas mehr Pepp, Freude und Spaß in den Alltagstrott hineinzubringen. Der Band geht ebenso darauf ein, wie man mit chronischen beruflichen oder familiären Belastungen umgehen kann, wie auch mit Situationen ständiger Langeweile und dem Gefühl überflüssig zu sein. Der Band zeigt durch eine Vielzahl von Übungen auf, wie man Lebensfreude regelrecht trainieren kann und sich damit wieder einen kleinen Teil vom großen Glück sichert.

2018, 168 S., Format DIN A5, br, Alter: ab 18

**ISBN 978-3-8080-0792-1 | Bestell-Nr. 5231 | 16,95 Euro**

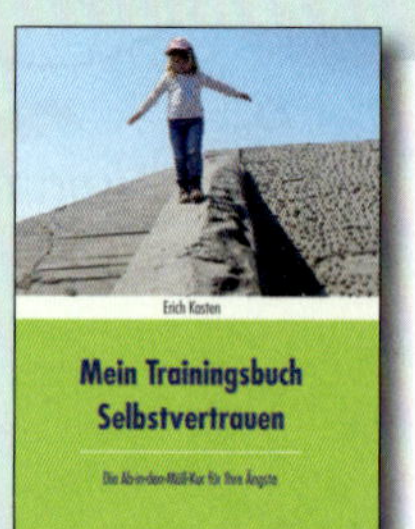


NEU

Erich Kasten

## Mein Trainingsbuch Selbstvertrauen

Die Ab-in-den-Müll-Kur für Ihre Ängste

Eine Bedienungsanleitung für Ihr Selbstbewusstsein

Die gute Nachricht vorweg: Angst zu haben ist völlig normal, sich vor etwas zu fürchten hat eine Schutzfunktion und ängstliche Menschen begehen seltener Fehler. Wenn allerdings die Angst überhand nimmt und Verhaltensweisen blockiert, an denen alle anderen Menschen offenkundig Freude haben, dann sollte man etwas dagegen tun.

Der Mensch hat sich eine sehr komplexe Welt geschaffen, und um einigermaßen gut durchs Leben zu kommen, muss man eine Fülle sozialer Fertigkeiten erlernen. Das Buch hilft dabei, eigene Ängste zu besiegen und Stück für Stück mehr Selbstvertrauen aufzubauen. Ob es sich darum dreht, einen Vortrag vor einer Gruppe zu halten, Prüfungsangst durchzustehen, alleine zu verreisen oder einen potenziellen Lebensabschnittspartner anzusprechen und in ein Gespräch zu verwickeln – all das kann man lernen.

Mit diesem Übungsprogramm lernt man Befürchtungen beiseite zu schieben, Ängste zu verlieren, man traut sich neue Wege einzuschlagen und kann beruflich wie privat erfolgreicher zu werden.

2019, 168 S., Format DIN A5, br, Alter: ab 18

**ISBN 978-3-8080-0793-8 | Bestell-Nr. 5232 | 16,95 Euro**

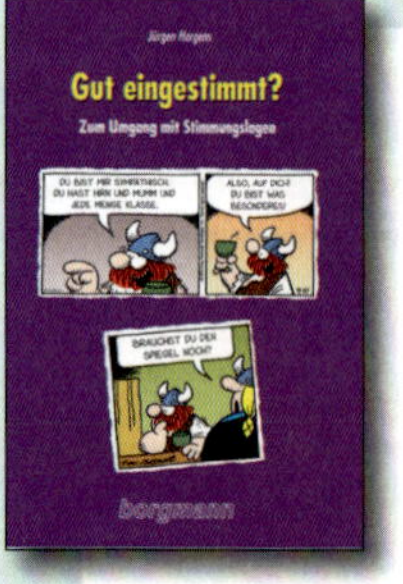


Jürgen Hargens

## Gut eingestimmt?

Zum Umgang mit Stimmungslagen

„Fangen Sie damit an, indem Sie daran denken, wie Sie aufgewacht sind. Überlegen Sie, was Ihnen als Erstes einfällt, was gelaufen ist, was geklappt hat, was gut war – und was dabei so unauffällig war, dass Sie es zunächst ganz selbstverständlich für nicht der Rede wert halten. Das könnte als Erstes sein, dass Sie sich sagen, ich habe schlafen können ... und das ist mein Bett. Was war das nächste kleine Selbstverständliche? Dass Sie in Ruhe Ihr Klo benutzen konnten? Dass Sie etwas zum Essen gefunden haben? Dass Sie ein Dach über dem Kopf haben? Diese Selbstverständlichkeiten gerade an trüben Tagen einmal aufzuschreiben, ist eine der vielen praktischen Übungen in Jürgens Hargens' Buch über Stimmungen.

Unsere Stimmungen schwanken, und das ist gut so. Wenn ich mich auf das natürliche Auf und Ab des Lebens einstelle, bin ich besser darauf vorbereitet und kann dann anders damit umgehen.

Ich sehe aus einer anderen Perspektive auf das, was im Augenblick angeblich nicht so gut läuft.

Jedes der elf Kapitel enthält eine bis drei Übungen, die Spaß machen, nicht länger als eine Viertelstunde dauern, und bei denen ich lerne, meine Krisen besser zu managen." Evangelische Zeitung

2. Aufl. 2015, 128 S., Format 11,5x18,5cm, Klappenbroschur

**ISBN 978-3-86145-336-9 | Bestell-Nr. 8573 | 9,60 Euro**

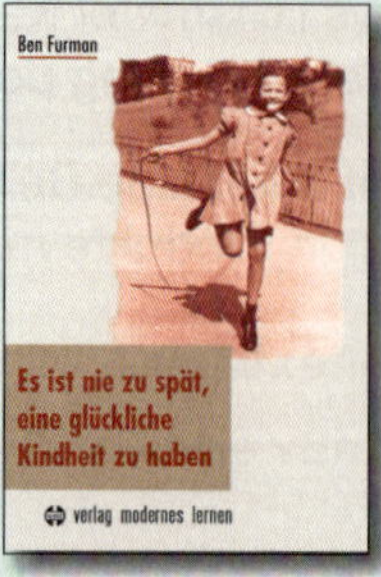


Ben Furman

## Es ist nie zu spät, eine glückliche Kindheit zu haben

In Wissenschaft und Öffentlichkeit ist der Mythos fest verankert, dass schwierige Bedingungen in der Kindheit unweigerlich zu einem unglücklichen, gefährdeten Erwachsenenleben führen. Dies kann so sein, ist aber in den meisten Fällen nicht zwangsläufig so. Furman lässt eine große Zahl von Betroffenen selbst zu Wort kommen, die einen schwierigen Start ins Leben hatten und trotzdem oder gerade deshalb ein gelungenes Leben führen konnten. Hier geht es nicht darum, die Wahrheit zu schönen oder zu verbiegen und uns selbst zu belügen, damit wir die traurige Vergangenheit in rosarotem Licht sehen! Wir sollen auch nicht so tun, als hätten wir eine glückliche Kindheit gehabt, wenn es nicht so war. Aber tief in ihrem Herzen wissen die Menschen oft, was ihnen helfen könnte, und schaffen es trotz widriger Umstände glücklich zu werden. Das Buch will Mut machen, auf die innere Stimme zu hören.

Das Buch wurde in die Liste der „Einhundert Meisterwerke der Psychotherapie" aufgenommen.

„Dieses Buch ist sehr interessant. Ich habe es in zwei Tagen ausgelesen. Es trifft meine Vergangenheit und auch meine Zukunft, und ist hilfreich für meinen Sohn, der gerade 4 1/2 Jahre alt ist. DANKE!" Leserzuschrift

8. Aufl. 2019, 112 S., Format DIN A5, br

**ISBN 978-3-8080-0845-4 | Bestell-Nr. 8398 | 15,30 Euro**

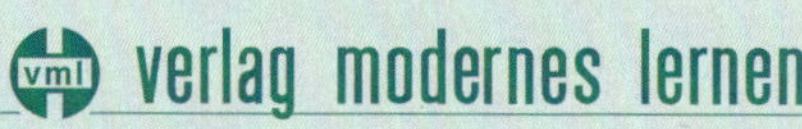


Schleefstraße 14, D-44287 Dortmund
Telefon 02 31 12 80 08, Fax 02 31 12 56 40
Gebührenfreie Bestell-Hotline: Telefon 08 00 77 22 345, Fax 08 00 77 22 344
Leseproben, Rezensionen, Bestellen im Internet: www.verlag-modernes-lernen.de